全国医药高职高专规划教材

（供护理及相关医学专业用）

# 医护化学

第②版

主编　马祥志

中国医药科技出版社

# 内 容 提 要

　　本书是全国医药高职高专规划教材之一，依照教育部教育发展纲要等相关文件，结合卫生部相关执业考试特点，根据教学大纲的基本要求和课程特点编写而成。全书分为18章，将医学各专业所需要的基础化学知识融为一体，分为溶液，物质结构，化学平衡，电解质溶液，烃，醇、酚、醚、醛、酮、醌，羧酸和取代羧酸，胺和酰胺，糖类，杂环化合物和生物碱，脂类和甾族化合物，氨基酸和蛋白质及维生素，高分子化合物，药物化学，生活化学，化学实验基本知识，学生实验等。

　　本书针对性、实用性强，可供医药院校高职高专层次护理专业、临床医学专业及相关专业使用。

**图书在版编目（CIP）数据**

医护化学/马祥志主编. —2版. —北京：中国医药科技出版社，2013.7
全国医药高职高专规划教材. 供护理及相关医学专业用
ISBN 978 - 7 - 5067 - 6243 - 4

Ⅰ. ①医…　Ⅱ. ①马…　Ⅲ. ①医用化学 - 高等职业教育 - 教材
Ⅳ. ①R313

中国版本图书馆 CIP 数据核字（2013）第 128998 号

**美术编辑**　陈君杞
**版式设计**　郭小平

出版　中国医药科技出版社
地址　北京市海淀区文慧园北路甲 22 号
邮编　100082
电话　发行：010 - 62227427　邮购：010 - 62236938
网址　www.cmstp.com
规格　787 × 1092mm ⅟₁₆
印张　14 ¾
字数　289 千字
版次　2013 年 7 月第 1 版
印次　2013 年 7 月第 1 次印刷
印刷　北京宝旺印务有限公司
经销　全国各地新华书店
书号　ISBN 978 - 7 - 5067 - 6243 - 4
定价　**29.00 元**

本社图书如存在印装质量问题请与本社联系调换

# 第2版 编写说明

作为我国医药教育的一个重要组成部分，医药高职高专教育为我国医疗卫生战线输送了大批实用技能型人才。近年来，随着我国医药卫生体制改革的不断推进，医药高职高专所培养的实用技能型人才必将成为解决我国医药卫生事业问题，落实医药卫生体制改革措施的一支生力军。

《国家中长期教育改革和发展规划纲要（2010～2020年）》提出当前我国职业教育应把提高质量作为重点，到2020年，我国职业教育要形成适应经济发展方式转变和产业结构调整要求、体现终身教育理念、中等和高等职业教育协调发展的现代职业教育体系。作为重要的教学工具，教材建设应符合纲要提出的要求，符合行业对于医药职业教育发展的要求、符合医药职业教育教学实际的要求。

2008年，根据国发〔2005〕35号《国务院关于大力发展职业教育的决定》文件和教育部〔2006〕16号文件精神，在教育部和国家食品药品监督管理局的指导之下、在与有关人员的沟通协调下，中国医药科技出版社与全国十余所相关院校组建成立了全国医药高职高专规划教材建设委员会，办公室设在中国医药科技出版社，并于同年开展了首轮护理类25种教材的规划和出版工作。

这批教材的出版受到了全国各相关院校广大师生的欢迎和认可，为我国医药职业教育技能型人才培养做出了重大贡献。

2010年，相关职业资格考试做出了修订调整，对医药职业教育提出了新的、更高的要求。本着对教育负责、对该套教材负责的态度，全国医药高职高专规划教材建设委员会经多方调研，于2011年底着手开展了本轮教材的再版修订工作。

在本轮教材修订再版工作中，我们共建设24个品种，涵盖了医药高职高专专业基础课程和护理专业的专业课程。

在修订过程中我们坚持以人才市场需求为导向，以技能培养为核心，以医药高素质实用技能型人才培养必需知识体系为要素，规范、科学并符合行业发展需要为该套教材的指导思想；坚持"技能素质需求→课程体系→课程内容→知识模块构建"的知识点模块化立体构建体系；坚持以行业需求为导向，以国家相关执业资格考试为参考的编写原则；坚持尊重学生认知特点、理论知识适度、技术应用能力强、知识面宽、综合素质较高的编写特点。

该套教材适合医药卫生职业教育及专科、函授、自学高考等相同层次不同办学形式教学使用，也可作为医药行业培训和自学用书。

全国医药高职高专规划教材建设委员会
2012年6月

# 全国医药高职高专规划教材建设委员会

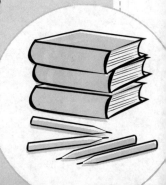

# 本书编委会

主　编　马祥志

副主编　朱　疆　李品艾　杨瑾屏

编　委（以姓氏笔画为序）

马　俊（怀化医学高等专科学校）

马祥志（长沙卫生职业学院）

朱　疆（楚雄医药高等专科学校）

李品艾（漯河医学高等专科学校）

吴琼林（益阳医学高等专科学校）

杨瑾屏（曲靖医学高等专科学校）

曾　明（长沙医学院）

　　本书第 1 版于 2009 年 8 月出版，经过 3 年的使用，反映良好。为进一步提高教学质量，在第 1 版的基础上，根据使用学校的反馈意见，做了适当修改，现出版第 2 版。

　　在编写此书时，我们想改革过去同类型学校、不同专业的化学教材内容基本一致的模式，由"化学靠近医学"改革为"医学所需化学"，以培养目标为依据，以适用、够用为基本原则，注意反映相关学科发展的前沿，编写出一部新的《医护化学》教材。

　　本书简化了结构理论，删去了深奥的化学反应机制和繁杂的计算推导，增加了食品化学、药物化学、生活化学等新的内容。让学生在学好基础化学知识的基础上，掌握一些生活中的化学知识，对防病、治病是有益的，其中药物分子结构与药效的关系、药品调剂时的化学配伍禁忌等内容，为学生今后看病和配药打下基础。

　　参加本书编写工作的有：长沙卫生职业学院马祥志（主编，编写第三章、第十四章、第十五章和第十六章）；漯河医学高等专科学校李品艾（副主编，编写第一章、第二章和第四章）；楚雄医药高等专科学校朱疆（副主编，编写第五章、第六章和第七章）；曲靖医学高等专科学校杨瑾屏（副主编，编写第八章、第九章和第十章）；长沙医学院曾明（编写第十一章和第十二章）；益阳医学高等专科学校吴琼林（编写第十三章）；怀化医学高等专科学校马俊（编写第十七章和第十八章）。

　　我们很想编写出一本受师生欢迎的好教材，但限于水平和见识，可能书中还有不足和欠妥之处，敬请批评指正。

编者

2013 年 4 月

# 目录

*CONTENTS*

# 第一章 | 溶　液

人的体液，如血浆、细胞间液和细胞内液等都是由溶液和胶体溶液等构成的混合分散系。体液约占人体重的60%，不仅有一定的成分、浓度，而且还有一定的分布和容量，这对于维持人体正常生理活动有着非常重要的意义。因此，医学生学习和掌握与溶液相关的一些基本知识——分散系、胶体溶液、溶液的浓度表示方法、渗透压等是非常必要的。

## 第一节　分　散　系

### 一、分散系的概念

一种或几种物质的微粒分散在另一种物质中所形成的体系称为分散系。其中被分散的物质称为分散相（或分散质、溶质），容纳分散相的物质（连续介质）称为分散介质（或分散剂、溶剂）。如在碘酒这一分散系中，碘单质为分散相，乙醇为分散介质。

### 二、分散系的分类

按分散相粒子的大小不同可将分散系分为分子或离子分散系、胶体分散系、粗分散系三大类。

**1. 分子或离子分散系**

分散相粒子的直径小于1nm的分散系称为分子或离子分散系，通常又叫做真溶液，简称为溶液。在这类分散系中，分散相微粒是单个分子或离子，质量和体积都非常小，与分散介质之间不存在分界面，不能阻挡光线的通过，因而这类分散系具有均相、均匀、透明、稳定等主要特征，且分散相粒子能透过滤纸和半透膜。临床上常见的消毒乙醇、0.9%氯化钠注射液、葡萄糖溶液等都属于这类分散系。

**2. 胶体分散系**

分散相粒子的直径大小在1~100nm之间的分散系称为胶体分散系。

胶体分散系普遍存在于自然界，与人类的生活和生产实践有着非常密切的关系，在医学领域，胶体与人类的生命活动如影随形，人类的体液（包括血液、细胞液、组织液、淋巴液等）都具有胶体分散系的性质，它构成了人类生命活动的内环境；生物体内发生的许多生理现象和病理变化都与胶体的性质密切相关；许多药物如胰岛素、催产素、血浆代用液以及疫苗等都需制成胶体形式使用。

按照分散相粒子的成分不同，胶体分散系可分为溶胶和高分子化合物溶液两大类。

（1）溶胶　分散相是以固体颗粒为核心的多分子和离子聚集体的胶体分散系称为溶胶。在溶胶中，由于分散相粒子（或胶体粒子，简称胶粒）的大小介于分子、离子分散系和粗分散系之间，与分散介质之间存在界面，受粒子大小和重量的影响，可发生光的散射现象和沉降作用，因而溶胶具有非均相、不均匀、相对稳定、透明等特征，且胶粒能透过滤纸，但不能透过半透膜。

化学上常利用胶粒不能透过半透膜的性质，除去溶胶中的小分子杂质，净化溶胶。其方法是将溶胶装入半透膜袋内，放入流动的净水中，溶胶中的小分子杂质可透过半透膜进入水中而流走，这种方法称为透析（或渗析）。

临床上利用透析原理，给肾功能衰竭患者进行血液透析或腹膜透析，以帮助患者清除血液中的各种代谢废物（如尿素、尿酸等），净化血液，延长生命；也可通过透析作用对有些特殊患者进行临床给药或加强营养。

（2）高分子化合物溶液　高分子化合物，是指那些由众多原子或原子团主要以共价键结合而成的相对分子质量在1万以上，直径在1～100nm之间的化合物。分散相是单个高分子的胶体分散系称为高分子化合物溶液。与溶胶相比，由于单个高分子均匀地分散在分散介质中，且与分散介质之间无明确的分界面，因而具有均相、均匀、透明、稳定等主要特征。

从体液的基本组成看，水是分散介质，其中的低分子晶体物质（包括无机盐和低分子有机物质）和高分子物质（主要为蛋白质）等是分散相，组成了分子或离子分散系与胶体分散系的混合体系。

**3. 粗分散系**

分散相粒子的直径大于100nm的分散系称为粗分散系。在这类分散系中，分散相微粒是大量分子或原子的聚集体，质量和体积都比较大，与分散介质之间存在明显的分界面，能阻挡光线的通过，也容易受重力（或浮力）作用而沉浮，因而这类分散系具有非均相、不均匀、不透明、不稳定、易分层等主要特征，且分散相粒子不能透过滤纸和半透膜。

粗分散系也叫浊液。按分散相状态的不同，可分为悬浊液和乳浊液。分散相为固体颗粒的粗分散系，称为悬浊液，如泥浆等；分散相为液体的粗分散系，称为乳浊液，如牛奶、外用药物松节油搽剂、营养药物脂肪乳等都属于乳浊液。

在各类分散系中，除乳浊液外，分散相都是以不同的溶剂化状态存在的。

# 第二节　胶体溶液

在化学上，通常把胶体分散系称为胶体溶液，把溶胶中的固体分散相颗粒称为胶粒，把高分子化合物溶液中的高分子物质，如蛋白质、淀粉等称为胶体物质。由于人的体液是一种混合分散系，既有分子、离子分散相，如葡萄糖分子、钠离子、氯离子等，又有高分子化合物分散相，如蛋白质等，因此，人的生理活动与胶体溶液密切相关。

## 一、溶胶

溶胶的种类很多，若按照分散介质的物理状态的不同，可分为气溶胶、液溶胶、固溶胶三类。如粉尘、小水珠分散在大气中所形成的烟或雾，就属于气溶胶；含有颜料颗粒的有色玻璃、宝石、合金以及果冻等都属于固溶胶；分散介质是液体的溶胶称为液溶胶。如碘化银溶胶、硫溶胶等。液溶胶常简称为溶胶，是溶胶的主要代表，在日常生活和医药卫生领域都有重要的作用。

**1. 溶胶的性质**

（1）丁铎尔现象　如果在暗室中将一束强光射入胶体溶液，在与光线的垂直方向上可以看到在胶体溶液中有一道明亮的光柱，这种现象称为丁铎尔现象，如图1-1所示。

丁铎尔现象是光的散射现象。由于溶胶粒子直径不超过100nm，小于可见光波长（400～700nm），当可见光透过溶胶时会产生明显的散射作用。而真溶液对光的散射作用很微弱，可见光射入真溶液时几乎全部发生透射作用，使真溶液具有透明性而没有丁铎尔现象，故可用丁铎尔现象区分溶胶和真溶液。

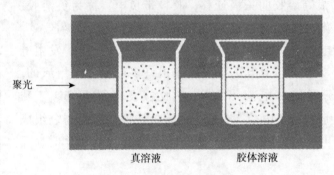

图1-1　丁铎尔现象示意图

（2）布朗运动　在超显微镜下可以观察到溶胶中的胶粒在介质中不停地做不规则的运动，这种运动最早由美国植物学家布朗（Brown）在1817年观察悬浮在液面上的花粉时发现，故称为布朗运动，如图1-2。布朗运动的本质是分子的热运动。胶粒受周围分散介质分子从各个方向以不同的作用力撞击，且合力大于零，在不同瞬间胶粒受到来自周围各方向的介质分子碰撞的合力方向不断地无规律改变，所以胶粒处于不断无秩序的运动状态。

布朗运动在促进胶粒在介质中的扩散的同时，抵抗了胶粒在重力作用下的沉降，是溶胶相对稳定的因素之一。温度愈高，胶粒愈小，介质的黏度愈小，则胶粒的布朗运动就越明显。

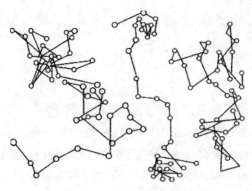

图 1-2　布朗运动示意图

（3）**电泳现象**　如果在一 U 形管内注入棕红色的 $Fe(OH)_3$ 溶胶，在管的两端口插入电极，接通直流电源后，可观察到阴极附近溶胶颜色逐渐变深，而阳极附近溶胶颜色逐渐变浅，如图1-3。这表明 $Fe(OH)_3$ 胶体粒子带正电荷，在电场中向阴极运动。如果改用黄色的硫化砷溶胶做上述实验，则在阳极附近黄色变深，表明硫化砷胶体粒子带负电荷，在电场中向阳极运动。这种受电场力作用，带电胶粒在介质中定向移动的现象称为电泳。

从电泳的方向可以判断胶粒所带电荷的种类。大多数金属硫化物、硅酸、金、银等溶胶向正极迁移，胶粒带负电，称为负溶胶；大多数金属氢氧化物溶胶向负极迁移，胶粒带正电，称为正溶胶。

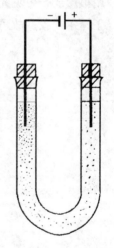

不同胶粒带电荷的原因不同，有的是因胶粒表面的分子发生电离而带电荷的，如硅酸（$H_2SiO_3$）胶粒是由许多硅酸分子组成的，表面上的硅酸分子能够电离出 $H^+$，在胶粒表面留下 $SiO_3^{2-}$ 和 $HSiO_3^-$，从而使胶粒带负电荷。有的是因胶核选择性吸附与之组成相似的离子而带电荷的，如用 $AgNO_3$ 和 KI 反应制取 AgI 胶体时，反应式如下。

$$AgNO_3 + KI \Longrightarrow AgI + KNO_3^-$$

当 KI 过量时，溶液中含有 $K^+$、$I^-$ 和 $NO_3^-$，AgI 固体胶核选择性地吸附 $I^-$ 而使胶粒带负电荷。如图 1-4 所示。

图 1-3　电泳现象

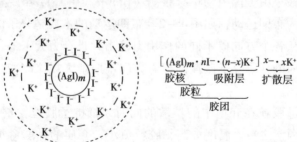

图 1-4　KI 过量时 AgI 胶粒、胶团的结构

当 $AgNO_3$ 过量时，溶液中含有 $K^+$、$Ag^{+-}$ 和 $NO_3^-$，AgI 固体胶核选择性的吸附 $Ag^+$ 而使胶粒带正电荷。如图 1-5 所示。

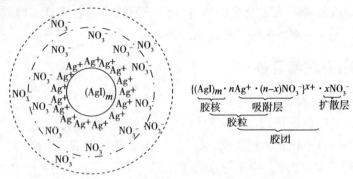

图 1-5 $AgNO_3$ 过量时 AgI 胶粒、胶团的结构

电泳是由于胶粒和不稳定的扩散层做相对运动时产生的电学现象，它不仅具有理论意义，而且具有实际应用价值。蛋白质和核酸是生物学上具有重要意义的大分子化合物，它们在水溶液中能解离出带有电荷的大分子离子，称为大分子电解质，其带电情况往往与溶液 pH 有关。由于不同蛋白质（或核酸）分子的大小及其在不同 pH 溶液中所带净电荷的多少不同，因而在电场中移动的方向和速率也不同。因此，电泳技术在氨基酸、多肽、蛋白质及核酸等物质的分离和鉴定方面有广泛的应用。

**2. 溶胶的稳定性和聚沉**

（1）溶胶的稳定性　溶胶具有相对的稳定性，主要原因有以下几种。

①胶粒荷电　带同种同电荷的胶粒互相排斥，阻止了胶粒在运动时的互相接近、聚合、沉淀现象的发生。这是溶胶稳定存在的最重要原因。

②水化膜的存在　吸附在胶粒表面的离子，对水分子有较强的吸引力，能将水分子吸附到胶粒的表面，形成一层比较稳定的水化膜，使胶粒彼此隔开不易聚集。

同时，布朗运动克服了重力胶粒的作用，从而使溶胶具有一定的稳定性。

（2）溶胶的聚沉　溶胶的稳定是相对的、暂时的，如果减弱或消除溶胶的稳定因素，胶粒就会逐渐聚集，形成大的颗粒而沉降，这一过程叫聚沉，使胶粒聚沉的方法有以下几种。

①加入少量电解质　一方面，电解质电离出的阴、阳离子能够与胶粒争夺水分子，使胶粒的水化膜消失或变薄；另一方面，与胶粒带相反电荷的电解质离子，能中和胶粒所带的电荷，降低胶粒之间的斥力。从而使溶胶失去了保持稳定的因素而聚沉。如在 $Fe(OH)_3$ 溶胶中加入少量 $(NH_4)_2SO_4$ 溶液，立即有氢氧化铁沉淀析出。

海水比河水清澈、江河入海口易形成三角洲，是因为海水中含有大量电解质促使泥沙沉淀之缘故。

②加入带相反电荷的溶胶　将正溶胶和负溶胶互相混合，当二者所带电荷总量相等时，彼此电性中和，才会完全相互聚沉，否则只能发生部分聚沉，甚至不聚沉。如天然水中常含有 $SiO_2$ 负溶胶，若加入明矾 $[KAl(SO_4)_2 \cdot 12H_2O]$，明矾水解后形成

Al(OH)$_3$正溶胶，两者相互中和、聚集，并在沉降过程中吸附杂质，达到净水的目的。

③加热 溶胶在加热时，由于温度升高，一方面胶粒运动速度加快，碰撞机会增多；另一方面，胶核吸附离子及胶粒结合水分子的能力都会降低，即胶粒电荷减少，水化程度降低，因而使溶胶失去了稳定因素而聚沉。

## 二、高分子化合物溶液

### 1. 高分子化合物的特点

生命的两大基础物质蛋白质、核酸与天然的淀粉、纤维素、糖原及橡胶等都是高分子化合物。和低分子化合物相比较，高分子化合物具有以下几个特点。

（1）相对分子质量大，一般在1万至数百万之间，具有重复的结构单元，如蛋白质的结构单元是氨基酸残基。由于同一种高分子化合物分子中所含的结构单元多少不同，其分子大小也有差别，因此高分子化合物的相对分子质量是同一种化合物的大小不同的分子相对分子质量的平均值。

（2）分子结构是链状的、能卷曲的线形分子，分子链拉直后，有的甚至长达数百纳米。有一些高分子化合物分子链上分布着许多亲水基团，如羟基（—OH）、氨基（—NH$_2$）等，具有较强的亲水性。

### 2. 高分子化合物溶液的特性

在高分子溶液中，高分子化合物虽然以单个分子的形式均匀地分散在介质中，但高分子的大小介于1~100nm之间，因此，高分子化合物溶液常被列入胶体分散系。它具有胶体分散系的某些性质，如扩散速度慢，分散相粒子不能透过半透膜等。但由于高分子化合物溶液的分散相粒子是单个的分子，其组成和结构与溶胶胶粒不同，所以高分子化合物溶液与溶胶相比，具有自己的一些特性。

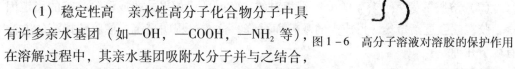

（1）稳定性高 亲水性高分子化合物分子中具有许多亲水基团（如—OH，—COOH，—NH$_2$等），图1-6 高分子溶液对溶胶的保护作用

在溶解过程中，其亲水基团吸附水分子并与之结合，分子不断膨大、舒张，最终在其分子表面形成了一层水化膜，而溶解在水中，形成稳定的均相体系。这层水化膜与溶胶粒子的水化膜相比，更厚、更紧密。因而高分子化合物溶液与真溶液相似，比溶胶稳定性高，在无菌、溶剂不蒸发的情况下，可长期放置而无沉淀。

（2）黏度大 在高分子化合物溶液中，高分子化合物常溶胀形成线形、枝状或网状结构，这种伸展着的大分子在溶剂中运动困难，枝状、网状结构牵制溶剂，使部分液体失去流动性，自由液体量减少，故表现为高黏度。

（3）对溶胶具有保护作用 在溶胶中加入适量高分子化合物溶液后，高分子被吸附在胶粒表面，将整个胶粒包裹起来形成一个保护层，可以大大增强溶胶的稳定性，这种现象称为高分子化合物对胶体的保护作用。如在加有明胶的硝酸银溶液中滴加氯化钠溶液时，生成的氯化银不容易产生沉淀，而形成胶体溶液，这是因为明胶对氯化银胶体起了保护作用。如图1-6所示。

高分子溶液对溶胶的保护作用在生命活动中有着重要的作用。如微溶性盐碳酸钙、磷酸钙在血浆中浓度比其在水中大，是因为它们以溶胶的形式存在，并受到了血清蛋白质的保护作用。一旦人体发生某些疾病导致血清蛋白质减少，就会减弱甚至失去蛋白质对这些微溶性盐的保护作用而引起聚沉，易在肝、肾、胆囊等器官中形成结石。

### 3. 凝胶

高分子溶液在一定条件下，黏度会逐渐变大，以致失去流动性而使整个体系变成具有弹性的半固体状态，这种现象称为胶凝。形成的半固体物质称为凝胶。凝胶是高分子溶液的一种存在方式。人体的皮肤、毛发、指甲、细胞膜、肌肉等都是凝胶。亲水性凝胶会自动吸收水而膨胀，这一过程叫膨润。人在不同的年龄阶段，皮肤的弹性不同，就与皮肤的膨润能力有关。人体内占体重约2/3的水，就是保存在凝胶里。

# 第三节　溶液浓度的表示方法

溶液的浓度是指一定量的溶剂或溶液中所含溶质的量。表示溶液浓度的方法有多种，医学上常用的有以下几种。

## 一、物质的量浓度

### 1. 物质的量及其单位

物质的量是表示微观粒子（如分子、原子、离子等）数量多少的基本物理量，常用符号 n 表示。物质的量的国际单位（SI）是摩尔（mol）。1mol 任何物质都含有 $6.02 \times 10^{23}$ 个基本微粒。通常把 $6.02 \times 10^{23}$ 称为阿伏加德罗常数，用符号 $N_A$ 表示，$N_A = 6.02 \times 10^{23}$ 个/mol。

### 2. 物质的量浓度定义

某溶液的物质的量浓度是指溶质 B 的物质的量 $n_B$ 与溶液的体积 $V$ 之比，用符号 $c_B$ 表示。即：

$$c_B = \frac{n_B}{V} \tag{1-1}$$

$c_B$ 的 SI 基本单位是摩尔每立方米（$mol/m^3$），医学上常用的单位是摩尔每升（mol/L）、毫摩尔每升（mmol/L）和微摩尔每升（μmol/L）。如正常人血浆中 $Na^+$ 的浓度为 154mmol/L、葡萄糖的浓度为 5.60mmol/L、$Ca^{2+}$ 的浓度为 2.50mmol/L 等。

## 二、质量浓度

### 1. 摩尔质量的定义

1mol 任何物质的质量称为该物质的摩尔质量，用符号 $M$ 表示。其单位通常为克每摩尔（g/mol）。任何物质的摩尔质量在数值上都等于该物质的相对化学式量。如 1mol $O_2$ 的质量是 32 g，1mol $H_2O$ 的质量是 18g，1mol $HCO_3^-$ 的质量是 61g。

物质 B 的质量 $m_B$ 与物质的量 $n_B$、摩尔质量 $M_B$ 之间的关系可用下式表示：

$$n_B = \frac{m_B}{M_B} \qquad (1-2)$$

**2. 质量浓度的定义**

溶液的质量浓度是指溶质 B 的质量 $m_B$ 与溶液的体积 $V$ 之比，用符号 $\rho_B$ 表示。即：

$$\rho_B = \frac{m_B}{V} \qquad (1-3)$$

$\rho_B$ 的 SI 单位是千克每立方米（$kg/m^3$），医学上常用单位是克每升（g/L）、毫克每升（mg/L）和微克每升（μg/L）。为表示方便，质量浓度常用百分数表示，即 100ml 溶液中所含的溶质的克数。如生理盐水的质量浓度为 9g/L，可表示为 0.9% 氯化钠注射液。

【例 1-1】临床上治疗酸中毒常用乳酸钠（$C_3H_5O_3Na$）注射剂，它的规格是每支（20ml），其中含 $C_3H_5O_3Na$ 2.24g，计算该注射液的质量浓度。

解：已知 $m$（$C_3H_5O_3Na$）= 2.24g，$V$ = 20ml

根据式（1-3），该注射液的质量浓度为：

$$\rho(C_3H_5O_3Na) = \frac{m(C_3H_5O_3Na)}{V} = \frac{2.24}{20} \times 1000 = 112(g/L)$$

## 三、质量分数

质量分数是指溶质 B 的质量 $m_B$ 与溶液的质量 $m$ 之比，用符号 $\omega_B$ 表示。即：

$$\omega_B = \frac{m_B}{m} \qquad (1-4)$$

质量分数无单位，其值可用小数或百分数表示，如浓硫酸的质量分数 $\omega$（$H_2SO_{4浓}$）= 98% 或 $\omega$（$H_2SO_{4浓}$）= 0.98。

【例 1-2】将 20gNaCl 溶于 200g 水中配制成溶液，计算此 NaCl 溶液的质量分数。

解：已知 $m$（NaCl）= 20g，$m$ = 200 + 20 = 220（g）

根据式（1-4），该溶液的质量分数为：

$$\omega(NaCl) = \frac{m(NaCl)}{m} = \frac{20g}{220g} = 0.091(或 9.1\%)$$

## 四、体积分数

体积分数是指溶质 B 的体积 $V_B$ 与溶液的体积 $V$ 之比，用符号 $\varphi_B$ 表示。即：

$$\varphi_B = \frac{V_B}{V} \qquad (1-5)$$

体积分数也是一个无单位的量，同样可用小数或百分数表示。体积分数常用于溶质为液体的溶液。如消毒酒精中乙醇的体积分数为 0.75 或 75%，它表示 100ml 乙醇溶液中含有 75ml 无水乙醇。

【例 1-3】欲配制 500ml 消毒酒精，问需量取医用无水乙醇多少毫升？

解：已知 $\varphi$（酒精）$=0.75$，$V=500$ml

由 $\varphi_B = \dfrac{V_B}{V}$ 可得：

$$V（酒精）=\varphi_{（酒精）} \times V=0.75 \times 500=325（ml）$$

即欲配制 500ml 消毒酒精，需量取医用无水乙醇 325ml。

## 五、浓度的相互换算和稀释

物质的量浓度与质量浓度之间的换算 把式（1-2）代入式（1-1）可得：

$$c_B = \frac{n_B}{V} = \frac{m_B}{M_B \times V}$$

又 $\rho_B = \dfrac{m_B}{V}$，则：

$$c_B = \frac{\rho_B}{M_B} \text{ 或 } \rho_B = c_B M_B \tag{1-6}$$

【例 1-4】10ml 碳酸氢钠（$NaHCO_3$）注射液中含 0.5g $NaHCO_3$，求该注射液的质量浓度和物质的量浓度。

解：已知 $m$（$NaHCO_3$）$=5$g，$V=0.1$L，$M$（$NaHCO_3$）$=84$g/mol

根据式（1-6）

$$\rho（NaHCO_3）= \frac{m（NaHCO_3）}{V（NaHCO_3）}=\frac{5g}{0.1L}=50g/L$$

$$c（NaHCO_3）= \frac{\rho（NaHCO_3）}{M（NaHCO_3）}=\frac{50g/L}{84g/mol}=0.60mol/L$$

## 六、溶液的稀释

在实际工作中，常将一种浓溶液（$c_1$）加水稀释配制成稀溶液（$c_2$），虽然稀释后溶液体积增大了，浓度减小了，但溶质的量不变，即：

$$c_{B_1}V_1 = c_{B_2}V_2 \tag{1-7}$$

$$\rho_{B_1}V_1 = \rho_{B_2}V_2 \tag{1-8}$$

$$\omega_{B_1}V_1 = \omega_{B_2}V_2 \tag{1-9}$$

$$\varphi_{B_1}V_1 = \varphi_{B_2}V_2 \tag{1-10}$$

上述各式中，下标"1"表示溶液稀释前的状态，下标"2"表示溶液稀释后的状态。利用式（1-7）~式（1-10）进行有关计算时，等式两边的浓度及体积的单位必须一致。

【例 1-5】如何用体积分数为 0.95 的医用酒精，配制 1000ml 消毒酒精？

解：已知 $\varphi_{B1}=0.95$ $\varphi_{B2}=0.75$ $V_2=1000$ml

由 $\varphi_{B_1}V_1 = \varphi_{B_2}V_2$ 得：

$$V_1 = \frac{\varphi_{B_2}V_2}{\varphi_{B_1}} = \frac{0.75 \times 1000}{0.95} = 790 \ (\text{ml})$$

即量取体积分数为 0.95 的医用酒精 790ml 于 1000ml 的容量瓶中，加蒸馏水至刻度线，可得消毒酒精 1000ml。

# 第四节  溶液的渗透压

在人体内，血浆与组织间液、细胞内液与组织间液等之间的交换，是如何发生的？临床上经静脉给患者大量补液时，为什么以 NaCl 浓度为 0.9%（9g/L）的生理盐水为主？这一切都与体液的渗透压有关。正常生理状态下，不同的体液都有一定的渗透压，如血浆的总渗透压为 770kPa。若体液的渗透压发生改变，将直接影响到人的正常生理功能，严重时会危及生命。

## 一、渗透现象

在一杯浓蔗糖溶液液面上小心加入一层清水，静置一段时间后，又可得到浓度均匀的蔗糖溶液。这是由于溶剂化的溶质分子和溶剂分子都在不停地运动，双向扩散的缘故。

如果用一种只允许单个溶剂（如水）分子透过，而溶剂化的溶质（如蔗糖）分子不能透过的半透膜把水和浓蔗糖溶液隔开，如图 1-7a 所示。静置一段时间后，即可看到溶剂一侧的液面逐渐降低，溶液一侧的液面逐渐升高，如图 1-7b 所示。说明水分子通过半透膜进入了浓蔗糖溶液。若用稀蔗糖溶液代替水做上述实验，也会发生同样的现象。这种溶剂分子透过半透膜由纯溶剂进入溶液或由稀溶液进入浓溶液的现象，称为渗透现象，简称渗透。对非电解质溶液来说，产生渗透现象必须同时满足两个条件：一是要有半透膜存在；二是半透膜两侧存在溶液的浓度差。渗透的方向总是溶剂分子由纯溶剂一方向溶液一方渗透，或由溶液浓度较小一方向浓度较大一方渗透。

渗透现象之所以发生，是由于溶液中因溶质分子的溶剂化作用，导致单位体积内能够自由扩散的水分子数减少。这样当溶剂和溶液被半透膜隔开后，单位时间内由纯溶剂进入溶液的溶剂分子数比由溶液进入纯溶剂的多，而发生渗透现象。随着渗透的发生，溶液液面不断升高，静水压力逐渐增大，促使溶液中的水分子加速通过半透膜进入纯溶剂，当玻璃管内液柱达到一定高度即静水压力增大到一定值后，单位时间内从半透膜两侧透过的溶剂分子数相等，溶液液面不再升高，此时体系达到了动态的渗透平衡。

## 二、渗透压和渗透浓度

### 1. 渗透压

一般认为，渗透压是渗透现象达到平衡时，半透膜两侧液面的高度差所产生的压力。为了测定渗透压，常在溶液液面上额外施加一定的压力，使渗透现象不发生，即处于平衡状态。这种施加于溶液液面上而恰能阻止渗透现象发生的压力，在数值上等于该溶液的渗透压。如图 1-7c 所示。渗透压的符号为 $P$，单位为 Pa 或 kPa。若用半透膜隔开的是浓度不相等的两个非电解质溶液，则测得的渗透压，是两溶液渗透压之差。

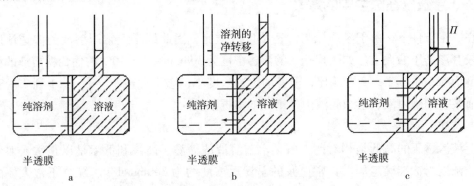

图 1-7 渗透现象和渗透压

a. 渗透发生前 b. 渗透现象 c. 渗透压

1886 年荷兰化学家范特荷甫（Van't Hoff）根据实验结果，指出难挥发性非电解质稀溶液的渗透压与溶液浓度、温度的关系为：

$$\Pi = c_B RT \tag{1-11}$$

式中，$\Pi$ 为溶液的渗透压，常用单位为 kPa；$c_B$ 为非电解质溶液的物质的量浓度，常用单位为 mol/L；$R$ 为气体常数，8.314kPa·L/（mol·K）；$T$ 为绝对温度，K。

式（1-11）称为范特荷甫公式（或渗透压定律）。它表明，在一定温度下，难挥发性非电解质稀溶液的渗透压只取决于单位体积溶液中所含溶质的分子数，而与溶质的本性、大小无关。如 0.3mol/L 的葡萄糖溶液与 0.3mol/L 蔗糖溶液的渗透压相等。即对于任何难挥发性非电解质稀溶液，只要单位体积内溶质的分子数相等，则它们的渗透压就相等。该类稀溶液的这种性质又称为稀溶液的依数性。

值得注意的是，范特荷甫公式仅适用于难挥发性非电解质稀溶液。对于电解质稀溶液，由于溶质发生电离，而以阴、阳离子的状态存在于介质中，单位体积溶液中溶质的真实粒子浓度是相同浓度的非电解质溶液的整数倍，所以渗透压也大。因此，在计算电解质溶液的渗透压时必须引入一个校正系数 $i$，即：

$$\Pi = ic_B RT \tag{1-12}$$

式中，$i$ 表示一个电解质分子在溶液中电离所能形成的阴、阳离子总数。如 NaCl 溶液的 $i$ 值为 2，$MgCl_2$ 的 $i$ 值为 3。

**2. 渗透浓度**

通过以上所述可知，溶液渗透压的大小只与溶质在介质中的粒子（分子或离子）浓度有关。溶质在介质中的粒子（分子或离子）浓度称为渗透浓度，用符号 $c_{O_s}$ 表示，其常用单位是 mol/L 和 mmol/L。对于任何稀溶液渗透浓度可表示为：

$$c_{O_s} = ic_B \tag{1-13}$$

其中，对于非电解质溶液，$i$ 值为 1。

这样，式（1-12）可表示为：

$$\Pi = c_{O_s} RT \qquad\qquad (1-14)$$

### 三、渗透压在医学中的意义

在一定条件下，由于渗透压与渗透浓度成正比，因此医学上常用溶液的渗透浓度来比较其渗透压的大小。如生理盐水的渗透浓度为 308mmol/L，10% 的葡萄糖溶液的渗透浓度为 556mmol/L，两者相比，前者的渗透浓度小，渗透压也小。表 1-1 列出了正常人血浆、细胞内液、组织间液中各组分的渗透浓度。

**1. 等渗、高渗和低渗溶液**

溶液渗透压的高低是相对的。医学上，溶液的等渗、高渗和低渗是以正常人血浆的渗透浓度为标准确定的。正常血浆的总渗透浓度约为 300mmol/L。综合正常人体的调节能力，临床上规定，血浆渗透浓度的正常范围在 280～320mmol/L 之间。如果溶液的渗透浓度接近或在此范围内，则称为等渗溶液，渗透浓度大于 320mmol/L 的溶液称为高渗溶液，渗透浓度小于 280mmol/L 的溶液为低渗溶液。临床上常用的等渗溶液有生理盐水（9g/L 的 NaCl 溶液）、50g/L 的葡萄糖溶液、12.5g/L 的碳酸氢钠（$NaHCO_3$）溶液、18.7g/L 的乳酸钠（$C_3H_5O_3Na$）溶液等。

表 1-1　正常人血浆、细胞内液、组织间液中各组分的渗透浓度（mmol/L）

| 物质 | 血浆 | 细胞内液 | 组织间液 |
| --- | --- | --- | --- |
| $Na^+$ | 144 | 10 | 137 |
| $K^+$ | 5 | 141 | 4.7 |
| $Ca^{2+}$ | 2.5 | | 2.4 |
| $Mg^{2+}$ | 1.5 | 31 | 1.4 |
| $Cl^-$ | 107 | 4 | 112.7 |
| $HCO_3^-$ | 27 | 10 | 28.3 |
| $HPO_4^{2-}$，$H_2PO_4^-$ | 2 | 11 | 0.5 |
| $SO_4^{2-}$ | 0.5 | 1 | |
| 磷酸肌酸 | | 45 | |
| 肌肽 | | 14 | 2 |
| 氨基酸 | 2 | 18 | 0.2 |
| 肌酸 | 0.2 | 9 | 1.2 |
| 乳酸盐 | 1.2 | 1.5 | |
| 腺苷三磷酸 | | 5 | |
| 己糖-磷酸 | | 3.7 | 5.6 |
| 葡萄糖 | 5.6 | | 0.2 |
| 蛋白质 | 1.2 | 4 | 2 |
| 尿素 | 4 | 4 | 4 |
| 总渗透浓度 | 303.7 | 302.2 | 302.2 |

**2. 等渗的意义**

溶液是否等渗，在医学上的重要意义主要表现在组织细胞的形态与功能的维持方面。如正常情况下，血浆渗透压与红细胞内液的渗透压相等，从而使红细胞维持正常的形态和功能。

若把红细胞置于等渗溶液（如9g/L 的 NaCl 溶液），在显微镜下观察，可见红细胞形态保存不变。这是由于红细胞内外渗透压相等，处于等渗平衡状态的缘故，如图1-8a所示。

若把红细胞置于低渗溶液（如5g/L 的 NaCl 溶液），在显微镜下观察，可见红细胞逐渐胀大，最后破裂，发生溶血现象，如图 1-8b 所示。这是由于红细胞内液的渗透压大于红细胞外液，水分子从细胞外进入细胞内的缘故。

若把红细胞置于高渗渗溶液（如15g/L 的 NaCl 溶液），在显微镜下观察，可见红细胞逐渐皱缩，皱缩后的红细胞可相互凝聚结块，如图 1-8c 所示。这是由于红细胞内液的渗透压小于红细胞外液，水分子从细胞内进入细胞外的缘故，医学上把此现象称为胞浆分离。若此现象发生在血管内，将产生血栓，发生栓塞现象。

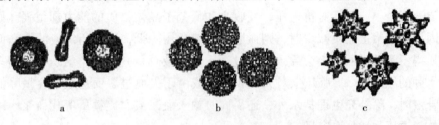

图 1-8　红细胞在不同浓度 NaCl 溶液中的形态示意图

a. 在 0.9% NaCl 溶液中　b. 在低渗 NaCl 溶液中　c. 在高渗 NaCl 溶液中

因此，临床上静脉大量输液时必须遵循等渗原则，使用等渗溶液，如 0.9% 氯化钠注射液。以保证血浆及组织间液的渗透压恒定，维持机体细胞的正常生理功能。另外，给患者清创时，通常用 0.9% 氯化钠注射液冲洗伤口，如用纯水或高渗盐水则会引起剧痛。

有时，根据需要，临床上也用高渗溶液进行静脉注射，但注射量不宜太多，注射速度不能太快。当少量高渗溶液缓慢注入体内后，可被体液稀释成等渗溶液。

**3. 血浆渗透压**

正常人血浆的总渗透压约为 770kPa。在血浆中，既分散着低分子晶体物质，如 NaCl、葡萄糖、$NaHCO_3$ 等，也分散着高分子胶体物质，如蛋白质等。两者产生的渗透压大小不同，功能也因毛细血管壁的通透特点而各异，因此，血浆总渗透压常分为晶体渗透压和胶体渗透压两部分。

（1）晶体渗透压　在医学上，通常把血浆中由低分子晶体物质产生的渗透压称为晶体渗透压；血浆晶体渗透压约为 766 kPa，约占总渗透压的 99.5%，是血浆渗透压的主要来源。其功能主要是调节机体细胞内、外水盐平衡，维持细胞的正常形态和功能。这是因为，一方面，毛细血管壁是间隔血浆和组织间液的一种通透性较强的半透膜，水分子和低分子晶体物质粒子都可以自由通过，但高分子胶体物质（如蛋白质）不能通过，这样，血浆和组织间液通过物质交换后，两者的低分子晶体物质浓度相等，晶体渗透压也相等。另一方面，细胞膜是一种间隔细胞内、外液的半透膜，它只允许水分子自由通过，因为晶体渗透压远大于胶体渗透压，因此细胞内、外液中水分子的渗透方向主要取决于晶体渗透压。如果人体缺水，就会使细胞外液浓缩，晶体渗透压增大，引起细胞内水分子向细胞外渗透，造成细胞脱水皱缩。反之，若人体摄入水过多，如大量饮水或输入过多的葡萄糖溶液（葡萄糖易被细胞吸收），就会使细胞外液稀释，晶体渗透压减小，使水分子从细胞外向细胞内渗透，造成细胞体积膨胀，严重时，可造成水中毒。

（2）胶体渗透压　在医学上，通常把血浆中由高分子胶体物质（主要是蛋白质）产生的渗透压称为胶体渗透压。血浆中胶体渗透压仅约为 4.0kPa。其功能主要是调节毛细血管内、外血浆与组织间液的水平衡，维持血容量。这是因为，血浆和组织液具有相同的晶体渗透压和不同的胶体渗透压，且血浆胶体渗透压大于组织间液胶体渗透压（0.67kPa）。因此，晶体渗透压虽大，但对水进出毛细血管不起任何调节作用；血浆胶体渗透压虽小，但其对抗血压，回收水和低分子晶体物质的能力却很强。如果因某种原因导致血浆蛋白质减少时，则血浆胶体渗透压降低，进入组织液的水和低分子晶体物质得不到及时回流，会导致血容量（人体血液总量）降低，组织间液增多，这是形成水肿的原因之一。临床上对大面积烧伤或由于失血过多而造成血容量降低的患者进行补液时，除补充生理盐水外，还需同时输入血浆或右旋糖酐等代血浆，以恢复血浆胶体渗透压和增加血容量。

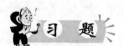 习　题

1. 名词解释

（1）分散系　（2）溶胶　（3）丁达尔现象　（4）渗透现象　（5）渗透压（6）渗透浓度　（7）晶体渗透压　（8）胶体渗透压

2. 选择题（每小题中只有一个正确答案）

（1）阻止稀溶液向浓溶液渗透而在浓溶液液面上所施加的压力是（　　　）

    A. 浓溶液的渗透压　　　　　　　　B. 稀溶液的渗透压

    C. 纯溶剂的渗透压　　　　　　　　D. 两溶液的渗透压之差

（2）下列同浓度的稀溶液中，渗透压最高的是（　　　）

A. $Na_2CO_3$　　　B. KCl　　　　　C. $CaCl_2$　　　　　　D. $C_6H_{12}O_6$

（3）500ml 0.9% 氯化钠注射液中，$Na^+$ 的渗透浓度为（　　　）

    A. 77mmol/L　　B. 190mmol/L　　　C. 154mmol/L　　　　D. 391mmol/L

（4）能使红细胞发生萎缩现象的溶液是（　　　）

    A. 1g/L NaCl（$M=58.6$）

    B. 12.52g/L $NaHCO_3$（$M=84$）

    C. 0.9% 氯化钠注射液和等体积的水混合

D. $112g/L$ $C_3H_5O_3Na$（$M=112$）

（5）等温条件下，各取 $10g$ 物质分别溶于 $1000g$ 苯中，配成三种溶液其渗透压最低的是（　　）

　　A. $CH_2Cl_2$　　　B. $CHCl_3$　　　　C. $CCl_4$　　　　　D. 无法判断

（6）与血浆相比较，下列溶液中属于等渗溶液的是（　　）

　　A. $5$ $g/L$ 葡萄糖

　　B. $90$ $g/L$ NaCl

　　C. $0.9$ $g/L$ NaCl

　　D. $50$ $g/L$ 葡萄糖与 $0.9\%$ 氯化钠注射液任意体积混合的混合液

（7）将红细胞置于 $0.1mol/L$ HAc $-0.1mol/L$ NaAc 溶液中，红细胞将（　　）

　　A. 胀大　　　B. 萎缩　　　　C. 不变　　　　　D. 先萎缩后胀大

（8）用理想半透膜将 $0.02mol/L$ 蔗糖溶液和 $0.02mol/L$ NaCl 溶液隔开时，将会发生的现象是（　　）

　　A. 蔗糖分子从蔗糖溶液向 NaCl 溶液渗透

　　B. $Na^+$ 从 NaCl 溶液向蔗糖溶液渗透

　　C. 水分子从 NaCl 溶液向蔗糖溶液渗透

　　D. 水从蔗糖溶液向 NaCl 溶液渗透

（9）现有 $400ml$ 质量浓度为 $11.2g/L$ $C_3H_5O_3Na$（$M=112$）溶液，其渗透浓度是（　　）

　　A. $40mOsmol/L$　　　　　　　B. $50mOsmol/L$

　　C. $80mOsmol/L$　　　　　　　D. $200mOsmol/L$

（10）均为 $0.1mol/L$ 的水溶液，其渗透浓度由大到小的顺序是（　　）

　　A. $[pt(H_2O)_2Br_2] > NaCl > 甘油 > MgCl_2$

　　B. $[pt(H_2O)_2Br_2] > MgCl_2 > NaCl > 甘油$

　　C. $MgCl_2 > NaCl > 甘油 = [pt(H_2O)_2Br_2]$

　　D. $NaCl > MgCl_2 > 甘油 = [pt(H_2O)_2Br_2]$

3. 简答题

（1）怎样用实验的方法鉴别溶液和溶胶？

（2）胶体溶液稳定的因素是什么？破坏胶体使之聚沉有哪些方法？

（3）高分子化合物溶液为什么对胶体有保护作用？

（4）如何用体积分数为 $0.95$ 的医用酒精配制 $500ml$ 医用消毒酒精？

4. 计算题

（1）计算 $11.1g/L$ $CaCl_2$（$M=111$）溶液的渗透浓度与物质的量浓度，若将红血球置此溶液中，能否保持正常状态？

（2）有 $90g$ 葡萄糖（$C_6H_{12}O_6$），能配制 $280mmol/L$ 的静脉注射液多少毫升？

5. 查资料，看一看哪些因素能够导致血浆胶体渗透压降低。

# 第二章 | 物质结构

世界是由多种多样的物质组成的，物质是由分子组成的，而分子则是由相同或不同的元素的原子组成的。因此，学习和研究原子的结构、性质，有利于了解分子中原子间的结合方式、分子的结构和性质，为继续深入地学习化学和医学理论知识打下牢固的基础。

## 第一节 原子结构

自 19 世纪初道尔顿提出原子学说以来，经过众多科学家的不懈努力，人们终于打开了原子这一微粒的大门，建立了原子结构的有关理论，使人类对于物质的认识进入微观世界，自然科学也因此迅速发展起来。

### 一、原子的组成

20 世纪初，人们通过科学实验认识了原子的内部结构：原子是由带正电荷的原子核和绕核高速运动的带负电荷的电子构成的；原子核由带正电荷的质子和不带电荷的中子组成，一个质子带一个单位正电荷。所以，原子核所带正电荷数等于质子数；一个电子带一个单位负电荷；在原子中，原子核带的正电荷数（简称核电荷数，用符号 $Z$ 表示）和核外电子带的负电荷数相等，原子呈电中性。按照核电荷数由小到大的顺序给元素编号，所得的序号称为该元素的原子序数。显然，在原子中存在以下关系：

原子序数 = 核电荷数（$Z$）= 核内质子数 = 核外电子数

每个质子的质量为 $1.6736 \times 10^{-27}$ kg，中子的质量为 $1.6748 \times 10^{-27}$ kg，电子质量仅为质子质量的 1/1836，所以原子的质量主要集中在原子核上。由于质子、中子的质量很小，计算很不方便，通常用它们的相对质量 1（质子和中子与 $^{12}$C 原子质量的 1/12 之比分别为 1.007 和 1.008，取近似整数值为 1）。如果忽略电子的质量，将原子核内所有质子和中子的相对质量相加，所得的数值称为原子的质量数。若用符号 $A$ 表示质量数，用 $N$ 表示中子数，用 $Z$ 表示质子数，则：

质量数（$A$）= 质子数（$Z$）+ 中子数（$N$）

若以 $^{A}_{Z}X$ 代表一个质量数为 $A$、核电荷数为 $Z$ 的原子，则构成原子的粒子间的关系可表示如下：

$$
原子（^{A}_{Z}X）
\begin{cases}
原子核 \begin{cases} 质子 & Z \text{ 个} \\ 中子 & (A-Z) \text{ 个} \end{cases} \\
核外电子 & Z \text{ 个}
\end{cases}
$$

## 二、同位素

研究发现，同种元素的原子都具有相同的核电荷数（质子数），但可具有不同的质量数。质量数不同是由于中子数不同引起的。原子核内质子数相同，中子数不同的同一元素的不同原子互称为同位素。在周期表中几乎所有的元素都有同位素。如氢元素的同位素有$_1^1H$、$_1^2H$ 和$_1^3H$，碘元素的同位素有$_{53}^{127}I$ 和$_{53}^{131}I$；钴元素的同位素有$_{27}^{59}Co$ 和$_{27}^{60}Co$ 等。由于同位素的核电荷数相同，核外电子数相同，因而它们的化学性质也相同。

按照同位素的性质，可将其分为稳定性同位素和放射性同位素两类。放射性同位素能自发地产生不可见的 α、β 或 γ 射线，这种性质称为放射性。

放射性同位素在医学领域等方面有重要的用途。如 X 射线用于肺结核、消化道肿瘤、骨折、牙科疾病的诊断；$_{27}^{60}Co$ 放出的射线能深入组织，对癌细胞有杀伤作用；$_{53}^{131}I$ 用于诊断甲状腺功能的状态；$_{15}^{35}P$ 用于鉴别乳腺肿瘤的良、恶性；利用放射性同位素作为示踪原子，研究药物的作用机制，药物的吸收和代谢途径等。近年来，放射性同位素的应用发展迅速，如放射性同位素扫描，已成为诊断脑、肝、肾、肺等病变的一种简便的方法。

# 第二节　原子核外电子的运动状态和排布

## 一、原子核外电子的运动状态

### 1. 电子云

由于电子的质量只有 $9.109 \times 10^{-31}kg$，非常小，且在核外运动的速度非常快，人们无法准确地测定它在某一时刻的空间位置，把握其运动状态，只能用电子在原子核外某一区域内出现概率的多少来描述原子核外电子的运动状态。如用小黑点的疏密度来表示电子在原子核外出现的概率，所得的图像就像一团带负电荷的云雾笼罩在原子核的周围，人们形象地称之为电子云，如图2-1所示。

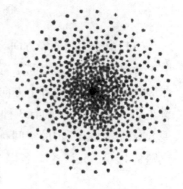

图 2 - 1　氢原子电子云图

图 2 - 1 中小黑点密集的地方，表示电子在此区域出现的概率大，小黑点稀疏的地方，表示电子在此区域出现的概率小。

### 2. 核外电子的运动状态

对于多电子原子来说，核外电子的运动状态比较复杂，要确定电子的运动状态，需要从以下四个方面同时描述。

（1）电子层 $n$　在多电子原子中，电子的能量并不相同，带有负电荷的电子离核越近，能量越低；离核越远能量越高。能量最低的电子，其运动的空间区域称为第 1 电子层，用 $n = 1$（或 K）表示；离核稍远能量稍高的电子其运动的空间区域称为第 2 电子层，用 $n = 2$（或 L）表示；这样由里向外，可依次用 $n = 1$、2、3、4、5、6、7 或 K、L、M、N、O、P、Q 表示能量由低到高的不同的电子层。显然，$n$ 的数值越小，表示电子离核越近，能量越低；$n$ 的数值越大，表示电子离核越远，能量越高。

（2）电子亚层和电子云的形状　在同一电子层上，不同能量的电子运动的空间区域（电子云）的形态也不相同。根据此差别，又可以把一个电子层分为一个或几个亚层。同一电子层的不同电子亚层根据能量由低到高，分别用 s、p、d、f 表示。表 2-1 列出了 1~4 电子层上的亚层种类和数目。

表 2-1　1~4 电子层上的亚层的种类和数目

| 电子层 | 1（K） | 2（L） | 3（M） | 4（N） |
|---|---|---|---|---|
| 电子亚层种类 | s | s、p | s、p、d | s、p、d、f |
| 电子亚层数目 | 1 个 | 2 个 | 3 个 | 4 个 |

不同的电子亚层的电子云的形状不同，如 s 亚层的电子云形状是球形，p 亚层的电子云是哑铃形，如图 2-2 所示。d 电子云和 f 电子云形状比较复杂，这里不再介绍。

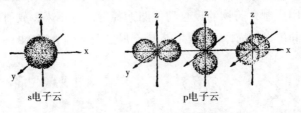

s电子云　　　　　　p电子云

图 2-2　s、p 电子云形状和伸展方向

（3）电子云的伸展方向　在同一电子亚层中，电子云的形状虽然相同，可它们的电子云却处于不同的空间位置上，即有不同的伸展方向。由图 2-2 所示，s 电子云是球形对称的，在空间各个方向上的伸展程度相同，故无方向性，只有一种状态；p 电子云在空间沿 x、y、z 轴有 3 种不同的伸展方向。把在一定的电子层上具有一定形状和伸展方向的电子云所占的空间称为一个原子轨道。因此 s、p、d、f 亚层上的原子轨道数分别是 1、3、5、7 个。各电子层可能有的最多轨道数如表 2-2 所示。

表 2-2　电子层与原子轨道数

| 电子层 | 电子亚层 | 原子轨道数 |
|---|---|---|
| $n=1$ | s | $1=1^2$ |
| $n=2$ | s, p | $1+3=4=2^2$ |
| $n=3$ | s, p, d | $1+3+5=3^2$ |
| $n=4$ | s, p, d, f | $1+3+5+7=4^2$ |

注：每一电子层所具有的轨道数为 $n^2$ 个。原子轨道常用"□"或"○"表示。

（4）电子的自旋　电子除围绕着原子核高速运动外，还在做自旋运动。电子的自旋有两个相反的方向，即顺时针方向和逆时针方向，通常分别用向上的箭头"↑"和向下的箭头"↓"表示。

综上所述，电子在原子核外的运动状态是相当复杂的，必须由电子层、电子亚层、电子云的空间伸展方向和电子的自旋状态 4 个方面同时来决定。

## 二、原子核外电子的排布规律

对于多电子的原子，其核外电子的排布一般遵循以下规律。

### 1. 保利不相容原理

每个原子轨道最多只能容纳 2 个自旋方向相反的电子。这是因为自旋方向相反的 2 个电子产生的磁场可相互吸引，克服了同性电荷之间的排斥作用，使之能在同一轨道上运动。若多于 2 个电子，则必有自旋方向相同的电子，它们相互排斥，不能存在于同一个原子轨道内。因此，在同一个原子中，没有运动状态完全相同的两个电子存在，这就是保利不相容原理。

根据这个原理，每个电子层上可容纳的最多电子数为 $2n^2$。

### 2. 能量最低原理

通常情况下，原子核外电子总是尽可能占据能量最低的原子轨道，当能量较低的原子轨道被占满后，剩余电子才依次排布在能量较高的原子轨道上。1939 年，美国化学家鲍林（Pauling L）从大量光谱实验数据出发，通过理论计算得出多电子原子中轨道能量的高低顺序，即所谓的能级图，如图 2－3 所示。

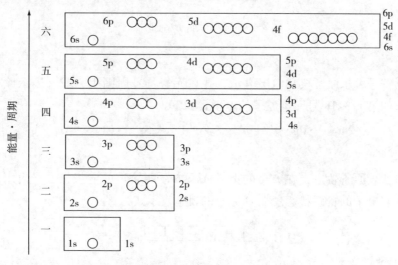

图 2－3　多电子原子轨道近似能级图

根据图 2－3，电子填入轨道时遵循下列顺序：

1s2s2p3s3p 4s3d 4p5s 4d 5p6s 4f 5d6p7s5f 6d7p

### 3. 洪特规则

在同一亚层的不同轨道上，电子总是尽可能分占不同的轨道，且自旋方向相同。这样排布，原子的能量最低。根据洪特规则，碳原子电子排布为：

，而不是 。

根据核外电子排布的规律，按照能级图，可以排布出绝大多数原子的电子排布式，且最外电子层所能容纳的电子数不能超过 8 个（$n＝1$ 的最内层特例，即 K 层不能超过

2个），次外层电子数不能超过 18 个，倒数第 3 层电子数不超过 32 个。但并不是一切原子的电子排布都严格符合三条规律。如原子序数为 24 的元素 Cr 的电子排布式为 $1s^2 2s^2 2p^6 3s^2 3p^6 3d^5 4s^1$，原子序数为 29 的元素 Cu 的电子排布式为 $1s^2 2s^2 2p^6 3s^2 3p^6 3d^{10} 4s^1$。这是洪特规则的特例，因为电子在等价轨道上处于全充满（$p^6$、$d^{10}$、$f^{14}$）、半充满（$p^3$、$d^5$、$f^7$）或全空（$p^0$、$d^0$、$f^0$）状态时能量最低，比较稳定。

### 三、原子核外电子排布的表示方法

常用以下四种方式来表示核外电子的排布情况。

**1. 原子结构示意图**

用小圆圈表示原子核，圆圈内的 + × 表示核电荷数，弧线表示电子层，弧线上的数字表示该电子层上的电子数。如氯原子的原子结构示意如图 2-4。

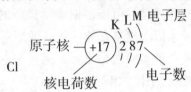

图 2-4　氯原子原子结构示意

**2. 电子式**

用元素符号表示原子核和内层电子，并在元素符号周围用·或×表示原子最外层上的电子。如第 11～18 号元素原子的电子式如下：

$$\text{Na·} \quad \text{·Mg·} \quad \text{·Ȧl·} \quad \text{·S̈i·} \quad \text{·P̈·} \quad \text{·S̈·} \quad \text{:C̈l·} \quad \text{:Är:}$$

**3. 轨道表示式**

用方格代表原子轨道，在方格的上方或下方注明轨道的能级，方格内用向上或向下的箭头代表电子的自旋状态。如 O 原子的轨道表示式为：

**4. 电子排布式**

在亚层符号前标明电子层数，右上角用数字标明所排布的电子数。例如碳原子的电子排布式：$1s^2 2s^2 2p^2$。

### 四、原子结构与元素性质的关系

原子的结构决定着元素的性质，如最外电子层全排满的稀有气体原子（除氦的最外层电子为 2，其余都为 8 个电子），它们的化学性质很稳定，一般不与其他物质发生化学反应。因此，可以认为最外层有 8 个电子（K 层为最外层，有 2 个电子）的结构是一种稳定结构。而其他元素的原子都有得或失电子，使其最外层达到 8 个电子的稳定结构的倾向，除稀有气体元素外，其他元素原子的最外层电子在化学反应中都参与了该元素原子化合价的形成，因此，把元素原子的最外层电子称为价电子。

**1. 原子半径**

原子半径的大小主要决定于原子的核电荷数和核外电子层数。电子层数越多，原子的半径就越大；电子层数相同，核电荷数越大，原子核对电子的吸引力越大，半径就越小。

**2. 元素的金属性和非金属性**

元素的金属性是指原子失去电子成为阳离子的性质，元素的非金属性是指原子得到电子成为阴离子的性质。

金属元素的原子最外层电子数一般少于 4 个，在化学反应中比较容易失去电子，使次外层变为最外层，达到 8 个电子（或 2 个）的稳定结构。元素的原子越容易失去电子，则金属性就越强，生成的阳离子也就越稳定。例如：

$$\text{钾（K）　钠（Na）　镁（Mg）　铝（Al）}$$
金属性依次减弱（原子失去电子的能力依次减弱）

非金属元素的原子最外层电子数一般多于 4 个，在化学反应中比较容易得到电子，使最外层成为 8 个电子的稳定结构。元素的原子越容易得到电子，则非金属性就越强，生成的阴离子也就越稳定。例如：

$$\text{氟（F）　氯（Cl）　溴（Br）　碘（I）}$$
非金属性依次减弱（原子得到电子的能力依次减弱）

# 第三节　化学键和分子间作用力

## 一、化学键及其类型

研究表明，原子或离子结合成分子或晶体时，相邻原子或离子间存在着强烈的相互作用。化学上把这种分子或晶体中相邻原子（或离子）间强烈的相互作用力称为化学键。根据各原子间的相互作用力不同，通常将化学键分为离子键、共价键和金属键 3 种类型。本节仅介绍离子键和共价键。

**（一）离子键**

阴、阳离子通过强烈的静电作用而形成的化学键称为离子键。

**1. 离子键的形成**

当活泼金属元素与活泼的非金属元素相互作用时，金属元素的原子失去电子成为阳离子，非金属元素的原子得电子成为阴离子，这两种带相反电荷的离子靠离子键结合在一起。离子键的形成过程，可用电子式表示。如氯化钠的形成：

$$\text{Na}^{\times} \ + \ \cdot\ddot{\underset{..}{\text{Cl}}}: \ \longrightarrow \ \text{Na}^+ \ [\ \overset{\times}{\ddot{\underset{..}{\text{Cl}}}}: \ ]$$

活泼金属元素（Na、K、Ca 等）和活泼非金属元素（O、F、Cl 等）之间化合时都形成离子键。如 $NaCl$、$CaO$、$MgBr_2$ 等都是以离子键形成的化合物。

**2. 离子化合物**

由离子键形成的化合物称为离子化合物。如 $NaCl$、$MgCl_2$、$CaO$ 等都是离子化合物。

（二）共价键

原子间通过共用电子对所形成的化学键，称为共价键。

**1. 共价键的形成**

当得电子能力相同或相差不大的元素的原子间相互作用时，电子不能从一种元素的原子转移到另一种元素的原子上去，而是双方各拿出 1 个单电子形成共用电子对结合在一起。共价键的形成过程，可用电子式表示，也可以用一根短线表示共用电子对。如氯化氢的形成：

$$H· \ + \ ·\ddot{\underset{..}{C}}l: \longrightarrow H:\ddot{\underset{..}{C}}l: \quad 或 \quad H—Cl$$

**2. 价键理论要点**

（1）电子配对原理　两原子接近时，自旋相反的未成对电子相互配对，形成共价键。如果原子的未成对电子自旋方向相同，或者电子均已经配对成键，都不能参与形成共价键。

（2）原子轨道最大重叠原理　形成共价键时，成键电子的原子轨道必须沿对称轴方向发生重叠，原子轨道的重叠程度越大，两核间电子出现的概率密度就越大，形成的共价键越牢固。

**3. 共价键的特征**

根据价键理论要点，可以推知共价键具有饱和性和方向性。

（1）饱和性　共价键的饱和性是指每个原子的成键总数是一定的，即原子有几个未成对的价电子，一般就只能和几个自旋方向相反的电子配对成键。如 N 原子含有 3 个未成对的价电子（p 电子），因此 2 个 N 原子间最多只能形成叁键，即形成 N≡N 分子，这说明一个原子形成共价键的能力是有限的，即共价键具有饱和性。稀有气体由于原子没有未成对电子，原子间不成键，因此以单原子分子的形式存在。

（2）方向性　除 s 轨道呈球形对称外，p、d 等轨道都有一定的空间取向，它们在成键时只有沿一定的方向靠近达到最大程度的重叠，才能形成稳定的共价键，这就是共价键的方向性。例如，在形成 HCl 分子时，氢原子的 1s 轨道与氯原子的 $3p_x$ 轨道是沿着 x 轴方向靠近，以实现它们之间的最大程度重叠，形成稳定的共价键，如图 2-5a。其他方向的重叠，因原子轨道没有重叠或重叠很少，故不能成键，如图 2-5b 和图 2-5c 所示。

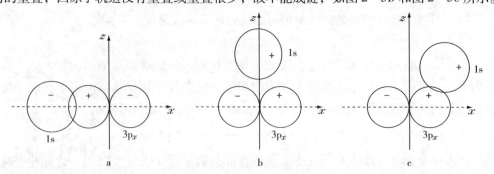

图 2-5　共价键的方向性

a. 氢原子 1s 与氯原子 $3p_x$ 最大重叠　b. 氢原子 1s 与氯原子 $3p_x$ 无重叠　c. 氢原子 1s 与氯原子 $3p_x$ 部分重叠

#### 4. 共价键的类型

按原子轨道重叠方式不同，共价键可分为 σ 键和 π 键等类型。

（1）σ 键 当两个原子轨道沿着键轴（成键两原子核间的连线）方向以"头碰头"方式进行重叠，轨道的重叠部分沿键轴呈圆柱形对称分布，原子轨道间以这种重叠方式形成的共价键称为 σ 键，如图 2−6a 所示。$s-s$、$s-p_x$ 和 $p_x-p_x$ 均为圆柱形对称分布。

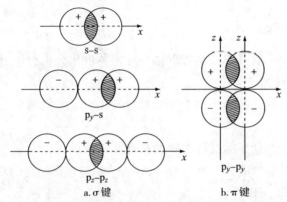

图 2−6 共价键的类型

a. σ 键 b. π 键

（2）π 键 当两个原子互相平行的 p 轨道以"肩并肩"的方式进行重叠，所形成的共价键称为 π 键，形成 π 键的电子称为 π 电子，如图 2−6b 所示。

由于 σ 键的轨道重叠程度比 π 键的轨道重叠程度大，因而 σ 键比 π 键牢固。π 键较易断裂，化学活泼性强，它一般与 σ 键共存于具有双键或叁键的分子中。如在 $N\equiv N$ 叁键中，在两个 N 原子的 $p_x$ 形成 $p_x-p_x$ σ 键的同时，$p_y-p_y$、$p_z-p_z$ 形成两个 π 键。

σ 键是构成分子的骨架，可单独存在于两原子间，以共价键结合的两原子间只可能有 1 个 σ 键。共价单键一般是 σ 键，双键中有 1 个 σ 键和 1 个 π 键，叁键中有 1 个 σ 键和 2 个 π 键。

#### 5. 共价键的极性

根据共用电子对的电荷在成键双方的分布是否均匀，可将共价键分为非极性共价键和极性共价键两类。

（1）非极性共价键 由于两个相同的原子吸引电子的能力相同，因此，同种元素的原子形成的共用电子对不偏向任何一个原子，正、负电性中心重合在一起，无正、负两极出现，这样的共价键称为非极性共价键，简称非极性键，如 H—H 键、Cl—Cl 键等。

（2）极性共价键 由于不同种元素的原子吸引电子的能力不同，所以两个不同的原子所形成的共用电子对必然偏向吸引电子能力较强的一方，使其带部分负电荷，而使吸引电子能力较弱的一方带部分正电荷，且正、负电性中心不能重合在一起，有正、负两极出现，这样的共价键称为极性共价键，简称极性键，如 H—Cl 键就是极性键。

两个成键原子吸引电子的能力相差越大，形成共价键的极性越强，如卤化氢中键的极性：HF > HCl > HBr > HI。

### 6. 共价化合物

仅由共价键形成的化合物，称为共价化合物，如 $CO_2$、$H_2O$、$NH_3$ 等都是以共价键结合的分子，都属于共价化合物。

## 二、分子的极性

根据分子中正、负电荷中心是否重合，可把共价化合物分子分为非极性分子和极性分子。

正、负电荷中心重合的分子称为非极性分子。正、负电荷中心不重合的分子称为极性分子。

对于双原子分子，分子的极性与键的极性是一致的。以非极性键结合的双原子分子必为非极性分子，如单质分子 $H_2$、$O_2$、$N_2$ 等；以极性键结合的双原子分子一定是极性分子，如 HF、HCl、HI 等。

对于多原子分子，分子是否有极性，除与分子中键的极性有关外，还与分子的空间构型有关。如 $CO_2$ 是具有对称结构的直线形分子：O＝C＝O，虽然两个 C＝O 键都是相同的极性键，O 显负电性，C 显正电性，但从整个分子看，正电荷中心和负电荷中心重合在 C 的原子核上，不显极性，所以二氧化碳分子为非极性分子。而 $H_2O$ 分子中的两个极性 O—H 键键角是 104.5°，H 显正电性，O 显负电性，从整个分子的电荷分布来看，正电性中心在两个 H 连线的中点，负电荷中心在 O 上，二者不重合，所以水分子为极性分子。

## 三、分子间作用力和氢键

### 1. 分子间作用力

物质分子与分子之间的相互作用力称为分子间作用力，又称范德华力。与化学键相比，分子间作用力较弱，它只对物质的物理性质有一定的影响作用。分子间作用力的大小与分子极性的大小和相对分子质量的大小有关。一般来说，结构与极性相似的物质，相对分子质量越大，分子间力越强，物质的沸点、熔点也就越高。如 $F_2$、$Cl_2$、$Br_2$、$I_2$ 分子的熔、沸点依次升高，就是因为它们的相对分子质量依次增大，分子间作用力依次增强的原故。

### 2. 氢键

按照分子间作用力的规律，$H_2O$ 的熔、沸点应小于 $H_2S$、$H_2Se$、$H_2Te$，但从表 2 - 3 看到，水的熔、沸点却最高。同样，HF、$NH_3$ 也有类似反常现象。可见在 $H_2O$、HF、$NH_3$ 中，分子之间存在着一种特殊的作用力，这就是氢键。

表 2-3 氧族元素氢化物的熔点和沸点

| 氢化物 | 沸点（K） | 熔点（K） |
| --- | --- | --- |
| $H_2O$ | 373 | 273 |
| $H_2S$ | 202 | 187 |
| $H_2Se$ | 232 | 212.3 |
| $H_2Te$ | 271 | 224 |

以 $H_2O$ 为例，水分子是以极性键结合的极性分子，O—H 是强极性键，这是因为氧原子的非金属性很强，吸引电子的能力也很强，使氢氧键间的共用电子对强烈的偏向氧原子一边，使氧原子带部分负电荷，氢原子几乎变成了一个裸露的质子。这个氢原子就可以和另一个水分子中带部分负电荷的氧原子通过较强烈的静电作用相吸引，使水分子间相互缔合起来。这种在强极性键（N—H、O—H、F—H）中的氢原子和另一个已成键的非金属性很强的原子（N 或 O、F）之间的相作用称为氢键。氢键常用X—H⋯Y结构表示，其中 X 和 Y 可以是同种元素原子，也可以是不同种元素原子，如F—H⋯F 或 N—H⋯O。在 X—H⋯Y 中，实线表示共价键，虚线表示氢键。

氢键不是化学键，它比化学键弱，但比一般的分子间作用力强，是特殊的作用力。既可存在于分子内部，也可存在于分子之间。两个分子之间形成的氢键，称为分子间氢键，如图 2-7a 所示水分子间的氢键。同一分子内的原子间形成的氢键，称为分子内氢键，如图 2-7b 所示邻羟基苯甲酸分子内氢键。

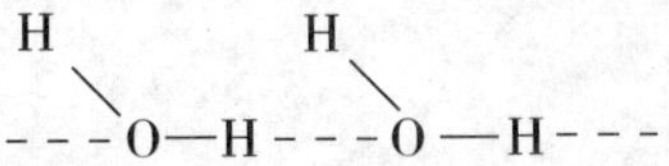

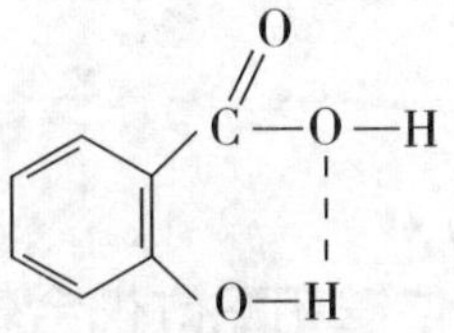

图 2-7 分子间氢键和分子内氢键

a. 水分子间氢键　b. 邻羟基苯甲酸分子内氢键

在低分子化合物中，如果同种分子间形成氢键，可使物质的熔点、沸点将升高（如 $NH_3$、$H_2O$、HF 等）；如果溶质与溶剂分子间形成氢键，就会增大溶质的溶解度。如氟化氢、甲醇、乙醇、乙酸等易溶于水，就是因为它们能与水分子形成氢键；如果在分子内部形成氢键，分子间就不能形成氢键，其熔点、沸点则比同类化合物要低。如邻硝基苯酚易形成分子内氢键，其熔点为45℃，而对硝基苯酚、间硝基苯酚则易形成分子间氢键，其熔点分别为114℃、96℃。

在一些高分子化合物中，氢键的存在对维持其空间结构的稳定性起着十分重要的作用，如在生物大分子蛋白质、核酸中，都有分子内氢键存在，这些氢键是维持蛋白质、核酸分子空间构型和生物活性的重要作用力，如图 2-8 所示。一旦其氢键被破坏，分子的空间构型发生改变，生物活性就会丧失。

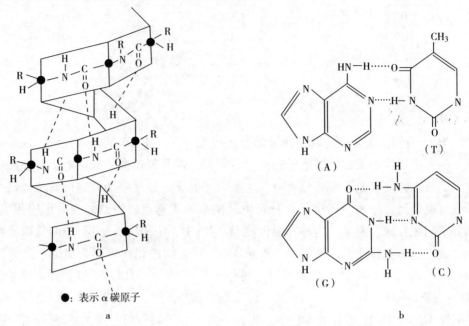

**图 2 - 8　高分子化合物中的氢键**

a. 蛋白质分子中的氢键　b. DNA分子中碱基对 A - T、G - C 间的氢键

# 第四节　配位化合物

## 一、配位键和配位化合物

### 1. 配位键

配位键是一种特殊的共价键，即成键原子间的共用电子对由一个原子单独提供，而和另一个有空轨道的原子（或离子）共用形成共价键，这种共用电子对由单方提供的价键称为配位共价键，简称配位键。其中，提供电子对的原子称为电子对的给予体；接受电子对的原子称为电子对的接受体。配位键常用"→"表示，箭头指向电子对的接受体。

如铵离子（$NH_4^+$）的形成。在氨分子中，N原子上有1对没有与其他原子共用的电子，这对电子称为孤对电子，氢离子（$H^+$）核外没有电子，具有1s空轨道。在氨分子与氢离子作用时，N原子上的孤对电子进入氢离子的空轨道，与氢共用，形成配位键构成 $NH_4^+$。

从配位键定义可知，形成配位键必须具备：一个成键原子要有孤对电子，另一个成键原子要有空轨道。

**2. 配位化合物**

配位化合物简称配合物，旧称络合物。

将过量的氨水加入硫酸铜溶液中，溶液逐渐变为深蓝色，用乙醇处理后，可以得到深蓝色的晶体，经分析证明该晶体为 $[Cu(NH_3)_4]SO_4$。其反应方程式为：

$$CuSO_4 + 4NH_3 = [Cu(NH_3)_4]SO_4$$

研究表明，在纯的 $[Cu(NH_3)_4]SO_4$ 溶液中，除了硫酸根离子和深蓝色的 $[Cu(NH_3)_4]^{2+}$ 外，几乎检查不出 $Cu^{2+}$ 和 $NH_3$ 分子。即 $[Cu(NH_3)_4]^{2+}$ 能够稳定存在于溶液中。在 $[Cu(NH_3)_4]^{2+}$ 这个复杂离子中，$Cu^{2+}$ 与 4 个 $NH_3$ 分子是通过 4 个配位键结合在一起的。像这种由一个金属离子（或原子）和一定数目的中性分子（或阴离子）结合而成的复杂离子称为配位离子，简称配离子，如 $[Fe(CN)_6]^{3-}$、$[Ag(NH_3)_2]^+$ 等。还有少数形成的是复杂分子，称为配位分子，如 $[Ni(CO)_4]$、$[Pt(NH_3)_2Cl_2]$ 等。

配位分子和含有配离子的化合物统称为配位化合物，如 $[Fe(CO)_5]$、$K_3[Fe(CN)_6]$、$[Ag(NH_3)_2]OH$、$[Cu(NH_3)_4]SO_4$ 等。

配合物和配离子在概念上有所不同，但使用上对此常不严加区分，通常也称配离子为配合物。

## 二、配合物的组成

为便于研究配合物，通常把其组成分为内界和外界两个部分。内界是配离子，外界是与配离子带相反电荷的简单离子，称为反离子。如在 $[Cu(NH_3)_4]SO_4$ 中，$[Cu(NH_3)_4]^{2+}$ 是内界，$SO_4^{2-}$ 是外界。配离子比较复杂，又分为中心原子（或离子）和配位体两部分。

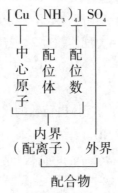

**1. 中心原子（或离子）**

在配离子（或配位分子）中，接受孤对电子的阳离子或原子统称为中心原子，也称为配合物的形成体。中心原子一般是金属离子，尤其是过渡元素的金属离子，如 $Ag^+$、$Cu^{2+}$、$Zn^{2+}$、$Fe^{2+}$、$Co^{3+}$ 等。也有金属原子做中心原子的，如 $[Fe(CO)_5]$ 中的 Fe 即为原子。中心原子一般以具有能够接受孤对电子的空轨道为其结构特征。

**2. 配位体和配位原子**

在配合物中，与中心原子以配位键结合的阴离子或中性分子称为配位体，简称配体。如 $[Cu(NH_3)_4]SO_4$ 和 $K_4[Fe(CN)_6]$ 中的 $NH_3$ 和 $CN^-$ 都是配位体。配位体中提供孤对电子与中心原子以配位键相结合的原子称为配位原子，简称配原子。如 $NH_3$ 中的 N、$CN^-$ 中的 C、CO 中的 C。常见的配体有：$NH_3$、$H_2O$、$CN^-$、$SCN^-$、$X^-$（卤素离子）等。常见的配原子有：N、O、C、S、X（卤素原子）等。

按配体中配原子数的多少，可把配体分为单齿配体和多齿配体。含有一个配原子的配体为单齿配体，如 $NH_3$、$H_2O$ 等；含有两个或两个以上配原子的配体为多齿配体。如 $NH_2$—$CH_2$—$CH_2$—$NH_2$（乙二胺，简写为 en）中两个氨基 N 原子都是配位原子，因此乙二胺为双齿配体。乙二胺四乙酸（EDTA）中，四个羧基中带负电荷的 O 原子和两个 N 原子都为配位原子，因此乙二胺四乙酸为六齿配体。

$$\begin{array}{c} {}^-\ddot{O}OCH_2C \\ {}^-\underset{\cdot\cdot}{O}OCH_2C \end{array} > \ddot{N}-CH_2CH_2-\ddot{N} < \begin{array}{c} CH_2CO\ddot{O}^- \\ CH_2COO^-_{\cdot\cdot} \end{array}$$

乙二胺四乙酸根离子

多齿配体以两个或两个以上配位原子与中心原子配位时，可形成环状结构的配合物，这种配合物称为螯合物。如 $[Cu(en)_2]^{2+}$ 中，两个 en 的 N 原子与 $Cu^{2+}$ 形成的配位键犹如螃蟹的双钳钳住中心原子，形成了两个五元环。

$$\left[ \begin{array}{c} CH_2-NH_2 \\ | \\ CH_2-NH_2 \end{array} \searrow Cu \swarrow \begin{array}{c} NH_2-CH_2 \\ | \\ NH_2-CH_2 \end{array} \right]^{2+}$$

**3. 配位数**

在配合物中，与中心原子结合成键的配原子数称为配位数。若配体为单齿配体，则配位数等于配体数，如 $K_4[Fe(CN)_6]$ 中有 6 个 $CN^-$ 中的 C 原子与 $Fe^{2+}$ 成键，$Fe^{2+}$ 的配位数是 6。若配体为多齿配体，则配位数不等于配体数，如 $[Cu(en)_2](OH)_2$ 中配位体 en 是双齿配位体，配位数是 4，配体数是 2。若配位体有两种或两种以上，则配位数是配位原子数之和，如 $[Pt(NO_2)_2(NH_3)_4]Cl_2$ 中 $Pt^{4+}$ 的配位数是 6。

**4. 配离子的电荷**

配离子的电荷数等于中心原子与配体电荷数的代数和，如在 $[Cu(NH_3)_4]SO_4$ 中，配离子的电荷数为 +2，写作 $[Cu(NH_3)_4]^{2+}$。在 $K_4[Fe(CN)_6]$ 中，配离子的电荷数为 −4，写作 $[Fe(CN)_6]^{4-}$。由于外界离子的电荷数和配离子的电荷数相等，符号相反，所以配离子的电荷数也可以根据外界离子来确定。

## 三、配合物的命名

### 1. 配离子的命名

配离子命名顺序如下：配位体数目→配位体名称→"合"→中心原子名称→中心原子的化合价→配离子。如果是配位分子，命名顺序为：配位体数目→配位体名称→

"合"→中心原子名称→中心原子的化合价。其中配位体数目用中文数字（一、二……）表示，中心原子化合价用罗马数字（Ⅰ、Ⅱ、Ⅲ……）表示。如：

$$[Cu(NH_3)_4]^{2+} \qquad 四氨合铜（Ⅱ）配离子$$

$$[Ag(NH_3)_2]^+ \qquad 二氨合银（Ⅰ）配离子$$

$$[Fe(CN)_6]^{4-} \qquad 六氰合铁（Ⅱ）配离子$$

$$[Fe(CO)_5] \qquad 五羰基合铁（0）$$

当内界含有两种或两种以上配位体时，配位体的命名顺序可根据不同情况来确定，但不同配体之间要用圆点"·"隔开。

（1）若同时存在无机和有机两类配体，则先无机配体，后有机配体，有机配体比较复杂，通常写在括号里。如：

$$[PtCl_2(Ph_3P)_2] \qquad 二氯·二（三苯基磷）合铂（Ⅱ）$$

（2）若同时存在阴离子和中性分子，则先阴离子，后中性分子。如：

$$[Co(NH_3)_4Cl_2]^+ \qquad 二氯·四氨合钴（Ⅲ）配离子$$

$$[Pt(NH_3)_2Cl_2] \qquad 二氯·二氨合铂（Ⅱ）$$

（3）若同时存在不同的中性分子配体（或离子配体），则按配位原子的元素符号在英文字母中的排列顺序（如氨和水同时做配体时，由于 $NH_3$ 中的 N 在 $H_2O$ 中 O 的前面，则氨在前，水在后），如：

$$[Co(NH)_5H_2O]^{3+} \qquad 五氨·一水合钴（Ⅲ）配离子$$

**2. 配合物的命名**

配合物命名按一般无机化合物中的酸、碱、盐的命名原则进行，称为"某酸"、"氢氧化某"、"某化某"或"某酸某"。例如：

$$H_2[PtCl_6] \qquad 六氯合铂（Ⅳ）酸$$

$$[Ag(NH_3)_2]OH \qquad 氢氧化二氨合银（Ⅰ）$$

$$K_3[Fe(CN)_6] \qquad 六氰合铁（Ⅲ）酸钾$$

$$[Cu(en)_2]Cl_2 \qquad 二氯化二（乙二胺）合铜（Ⅱ）$$

$$[Co(NH_3)_5H_2O]Cl_3 \qquad 三氯化五氨·一水合钴（Ⅲ）$$

## 四、配合物在医学中的意义

### 1. 配合物与生命活动的关系

生物体内的金属离子大多数以配合物的形式存在，形成具有生物活性的重要物质，在生命活动中起着非常重要的作用，如具有携氧功能的血红蛋白含 $Fe^{2+}$，参与红细胞发育的维生素 $B_{12}$ 含 $Co^{2+}$，调节血糖浓度的胰岛素含 $Zn^{2+}$ 等，还有许多金属元素存在于生物催化剂——酶中，如碳酸酐酶含锌（Zn），可催化二氧化碳的可逆水合作用；超氧化物歧化酶（SOD）含铜、锌（Zn、Cu），可清除体内的 $H_2O_2$；谷胱甘肽过氧化物酶含硒（Se），可清除体内的类脂过氧化物等。

**2. 配合物在药物方面的作用**

有些药物可作为配体用于临床重金属中毒的解毒。如二巯基丁二酸钠（NaOOC—CHSH—CHSH—COONa）可以用于人体中汞、砷及某些重金属盐中毒后的解毒剂；枸橼酸钠用于防治铅中毒；EDTA 二钠（$Na_2H_2Y$）降血钙，形成稳定的 $CaY^{2-}$ 可从肾排出等。有些配合物本身就是药物，如治疗贫血的枸橼酸铁、治疗血吸虫病的酒石酸锑钾都是配合物。还有顺 - 二氯二氨合铂（Ⅱ）等，具有抗癌作用，同时枸橼酸钠及 EDTA 二钠盐也可作为血液的抗凝剂。

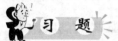 习 题

1. 名词解释

（1）同位素　　（2）共价键　　（3）氢键　　（4）配离子

2. 选择题（每一道小题都只有一个正确答案）

（1）$_{29}Cu$ 原子的电子排布式为（　　　）

　　A.［Ar］$3d^9 4s^2$　　B.［Ar］$3d^{10} 4s^1$　　C.［Ar］$3s^1 3d^{10}$　　D.［Ar］$3s^2 3d^9$

（2）M 电子层最多可容纳的电子数为（　　　）

　　A. 8　　　　　　B. 10　　　　　　C. 18　　　　　　D. 32

（3）$[Ni(en)_2]^{2+}$ 离子中镍的配位数和化合价分别是（　　　）

　　A. 4，+2　　　B. 2，+3　　　　C. 6，+2　　　　D. 2，+2

（4）化合物 EDTA 同阳离子结合生成（　　　）

　　A. 螯合物　　　　　　　　　　　B. 包合物

　　C. 聚合物　　　　　　　　　　　D. 非化学计量的化合物

（5）在配合物 $[Ag(NH_3)_2]Cl$ 中，$Ag^+$ 和 $NH_3$ 之间的化学键是（　　　）

　　A. 离子键　　　B. 共价键　　　C. 配位键　　　D. 氢键

（6）将原子结合成各种类型的分子所依赖的作用力称为（　　　）

　　A. 范德华力　　B. 氢键　　　　C. 核力　　　　D. 化学键

（7）下列分子中，极性最小的是（　　　）

　　A. HF　　　　　B. HCl　　　　　C. HBr　　　　　D. HI

（8）下列分子中，属于极性分子的是（　　　）

　　A. $O_2$　　　　　B. $CH_4$　　　　C. $BF_3$　　　　D. $NH_3$

（9）配合物 $CrCl_3·4NH_3$ 的水溶液与同浓度 NaCl 水溶液导电性相近，且向两溶液中加入适量 $AgNO_3$ 时，均生成相等物质的量的 AgCl 沉淀，则配合物化学式为（　　　）

　　A. $[CrCl_2(NH_3)_4]Cl$　　　　　　　B. $[Cr(NH_3)_4]Cl_3$

　　C. $[CrCl_2(NH_3)_4Cl]$　　　　　　　D. $[Cr(NH_3)_3]Cl_3$

（10）下列配体中，属于多齿配体的是（　　　）

　　A. $Br^-$　　　　B. $H_2O$　　　　C. $NH_3$　　　　　D. en

3. 无水 $CrCl_3$ 和氨作用能形成两种配合物，组成相当于 $CrCl_3 \cdot 6NH_3$ 及 $CrCl_3 \cdot 5NH_3$。加入 $AgNO_3$ 溶液能从第一种配合物水溶液中将几乎所有的氯沉淀为 $AgCl$，而从第二种配合物水溶液中仅能沉淀出相当于组成中含氯量 2/3 的 $AgCl$，加入 $NaOH$ 并加热时两种溶液都无刺激性气味。试推断出它们的结构并命名。

# 第三章 | 化学平衡

人们总希望对有利于生产和生活的化学反应进行得更快、更完全，而对那些有害的化学反应进行抑制。为此目的，本章从简单讨论影响化学反应速率的因素入手，讨论化学反应进行的程度，即化学平衡。

## 第一节　影响化学反应速率的主要因素

对于化学反应而言，有的反应进行得很快，有的反应进行得很慢。例如炸药爆炸和酸碱中和反应等，在约 $10^{-3}$ s 即可完成，而铁在干燥的空气中被氧化进行得很慢，在室温时将氢气和氧气混合，几乎没什么变化。这就是说在一定的条件下，不同的化学反应的反应速率是不同的，但是反应速率是可随条件的改变而改变的，如铁在潮湿的条件下反应大大加快，而将氢气与氧气的混合物点燃（600℃以上）或用铂作催化剂，反应即以爆炸的形式完成。科学实验证明，反应速率与浓度、温度和催化剂 3 个因素关系很密切。反应物浓度愈大，反应速率愈快，因为当反应物的浓度增大时，增加了反应物之间的碰撞机率，使能发生反应的有效碰撞增加，所以反应速率加快。温度对化学反应速率的影响是升高温度，化学反应的速率加快，这是因为温度升高时，分子运动加快，分子间的碰撞次数增加，有效碰撞亦增加；同时，因温度升高时，分子的动能升高，使具有发生化学反应所需的最低能量的分子（即活化分子）的数目增加，因此化学反应速率加快。催化剂是能改变化学反应速率，而在反应前后本身的组成、质量和化学性质基本保持不变的一类物质。使用催化剂改变了反应的途径，降低了反应的活化能，从而使活化分子数增加，有效碰撞增加，导致化学反应速率加快。

浓度、温度和催化剂是影响化学反应速率的主要因素。除此之外，还可用其他方法来调节反应速率，例如控制光照的强度可控制甲烷和氯气作用生成四氯化碳的速率，鼓风可使炉火更旺，把木柴劈小可加快燃烧，闪电可使空气中的氮和氧作用生成一氧化氮等等。这些事实证明，扩大反应物之间的接触面积，加快反应物和产物的扩散、光照、电弧等手段都可用来加快化学反应。一些新技术，如激光、超声波、磁场等，也可用来影响某些化学反应的速率。

## 第二节 不可逆反应与可逆反应

按化学反应能否进行到底，可将化学反应分为不可逆反应和可逆反应两类。

### 一、不可逆反应

将氢氧化钠溶液与稀盐酸混合，立即发生中和反应，瞬时反应完成。此时两种反应物中，有一种反应物或者两种反应物全部消耗了，反应立即停止。像这样向一个方向几乎进行到底，而不向相反方向进行的反应，称为不可逆反应。写不可逆反应的反应方程式时，反应物和生成物之间用等号连接。

例如：

$$NaOH + HCl = NaCl + H_2O$$

$$CaCO_3 + 2HCl = CaCl_2 + CO_2\uparrow + H_2O$$

### 二、可逆反应

在一定条件下，大多数化学反应，既可向正反应方向进行，又能同时向逆反应方向进行，这种反应称为可逆反应。在写可逆反应方程式时，反应物和生成物之间用可逆符号连接。

例如在密闭容器中，某温度下一氧化碳和水蒸气反应生成二氧化碳和氢气，在同样条件下，二氧化碳和氢气又可以反应生成一氧化碳和水蒸气。反应方程式为：

$$CO\ (g)\ + H_2O\ (g) \rightleftharpoons CO_2\ (g)\ + H_2\ (g)$$

## 第三节 化 学 平 衡

### 一、化学平衡的特点

对于上面一氧化碳和水蒸气的反应，当把 0.01mol 一氧化碳和 0.01mol 水蒸气注入体积为 1L 的密闭容器中并加热至 1200℃时，开始只发生正反应，随着反应的进行，反应物浓度逐渐减少，生成物的浓度由零逐渐增大。当两种反应物浓度由 0.01mol/L 变到 0.006mol/L，两种生成物浓度由 0 变到 0.004mol/L 时，尽管反应仍在进行，但反应物和生成物的浓度不再发生改变。

根据质量作用定律：

$$V_正 = k_正\ [CO]\ [H_2O]$$

$$V_逆 = k_逆\ [CO_2]\ [H_2]$$

随着反应的进行，反应物的浓度逐渐减小，$V_正$ 也逐渐变小，而生成物的浓度逐渐增大，$V_逆$ 也逐渐增大，当 $V_正 = V_逆$ 时，由于正反应的进行而消耗的 CO 和 $H_2O$（g）的量等于由逆反应生成的 CO 和 $H_2O$（g）的量。此时，容器内 4 种气体的浓度不再发生改变，这种正、逆反应速率相等时体系所处的状态称为化学平衡状态。化学平衡状态是可逆反应所能达到的最大限度。但是，此时正反应和逆反应仍在进行，只是二者的反应速率相等，所以化学平衡是一个动态平衡。

## 二、化学平衡常数

**1. 化学平衡常数的定义**

对于下述可逆反应：

$$aA + bB \rightleftharpoons cC + dD$$

$$V_{正} = K_{正} [A]^a [B]^b$$

$$V_{逆} = K_{逆} [C]^c [D]^d$$

当达到化学平衡时：

$$V_{正} = V_{逆}$$

$$K_{正} [A]^a [B]^b = K_{逆} [C]^c [D]^d$$

则：

$$\frac{K_{正}}{K_{逆}} = \frac{[C]^c [D]^d}{[A]^a [B]^b}$$

$K_{正}$ 和 $K_{逆}$ 在此特定条件下均为常数，两个常数之比仍为一个常数。

$$K = \frac{K_{正}}{K_{逆}} = \frac{[C]^c [D]^d}{[A]^a [B]^b}$$

上式表示：在恒温下，可逆反应达到平衡时，生成物浓度方次之积与反应物浓度方次之积的比值为一常数。这个常数叫做该温度下此反应的浓度平衡常数，一般称为化学平衡常数或简称平衡常数。

对于每一个化学反应，当条件一定时，都有自身的平衡常数。不同的化学反应，平衡常数不同，其值的大小取决于反应中物质的本性。对于同一可逆反应，平衡常数 $K$ 与温度有关，但不随浓度的变化而变化。

**2. 化学平衡常数的应用**

化学平衡常数是化学反应的特性常数，运用化学平衡常数可进行如下几方面的计算和判定。

（1）根据平衡时反应物和生成物的浓度（或分压），计算平衡常数。

【例 3-1】合成氨反应在 773K 达到平衡时，测得各组分气体的分压为：

$$P_{NH_3} = 3.57 \times 10^6 Pa, \quad P_{N_2} = 4.17 \times 10^6 Pa, \quad P_{H_2} = 12.5 \times 10^6 Pa$$

求该反应在 773K 时的平衡常数 $K_p$。

**解：** 由 $N_2 (g) + 3H_2 (g) \rightleftharpoons 2NH_3 (g)$

$$K_p = \frac{[P_{NH_3}]^2}{[P_{N_2}] [P_{H_2}]^3}$$

$$= \frac{(3.57 \times 10^6)^2}{4.17 \times 10^6 \times (12.5 \times 10^6)^3}$$

$$= 1.56 \times 10^{-15}$$

（2）判断化学反应进行的程度　平衡常数 $K$ 值的大小，是衡量化学反应进行程度的依据。$K$ 值愈大，表示平衡时混合物中生成物的浓度（或分压）愈大，剩余的反应物的浓度（或分压）愈小，反应进行的程度愈大，即反应进行得愈完全。反之，$K$ 值愈小，反应进行得愈不完全。

（3）判断化学反应进行的方向

对于可逆反应：

$$aA + bB \Longrightarrow cC + dD$$

在处于平衡状态时：

$$\frac{[C]^c \ [D]^d}{[A]^a \ [B]^b} = K$$

当 $\frac{[C]^c \ [D]^d}{[A]^a \ [B]^b} \neq K$ 时，说明反应体系处于非平衡状态，则化学平衡发生改变，改变的方式有两种可能。

第一种情况是：

$$\frac{[C]^c \ [D]^d}{[A]^a \ [B]^b} < K$$

说明反应物的浓度大于其平衡浓度或生成物的浓度小于其平衡浓度，反应体系未达到平衡状态。为了建立新的平衡，反应将主要向正反应方向进行，即 $V_正 > V_逆$。随着反应的进行，反应物浓度逐渐变小，生成物浓度逐渐增大，直到 $V_正 = V_逆$，达到新的平衡，此时：

$$\frac{[C]^c \ [D]^d}{[A]^a \ [B]^b} = K$$

第二种情况是：

$$\frac{[C]^c \ [D]^d}{[A]^a \ [B]^b} > K$$

与第一种情况相反，为了达到新的平衡，$V_正 < V_逆$，即反应主要向逆反应方向进行，直到 $V_正 = V_逆$。

【例 3 - 2】已知 721K 时，化学反应 $H_2$（g）+ $I_2$（g）$\Longrightarrow$ 2HI（g）的 $K_p$ 为 5000，若反应从某始态出发，进行一段时间后分析测定 $H_2$（g）、$I_2$（g）、HI（g）的分压分别为 $2.027 \times 10^4$ Pa、$5.066 \times 10^3$ Pa、$4.053 \times 10^3$ Pa，判断上述合成 HI（g）的反应是否达到平衡？反应向何方进行？

**解：**　　　　　　　由 H（g）+ $I_2$（g）$\Longrightarrow$ 2HI（g）

$$K_p = \frac{[P_{HI}]^2}{[P_{H_2}][P_{I_2}]} = \frac{(4.053 \times 10^3)^2}{(2.027 \times 10^4)(5.066 \times 10^3)} = 0.16$$

因为　$K_p = 0.16 < 5000$

所以测定时反应尚未达到平衡，反应继续正方进行，直至达到平衡。

（4）计算各物质的平衡浓度和转化率　根据平衡常数的表达式，通过反应物的起始浓度和已知的平衡常数计算平衡时各物质的浓度和某物质的转化率。

【例3－3】在830℃时，反应：

$$CO（g）+H_2O（g）\rightleftharpoons CO_2（g）+H_2（g）$$

其 $K=1.0$。在1L的密闭容器中，CO的起始浓度为2mol/L，水蒸气的起始浓度为3mol/L，求平衡时各物质的浓度和CO转化为$CO_2$的平衡转化率。

**解**：设平衡时$CO_2$的浓度为 $X$ mol/L。

$$CO（g）+H_2O（g）\rightleftharpoons CO_2（g）+H_2（g）$$

起始浓度：　　　　　2　　　　　3　　　　　0　　　　　0
平衡浓度：　　　　$2-X$　　　$3-X$　　　　$X$　　　　　$X$

将平衡时的浓度代入平衡常数表达式得：

$$K=\frac{[CO_2][H_2]}{[CO][H_2O]}=\frac{X^2}{(2-X)(3-X)}=1.0$$

解方程得：　　　　　　　　$X=1.2$（mol/L）

所以平衡时：　　　　　　　$[CO]=2-1.2=0.8$（mol/L）

　　　　　　　　　　　　$[H_2O]=3-1.2=1.8$（mol/L）

　　　　　　　　　　　　$[CO_2]=[H_2]=1.2$（mol/L）

CO转化为$CO_2$的平衡转化率为$\frac{1.2}{2}\times100\%=60\%$

## 三、化学平衡的移动

化学平衡是在一定条件下的动态平衡，是相对的和暂时的。当反应条件发生改变时，旧的平衡被破坏，在新的条件下又会建立新的平衡。这种因条件的改变使化学反应从原来的平衡状态转变到新的平衡状态的过程，称为化学平衡的移动。

### 1. 浓度对化学平衡的影响

在上面讨论应用化学平衡常数判断化学反应进行的方向时，已经说明当反应物的浓度大于其平衡浓度或生成物的浓度小于其平衡浓度时，为了建立新的平衡，反应主要向正反应方向移动，直到 $V_正=V_逆$，达到新的平衡，反之亦然。

据此，在平衡体系中，增加反应物的浓度或减小生成物的浓度，平衡向正方向进行，直到达到新的平衡为止。反之，减小反应物的浓度或增加生成物的浓度，平衡向逆方向移动，直至达到新的平衡。

【例3－4】若［例3－1］中，其他条件不变，水蒸气的起始浓度增加为6mol/L，求$CO_2$的平衡转化率。

**解**：设平衡时$CO_2$的浓度为 $y$ mol/L。

$$CO（g）+H_2O（g）\rightleftharpoons CO_2（g）+H_2（g）$$

起始浓度：　　　　　2　　　　　6　　　　　0　　　　　0
平衡浓度：　　　　$2-y$　　　$6-y$　　　　$y$　　　　　$y$

$$K = \frac{[CO_2][H_2]}{[CO][H_2O]} = \frac{y^2}{(2-y)(3-y)} = 1.0$$

解方程得：$\qquad\qquad y = 1.5 \ （mol/L）$

所以平衡时：$\qquad\qquad [CO] = 2 - 1.5 = 0.5 \ （mol/L）$

$\qquad\qquad\qquad\qquad [H_2O] = 6 - 1.5 = 4.5 \ （mol/L）$

$\qquad\qquad\qquad\qquad [H_2] = [CO_2] = 1.5 \ （mol/L）$

CO 转化为 $CO_2$ 的平衡转化率为 $\dfrac{1.5}{2} \times 100\% = 75\%$

**2. 压力对化学平衡的影响**

对有气体参加的反应，改变平衡体系的压力，影响到气体所占的体积，就等于改变了体系中各种气体物质的浓度。但压力的改变，同时影响到反应物和生成物，因此压力对化学平衡的影响有如下几种情况。

（1）对反应前后气体分子数相等的反应，压力的改变对平衡无影响。

例如：$\qquad\qquad CO（g） + H_2O（g） \Longleftrightarrow CO_2（g） + H_2（g）$

平衡时，压力增加1倍，则体积缩小1倍，每种气体的浓度增加1倍，代入化学平衡表达式后可知，对化学平衡没有影响。

（2）对反应物和生成物中气体分子数不相等的可逆反应，增大压力，平衡将向气体分子总数减少的方向移动；降低压力，平衡向气体分子总数增加的方向移动。

例如：$\qquad\qquad N_2（g） + 3H_2（g） \Longleftrightarrow 2NH_3（g）$

反应物中有 4 个气体分子，生成物中有 2 个气体分子，增大压力时，平衡向正方向移动，直至达到新的平衡。

又如：$\qquad\qquad N_2O_4（g） \Longleftrightarrow 2NO_2（g）$

反应物中只有 1 个气体分子，生成物中有 2 个气体分子，增大压力，平衡向逆方向移动，降低压力平衡向正方向移动，直至达到新的平衡。

**3. 温度对化学平衡的影响**

温度对化学平衡的影响与浓度和压力对化学平衡的影响具有本质的区别。浓度和压力的改变，是恒温下物质浓度的改变而导致的平衡移动，平衡常数没有改变。而温度的改变，使平衡常数发生了改变，导致平衡发生移动，达到新的平衡时，又对应有新的平衡常数。

温度对化学平衡的影响要从化学反应的热效应来研究。在进行化学反应时，往往伴随着能量的变化，有的化学反应正反应是放热反应，相反，其逆反应则是吸热反应；若正反应是吸热反应，则其逆反应是放热反应。当达到平衡时，改变温度，化学平衡将发生移动。

升高温度，平衡向吸热反应方向移动；降低温度，平衡向放热反应方向移动。

例如：$\qquad\qquad N_2（g） + 3H_2（g） \Longleftrightarrow 2NH_3（g） + 92.2kJ$

正反应为放热反应，逆反应是吸热反应，升高温度平衡向逆反应方向移动，降低温度，平衡向正反应方向移动。

又如：$$C (s) + O_2 (g) \rightleftharpoons 2CO_2 (g) - Q$$

正反应为吸热反应，逆反应为放热反应，升高温度，平衡向正反应方向移动；降低温度，平衡向逆反应方向移动。

**4. 催化剂对化学平衡的影响**

催化剂可以加快化学反应速率，是因为催化剂降低了反应的活化能。对于一个可逆反应来说，催化剂同等程度地加快了正、逆反应的速率，而使平衡常数 $K$ 保持不变，所以催化剂对化学平衡没有影响。在尚未达到平衡状态的反应体系中加入催化剂，可以加快反应速率，缩短反应达到平衡状态的时间，但对平衡体系中各物质的浓度和平衡转化率没有影响。

**5. 化学平衡移动原理**

综上所述，改变平衡体系的条件，化学平衡将发生移动，并可得出化学平衡移动原理：若改变确定平衡体系的条件（如浓度、温度、压力等）之一，平衡将沿着能减弱这个改变的方向移动。例如增加平衡体系中反应物的浓度，平衡就会沿着减少反应物也就是向正反应方向移动；对有气体参加的反应，增大体系的压力，平衡就向减少气体分子总数的方向移动；升高温度，平衡向吸热反应方向移动。

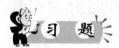 习　题

1. 什么叫活化能、活化分子？为什么升高温度能使反应速率加快？

2. 什么叫催化剂？催化剂为什么能加速化学反应？催化剂对化学平衡有何影响？为什么？

3. 什么叫化学平衡？平衡体系有何特征？

4. 何谓化学平衡常数？书写平衡常数表达式时应注意哪些事项？

5. 写出下列反应体系的 $K_C$、$K_P$ 表达式。

（1）$CO_2 (g) + C (s) \rightleftharpoons 2CO (g)$

（2）$2CO (g) + O_2 (g) \rightleftharpoons 2CO_2 (g)$

（3）$3CH_4 (g) + Fe_2O_3 (s) \rightleftharpoons 2Fe (s) + 3CO (g) + 6H_2 (g)$

6. 在某温度下，开始时容器中仅有 $SO_3$，起始浓度为 $1.2mol/L$，平衡浓度为 $0.42mol/L$，计算反应 $2SO_2 (g) + O_2 (g) \rightleftharpoons 2SO_3 (g)$ 在该温度下的 $K_C$。

7. 下列处于平衡状态体系：

（1）$H_2 (g) + Cl_2 (g) \rightleftharpoons 2HCl (g) + Q$

（2）$CaCO_3 (S) \rightleftharpoons CaO (S) + CO_2 (g) - Q$

（3）$3CH_4 (g) + Fe_2O_3 (S) \rightleftharpoons 2Fe (S) + 3CO (g) + 6H_2 (g) - Q$

试问：①增大压力；②升高温度；③减小生成物的浓度，平衡向何方向移动？

8. 已知反应 $CO(g) + H_2O(g) \rightleftharpoons CO_2(g) + H_2(g)$，在 850℃ 时，平衡常数 $K = 1.0$。

（1）若在体积为 1L 的密闭器中有 $CO(g)$ 和 $H_2O(g)$ 各 2.0mol，求该温度下 CO 的平衡转化率。

（2）上述反应达到平衡后再加入 4.0mol $H_2O(g)$，求达到新的平衡时各物质的浓度。

# 第四章 | 电解质溶液

人体能导电，是因为体液中含有多种带电荷的离子，如 $Na^+$、$K^+$、$Ca^{2+}$、$Mg^{2+}$、$Cl^-$、$HCO_3^-$、$CO_3^{2-}$、$HPO_4^{2-}$、$H_2PO_4^-$、$SO_4^{2-}$ 等。这些离子来自于电解质，是维持人体体液酸碱平衡和渗透平衡不可缺少的重要成分，并对神经、肌肉等组织的生理、生化功能起着重要作用。因此，掌握有关电解质的一些基本理论和知识，对医学生的学习是十分必要的。

## 第一节 弱电解质的电离

### 一、强电解质和弱电解质

根据在一定条件下能否导电，可将化合物分为电解质和非电解质两类。电解质是在水溶液里或熔融状态下能够导电的化合物，如无机化合物中的酸、碱、盐等化合物为电解质；而在水溶液里或熔融状态下不能导电的化合物称为非电解质，如蔗糖、乙醇等化合物为非电解质。电解质的水溶液称为电解质溶液。

电解质溶液之所以能够导电，是因为电解质受水分子的作用，产生了能够自由移动的阴、阳离子。电解质在水溶液里或熔融状态下能够产生自由移动的阴、阳离子的过程，称为电离。根据电解质电离程度的不同，可把电解质分为强电解质和弱电解质两类。

**1. 强电解质**

在溶液中几乎完全电离成阴、阳离子的电解质，称为强电解质。强酸如硫酸（$H_2SO_4$）、盐酸（HCl）、硝酸（$HNO_3$）；强碱如氢氧化钠（NaOH）、氢氧化钾（KOH）和绝大多数盐如氯化钠（NaCl）、碳酸钠（$Na_2CO_3$）等，在溶液中都能完全电离，都是强电解质。强电解质的电离是不可逆的，其电离方程式常用"＝"或"——→"表示。例如：

$$HCl = H^+ + Cl^- \quad 或 \quad HCl \longrightarrow H^+ + Cl^-$$
$$NaOH = Na^+ + OH^- \quad 或 \quad NaOH \longrightarrow Na^+ + OH^-$$
$$NaCl = Na^+ + Cl^- \quad 或 \quad NaCl \longrightarrow Na^+ + Cl^-$$

因此，在溶液中，强电解质没有分子存在。体液中的强电解质有 NaCl、$NaHCO_3$、$NaH_2PO_4$、$Na_2HPO_4$、KCl、$KH_2PO_4$ 等，它们均以离子形式存在。

## 2. 弱电解质

在水溶液中只有少部分电离成阴、阳离子，大部分仍以分子状态存在的电解质称为弱电解质。弱酸如碳酸（$H_2CO_3$）、氢氟酸（HF）、次氯酸等（HClO）；弱碱如一水合氨（$NH_3 \cdot H_2O$）、氢氧化铝［$Al(OH)_3$］、氢氧化铁［$Fe(OH)_3$］等；水、少数盐如醋酸铅［$(CH_3COO)_2Pb$］、氯化亚汞（$Hg_2Cl_2$）等；大部分有机酸如醋酸（$CH_3COOH$）和有机碱（季铵碱除外）等，在溶液中都不能完全电离，都是弱电解质。在弱电解质分子电离成离子的同时，一部分阴、阳离子又重新结合成分子，因而弱电解质的电离过程是可逆的，其电离方程式常用"$\rightleftharpoons$"表示。例如：

$$CH_3COOH \rightleftharpoons H^+ + CH_3COO^-$$

$$NH_3 \cdot H_2O \rightleftharpoons NH_4^+ + OH^-$$

如果弱电解质是多元弱酸（碱），则它们的电离是分步进行的，如碳酸的电离。

$$H_2CO_3 \rightleftharpoons HCO_3^- + H^+$$

$$HCO_3^- \rightleftharpoons CO_3^{2-} + H^+$$

在多元弱酸（碱）的分步电离中，第一步电离程度最大，第二步电离程度减小，并依次递减。

## 二、弱电解质的电离平衡

### 1. 电离平衡

因为弱电解质的电离过程是可逆的，所以，在一定条件下，弱电解质在溶液中的电离也跟可逆化学反应一样能建立一个动态的电离平衡。例如醋酸在溶液中的电离：

$$CH_3COOH \rightleftharpoons H^+ + CH_3COO^-$$

在一定温度下，当溶液中 $CH_3COOH$ 分子电离成 $H^+$ 离子和 $CH_3COO^-$ 离子的速度等于 $H^+$ 离子和 $CH_3COO^-$ 离子结合成 $CH_3COOH$ 分子的速度时，溶液中 $CH_3COOH$ 分子、$H^+$ 离子和 $CH_3COO^-$ 离子的浓度保持一定的值不再改变，整个体系处于平衡状态。即在一定条件（温度）下，当弱电解质的分子电离成离子的速率与离子重新结合成弱电解质分子的速率相等时的状态，称为电离平衡。

电离平衡和其他化学平衡的一样，有"等"、"定"、"动"三个特征。"等"即是电解质分子电离成离子的速率等于离子结合成分子的速率；"定"即是平衡状态时，溶液中弱电解质分子和离子的浓度保持不变；"动"即是一种动态平衡，平衡时，正、逆速率相等且不为零，两种过程仍在继续。一般说来，有无电离平衡是区分强、弱电解质的惟一标志。

### 2. 电离平衡常数

弱电解质达到电离平衡时，已电离的各离子浓度的系数幂次方乘积与未电离的分子浓度之比是一常数，称为电离平衡常数，简称电离常数，用 $K_i$ 表示。

如醋酸的电离常数表示为：

$$K_i = \frac{[H^+][CH_3COO^-]}{[CH_3COOH]} \tag{4-1}$$

式中，[H⁺]、[CH₃COO⁻] 和 [CH₃COOH] 均为电离平衡时的浓度，单位用 mol/L表示。电离常数 $K_i$ 的大小，反映了弱电解质在水溶液中电离成为离子的趋势；$K_i$ 愈大，表示该弱电解质的电离程度越大；$K_i$ 愈小，表示该弱电解质的电离程度越小。通过比较不同弱电解质的 $K_i$ 值，可判断它们电离能力的相对强弱。通常弱酸的电离常数用 $K_a$ 表示，弱碱的电离常数用 $K_b$ 表示。

根据化学平衡原理，电离常数与弱电解质的本性及温度有关，而与浓度无关。一些弱酸和弱碱的电离常数如表 4-1 所示（表中 $K_1$、$K_2$、$K_3$ 分别是多元弱酸的一级电离常数、二级电离常数、三级电离常数）。

**表 4-1 一些弱酸和弱碱的电离常数 $K_i$（25℃）**

| 名称 | $K_i$ | | 名称 | $K_i$ | |
|------|-------|---|------|-------|---|
| 醋酸（CH₃COOH） | $1.76 \times 10^{-5}$ | | 草酸（H₂C₂O₄） | $K_1$ | $5.9 \times 10^{-2}$ |
| 甲酸（HCOOH） | $1.77 \times 10^{-4}$ | | | $K_2$ | $6.4 \times 10^{-5}$ |
| 氢氰酸（HCN） | $4.93 \times 10^{-10}$ | | 磷酸（H₃PO₄） | $K_1$ | $7.52 \times 10^{-3}$ |
| 碳酸（H₂CO₃） | $K_1$ | $4.30 \times 10^{-7}$ | | $K_2$ | $6.23 \times 10^{-8}$ |
| | $K_2$ | $5.61 \times 10^{-11}$ | | $K_3$ | $2.2 \times 10^{-13}$ |
| 氢硫酸（H₂S） | $K_1$ | $9.1 \times 10^{-8}$（18℃） | 氨水（NH₃·H₂O） | | $1.76 \times 10^{-5}$ |
| | $K_2$ | $1.1 \times 10^{-12}$（18℃） | 苯胺（C₆H₅NH₂） | | $4.67 \times 10^{-10}$ |

**3. 电离度**

弱电解质在溶液中电离程度的大小常用电离度来表示。在一定温度下，当弱电解质达到电离平衡时，已电离的弱电解质分子数占电离前弱电解质分子总数的百分比称为电离度，用符号 α 表示。则：

$$\alpha = \frac{已电离的弱电解质分子数}{弱电解质分子总数} \times 100\% \qquad (4-2)$$

如25℃时，0.1mol/L NH₃·H₂O 的 α=1.33%，表示每 10 000 个 NH₃·H₂O 分子中约有 133 个分子电离成 NH₄⁺ 和 OH⁻。

影响弱电解质电离度的因素除与溶质本性和溶剂的极性有关外，还与溶液的浓度和温度有关。对于水溶液，通常说某电解质的电离度都是指一定温度和一定浓度时的电离度。相同浓度的不同弱电解质，其电离度大小不同，因此，依据电离度可以有效地判断弱电解质的相对强弱，电离度就越小，电解质越弱。

常见酸、碱、盐电解质的电离度见表 4-2。

**表 4-2 几种常见酸、碱、盐电解质的电离度（25℃、0.1mol/L）**

| 电解质 | 化学式 | 电离度 α（%） | 电解质 | 化学式 | 电离度 α（%） |
|--------|--------|-------------|--------|--------|-------------|
| 盐酸 | HCl | 92 | 氢氧化钠 | NaOH | 84 |
| 硫酸 | H₂SO₄ | 58 | 氢氧化钾 | KOH | 89 |
| 硝酸 | HNO₃ | 92 | 氢氧化钡 | Ba(OH)₂ | 81 |

| 电解质 | 化学式 | 电离度 α（%） | 电解质 | 化学式 | 电离度 α（%） |
|---|---|---|---|---|---|
| 醋酸 | $CH_3COOH$ | 1.32 | 氨水 | $NH_3 \cdot H_2O$ | 1.33 |
| 磷酸 | $H_3PO_4$ | 27 | 氯化钠 | $NaCl$ | 84 |
| 碳酸 | $H_2CO_3$ | 0.17 | 氯化钾 | $KCl$ | 86 |
| 氢硫酸 | $H_2S$ | 0.07 | 醋酸钠 | $CH_3COONa$ | 79 |
| 亚硫酸 | $H_2SO_3$ | 34 | 硝酸银 | $AgNO_3$ | 81 |
| 氢氰酸 | $HCN$ | 0.01 | 硫酸铜 | $CuSO_4$ | 40 |
| 硼酸 | $H_3BO_3$ | 0.01 | 硫酸钠 | $Na2SO_4$ | 40 |

根据电解质电离度的大小，可把电解质分为三类：在0.1mol/L溶液中，电离度α＞30%的电解质称为强电解质；电离度α＜5%的电解质称为弱电解质；电离度α介于5%~30%之间的电解质称为中强电解质。这种划分只是相对的，它们之间并无严格界限。

### 三、同离子效应

在2ml 0.01mol/L $CH_3COOH$溶液中加2滴甲基橙指示剂，溶液显红色，再加入少量固体$CH_3COONa$，溶液由红变黄。实验表明，溶液中［$H^+$］减小。原因是加入$CH_3COONa$后，由于$CH_3COONa$完全电离，使溶液中的［$CH_3COO^-$］显著增加，导致$CH_3COO^-$和$H^+$结合成$CH_3COOH$的速度大于$CH_3COOH$的电离速度，电离平衡向生成$CH_3COOH$的方向（向左）移动，消耗了$H^+$，增加了$CH_3COOH$分子。新平衡建立时，溶液中［$H^+$］浓度减小，溶液的酸性减弱，［$CH_3COOH$］变大，$CH_3COOH$电离度降低。根据近似计算得知：若往1L 0.10mol/L $CH_3COOH$溶液中加入0.10mol $CH_3COONa$，［$H^+$］由$1.33 \times 10^{-3}$mol/L下降到$1.76 \times 10^{-5}$mol/L，电离度则由1.33%下降到$1.76 \times 10^{-2}$%。

$$CH_3COOH \rightleftharpoons H^+ + \boxed{CH_3COO^-}$$
$$CH_3COONa = Na^+ + \boxed{CH_3COO^-}$$

同样，如果在$NH_3 \cdot H_2O$中加入$NH_4Cl$时，溶液中［$NH_4^+$］增大，使得电离平衡向生成$NH_3 \cdot H_2O$的方向（向左）移动，则$NH_3 \cdot H_2O$的电离度降低，溶液中［$OH^-$］减小，溶液的碱性减弱。

$$NH_3 \cdot H_2O \rightleftharpoons OH^- + \boxed{NH_4^+}$$

$$NH_4Cl = Cl^- + \boxed{NH_4^+}$$

这种在弱电解质溶液中，加入与该弱电解质含有相同离子的易溶强电解质时，弱电解质的电离度降低的现象称为同离子效应。

## 第二节    酸碱质子理论与酸碱反应

### 一、酸碱质子理论

酸碱质子理论是在酸碱电离理论的基础上提出来的。1887 年瑞典化学家阿伦尼乌斯（Arrhenius）提出的酸碱电离理论认为：在水溶液中电离出的阳离子全部是 $H^+$ 的物质是酸，电离出的阴离子全部是 $OH^-$ 的物质是碱。酸碱电离理论因将酸碱局限于在水溶液中必须能够离解出 $H^+$ 或 $OH^-$ 两类独立的物质，所以既无法说明酸和碱的关系，也无法解释非水溶剂和无溶剂体系物质的酸碱性。1923 年丹麦化学家布朗斯特（Briönsted）和英国化学家劳瑞（Lowry）为克服酸碱电离理论的局限性，提出了酸碱质子理论：凡能提供质子（$H^+$）的任何物质都是酸，凡和 $OH^-$ 一样能接受质子（$H^+$）的物质都是碱。酸是质子的给予体，如 $CH_3COOH$、$NH_4^+$、$H_2PO_4^-$、$HCl$ 等有提供质子的能力，都是酸；碱是质子的接受体，如 $NH_3$、$PO_4^{3-}$、$H_2PO_4^-$、$CH_3COO^-$、$Cl^-$ 等有结合质子的能力，都是碱。酸和碱既可以是中性分子，也可以是阴离子或阳离子。

根据酸碱质子理论，酸和碱不是孤立的，而是相互联系、相互依存的。酸（HA）失去一个质子变成相应的碱（$A^-$），碱（$A^-$）得到一个质子变成相应的酸（HA），二者可通过质子（$H^+$）共处于一个平衡体系中，即

$$HA \rightleftharpoons H^+ + A^-$$

$$H_2PO_4^- \rightleftharpoons H^+ + HPO_4^{2-}$$

$$H_2CO_3 \rightleftharpoons H^+ + HCO_3^-$$

$$NH_4^+ \rightleftharpoons H^+ + NH_3$$

酸与碱的这种对应关系称为共轭关系，一对互为共轭关系的酸和碱称为共轭酸碱对。在共轭酸碱对中，共轭酸给出质子（$H^+$）的能力越强，则它的酸性越强，其共轭碱接受质子（$H^+$）的能力就越弱，碱性也越弱；反之，共轭酸给出质子（$H^+$）的能力越弱，它的酸性越弱，其共轭碱的碱性就越强。如 HCl 是强酸，它的共轭碱 $Cl^-$ 就是弱碱；$H_2O$ 是弱酸，它的共轭碱 $OH^-$ 就是强碱。

有些物质既可以给出质子，也能够接受质子，称为两性物质，如 $H_2O$、$HCO_3^-$、$H_2PO_4^-$ 和 $HPO_4^{2-}$ 等都是两性物质。

### 二、酸碱反应

酸碱质子理论认为酸和碱反应的实质是质子在两对共轭酸碱对之间的传递反应。例如：

$$CH_3COOH + NH_3 \rightleftharpoons NH_4^+ + CH_3COO^-$$

这一酸碱反应包括两个半反应：

$$CH_3COOH \rightleftharpoons H^+ + CH_3COO^-$$

$$NH_3 + H^+ \rightleftharpoons NH_4^+$$

反应过程中涉及到两对共轭酸碱对（$CH_3COOH - CH_3COO^-$ 和 $NH_4^+ - NH_3$），质子从酸（$CH_3COOH$）转移到碱（$NH_3$），反应产物仍然是一酸（$NH_4^+$）、一碱（$CH_3COO^-$）。因此，酸碱反应可概括为：

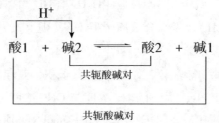

由于中和反应、酸碱电离反应和水解反应都是质子传递的过程，所以也都属于酸碱反应。如：

中和反应：

$$H_3O^+ + OH^- \rightleftharpoons H_2O + H_2O$$

电离反应：

$$CH_3COOH + H_2O \rightleftharpoons H_3O^+ + CH_3COO^-$$

水解反应：

$$H_2O + CH_3COO^- \rightleftharpoons CH_3COOH + OH^-$$

值得注意的是，在水溶液中，酸电离出的质子（$H^+$）与水分子结合，生成了水合氢离子（$H_3O^+$）和相应的共轭碱。为了书写方便，通常把水合氢离子（$H_3O^+$）简化为质子（$H^+$），这样酸（HA）的电离方程式可简化为：

$$HA \rightleftharpoons H^+ + A^-$$

## 第三节　水溶液的酸碱性及溶液的 pH

### 一、水的电离

水是两性物质，它既可给出质子，又可接受质子，所以水的电离反应是水分子之间质子的传递反应。即：

$$H_2O + H_2O \rightleftharpoons H_3O^+ + OH^-$$

这一反应常简化为：

$$H_2O \rightleftharpoons H^+ + OH^-$$

这种发生在同种分子之间的质子传递反应称为质子自递反应。水的质子自递反应平衡常数可表示为：

$$K = \frac{[H_3O^+][OH^-]}{[H_2O][H_2O]}$$

水是极弱的电解质，式中的 $[H_2O]$ 可看成是一常数，将它与 $K$ 合并，并用 $K_W$ 表示，得：

$$K_W = K[H_2O]^2 = [H_3O^+][OH^-]$$

为了简便起见，常用 $H^+$ 代表水合氢离子 $H_3O^+$，则上式为：

$$K_W = [H^+][OH^-]$$

$K_W$ 称为水的质子自递平衡常数，简称水的离子积，其单位是 $(mol/L)^2$，常省略不写。它表明，在一定温度下，水中的 $H^+$ 浓度与 $OH^-$ 浓度的乘积为一定值。实验测得，在 25℃时的纯水中，$[H^+] = [OH^-] = 1 \times 10^{-7} mol/L$，所以：

$$K_W = [H^+][OH^-] = 1.0 \times 10^{-14} \tag{4-3}$$

水的离子积 $K_W$ 不仅适用于纯水，也适用于所有稀水溶液。不论溶液是中性、酸性或是碱性，只要知道了溶液中 $[H^+]$，就能根据式（4-3）计算出 $[OH^-]$，反之亦然。$[H^+]$ 和 $[OH^-]$ 常用来表示溶液的酸碱性。

## 二、共轭酸碱对 $K_a$ 与 $K_b$ 的关系

在水溶液中，共轭酸碱对的 $K_a$ 与 $K_b$ 之间存在定量关系，现以共轭酸碱对 HA – $A^-$ 为例说明。

对于共轭酸 HA，其电离反应方程式为：

$$HA + H_2O \Longleftrightarrow A^- + H_3O^+$$

达到平衡时，其平衡常数为：

$$K_a = \frac{[H_3O^+][A^-]}{[HA]}$$

对于共轭碱 $A^-$，其水解反应方程式为：

$$A^- + H_2O \Longleftrightarrow HA + OH^-$$

达到平衡时，其平衡常数为：

$$K_b = \frac{[HA][OH^-]}{[A^-]}$$

将上述两式相乘，则得：

$$K_a K_b = K_W \tag{4-4}$$

在一定条件下，酸和碱的电离常数反映酸碱的强弱。酸的 $K_a$ 越大，表示该酸给出质子的能力越强，酸性就越强，反之则越弱；碱的 $K_b$ 越大，表示该碱接受质子的能力越强，碱性就越强，反之则越弱。由式（4-4）可知，在共轭酸碱对中，若酸的 $K_a$ 越大，则其共轭碱的 $K_b$ 就越小，即酸越强其共轭碱就越弱；反之亦然。

### 三、溶液的酸碱性与 pH

**1. 溶液的酸碱性**

由于 $H^+$ 和 $OH^-$ 分别代表酸和碱，因此要衡量溶液的酸碱性，主要是在一定的标准下，看二者浓度的大小，它们的浓度不同，溶液的酸碱性也不同。

衡量溶液的酸碱性的标准是纯水。这是因为，一方面水是溶液的分散介质；另一方面纯水可发生微弱的电离，产生 $H^+$ 和 $OH^-$，电离方程式如下：

$$H_2O \rightleftharpoons H^+ + OH^-$$

达到平衡时，$[H^+] = [OH^-]$，既不显酸性，也不显碱性，即为中性。

若在纯水中加入酸时，酸电离出 $H^+$，$[H^+]$ 增大，使水的电离平衡向左移动，$H^+$ 和 $OH^-$ 结合生成 $H_2O$，$[OH^-]$ 降低，当达到新平衡时，$[OH^-] < [H^+]$，即酸多碱少，溶液呈酸性。

若在纯水中加入碱时，碱电离出 $OH^-$，$[OH^-]$ 增大，使水的电离平衡也向左移动，$OH^-$ 和 $H^+$ 结合生成 $H_2O$，$[H^+]$ 降低，当达到新平衡时，$[H^+] < [OH^-]$，即碱多酸少，溶液呈碱性。

常温下，纯水中 $[H^+] = [OH^-] = 1.0 \times 10^{-7} mol/L$，则溶液的酸碱性与 $[H^+]$ 或 $[OH^-]$ 的关系可表示为：

中性溶液　$[H^+] = [OH^-] = 1.0 \times 10^{-7} mol/L$

酸性溶液　$[H^+] > 1.0 \times 10^{-7} mol/L > [OH^-]$

碱性溶液　$[H^+] < 1.0 \times 10^{-7} mol/L < [OH^-]$

**2. 溶液的 pH**

在化学和医学上经常使用一些 $[H^+]$ 很小的溶液，如血清中 $[H^+] = 3.98 \times 10^{-3} mol/L$，这样表示溶液的酸碱性比较麻烦。为了简便，常用 pH（氢离子浓度的负对数值）来表示溶液的酸碱性，数学表达式为：

$$pH = -\lg[H^+] \tag{4-5}$$

则常温下，溶液的酸碱性与 pH 的关系为：

中性溶液　$pH = -\lg(1.0 \times 10^{-7}) = 7$

酸性溶液　$pH < -\lg(1.0 \times 10^{-7}) < 7$

碱性溶液　$pH > -\lg(1.0 \times 10^{-7}) > 7$

$[H^+]$、pH 及溶液酸碱性的对应关系见表 4-3。

表 4-3　$[H^+]$、pH 与溶液酸碱性的对应关系

| $[H^+]$ (mol/L) | $10^0$ | $10^{-1}$ | $10^{-2}$ | $10^{-3}$ | $10^{-4}$ | $10^{-5}$ | $10^{-6}$ | $10^{-7}$ | $10^{-8}$ | $10^{-9}$ | $10^{-10}$ | $10^{-11}$ | $10^{-12}$ | $10^{-13}$ | $10^{-14}$ |
|---|---|---|---|---|---|---|---|---|---|---|---|---|---|---|---|
| pH | 0 | 1 | 2 | 3 | 4 | 5 | 6 | 7 | 8 | 9 | 10 | 11 | 12 | 13 | 14 |

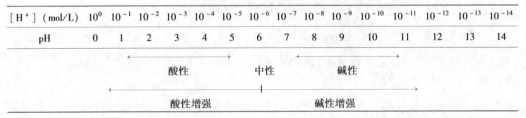

从表4-3中可以看出，pH愈小，溶液的酸性愈强，pH愈大，溶液的碱性愈强。pH的应用范围一般在0~14之间，即溶液中$H^+$或$OH^-$浓度在$1 mol/L ~ 10^{-14} mol/L$之间。对于溶液中$H^+$或$OH^-$浓度大于$1 mol/L$时，可直接用$H^+$或$OH^-$浓度来表示，而不必用pH表示。

同理，也可用pOH来表示溶液的酸碱性。

$$pOH = -\lg[OH^-] \tag{4-6}$$

在常温下，因$[H^+][OH^-] = 1.0 \times 10^{-14}$，故$pH + pOH = 14$。

溶液的pH不仅在化学上有着广泛的应用，而且在医学上也经常用到，如人体的体液都有各自一定的pH范围，见表4-4。正常人体血浆的pH值总是维持在7.35~7.45之间。临床上把血浆的pH<7.35叫做酸中毒，pH>7.45叫做碱中毒。无论是酸中毒还是碱中毒，都必须采取适当措施，把血浆的pH及时纠正过来，否则将引起严重的后果。

表4-4　人体各种体液的pH

| 体液 | pH | 体液 | pH |
|------|------|------|------|
| 成人胃液 | 0.9~1.5 | 大肠液 | 8.3~8.4 |
| 婴儿胃液 | 5.0 | 乳汁 | 6.9~8.0 |
| 唾液 | 6.35~6.85 | 泪水 | 7.4 |
| 胰液 | 7.5~8.0 | 尿液 | 4.8~7.5 |
| 小肠液 | 7.6 | 脑脊液 | 7.35~7.45 |

**3. 一元弱酸和一元弱碱溶液的$[H^+]$及pH的计算**

以一元弱酸为例，设弱酸HA溶液的总浓度为$c_a$，则在其水溶液中，存在着质子传递平衡。

$$HA + H_2O \rightleftharpoons H_3O^+ + A^-$$

平衡浓度　　　$c_a - [H_3O^+]$　　　　　$[H_3O^+][A^-]$

因为　　　$[H_3O^+] = [A^-]$

所以　　$K_a = \dfrac{[H_3O^+][A^-]}{[HA]} = \dfrac{[H_3O^+]^2}{c - [H_3O^+]}$ $\tag{4-7}$

通常情况下，弱酸水溶液中弱酸的$cK_a \geq 20K_W$，$c/K_a \geq 500$，可忽略溶液中水的质子自递平衡。

由于弱酸的电离度小，溶液中$[H_3O^+]$远小于弱酸的总浓度$c_a$，则

$$c_a - [H_3O^+] \approx c_a$$

将此式代入（4-7）式得：

$$[H_3O^+] = \sqrt{K_a c_a}$$

即　　$[H^+] = \sqrt{K_a c_a}$ $\tag{4-8}$

式（4-8）是计算一元弱酸溶液中$[H^+]$的最简公式，使用该公式要同时满足两

个条件:$c_aK_a \geqslant 20K_W$,$c_a/K_a \geqslant 500$,其计算误差 $< 5\%$。

对于一元弱碱溶液,按一元弱酸的处理方法,可得出计算一元弱碱溶液中[$OH^-$]的最简公式:

$$[OH^-] = \sqrt{K_bc_b} \tag{4-9}$$

则 $$pH = 14 - pOH$$

同样,计算时需同时满足的条件是 $c_bK_b \geqslant 20K_W$,$c_b/K_b \geqslant 500$。

【例4-1】25℃时,$CH_3COOH$ 的 $K_a = 1.76 \times 10^{-5}$,计算25℃时 $0.10mol/L CH_3COOH$ 溶液的 pH 值。

解:已知 $c_a = 0.10mol/L$,$K_a = 1.76 \times 10^{-5}$

则 $$c_aK_a = 0.10 \times 1.76 \times 10^{-5} > 20K_W$$

$$\frac{c_a}{K_a} = \frac{0.10}{1.76 \times 10^{-5}} > 500$$

可用最简式 [$H^+$] $= \sqrt{K_ac_a}$ 计算:

$$[H^+] = \sqrt{1.76 \times 10^{-5} \times 0.10} = 1.33 \times 10^{-3} \ (mol/L)。$$

$$pH = -\lg [H^+] = -\lg 1.33 \times 10^{-3} = 2.89$$

【例4-2】计算25℃时,$0.10mol/L\ NH_4Cl$ 水溶液的 pH 值($NH_3$ 的 $K_b = 1.76 \times 10^{-5}$ mol/L)。

解:在 $NH_4Cl$ 水溶液中,$NH_4^+$ 是一元弱酸。

已知 $NH_4^+$ 的浓度 $c_a = 0.10mol/L$,$NH_4^+$ 和 $NH_3$ 是 1 对共轭酸碱对

$$K_a = \frac{K_w}{K_b} = \frac{1.0 \times 10^{-14}}{1.76 \times 10^{-5}} = 5.68 \times 10^{-10}$$

$$c_aK_a = 5.68 \times 10^{-10} \times 0.10 > 20K_W$$

$$\frac{c_a}{K_a} = \frac{0.10}{5.68 \times 10^{-10}} > 500$$

用最简式 [$H^+$] $= \sqrt{K_ac_a}$ 计算:

$$[H^+] = \sqrt{5.68 \times 10^{-10} \times 0.10} = 7.54 \times 10^{-6} \ (mol/L)$$

$$pH = -\lg [H^+] = -\lg 7.54 \times 10^{-6} = 5.12$$

## 四、酸碱指示剂

### 1. 酸碱指示剂的概念

在要求不是很精确的情况下,要测定溶液的 pH,常根据指示剂在不同 pH 溶液中显示的颜色不同进行测定。这种借助颜色改变来指示溶液 pH 的物质称为酸碱指示剂。常用的酸碱指示剂一般是有机弱酸或有机弱碱。

### 2. 酸碱指示剂的变色原理

酸碱指示剂在水溶液中发生可逆电离,其分子和电离出的离子因结构不同而在溶液中具有不同的颜色,当溶液 pH 发生变化时,电离平衡发生移动,离子和分子的数目

发生变化，从而显示不同颜色，指示溶液的酸碱性。

如石蕊是一种有机弱酸，用 HIn 代表石蕊分子，称为酸色成分（酸色）；用 In⁻ 代表石蕊分子在水溶液中电离出的离子，称为碱色成分（碱色），酸色成分和碱色成分各具有不同的颜色。其溶液中存在下列电离平衡：

$$HIn \rightleftharpoons H^+ + In^-$$

石蕊分子　　　石蕊离子

（红色）　　　（蓝色）

由于溶液中同时存在着 HIn 和 In⁻，所以溶液显示紫色（红色和蓝色的混合色）。如果向此溶液中加入酸时，溶液中 H⁺ 离子浓度增大，pH 下降，电离平衡向生成 HIn 的方向移动，结果 In⁻ 离子浓度减小，HIn 分子浓度增加，即酸色成分增加，碱色成分减少，当 H⁺ 离子浓度增大到 pH≤5 时，溶液颜色以酸色（HIn）为主，显红色。同理，向此溶液中加入碱时，溶液中 OH⁻ 离子浓度增大，H⁺ 离子因中和 OH⁻ 而减小，pH 增大，使电离平衡向生成 In⁻ 的方向移动，结果 HIn 分子浓度减小，In⁻ 离子浓度增加，即碱色成分增加，酸色成分减少，当 OH⁻ 离子浓度增大到 pH≥8 时，溶液颜色以碱色（In⁻）为主，显蓝色。可见，溶液颜色变化反映溶液 pH，当石蕊溶液由红色变为蓝色时，溶液的 pH 由 5.0 变为 8.0。我们把指示剂由一种颜色过渡到另一种颜色时溶液 pH 的变化范围，叫做指示剂的变色范围。常见的指示剂及其变色范围见表 4 - 5。

表 4 - 5　常用部分酸碱指示剂

| 指示剂 | 变色范围 | 颜色 | | $pK_a$ | 组成 | 用量 |
| --- | --- | --- | --- | --- | --- | --- |
| | | 酸色 | 碱色 | | | 滴/10ml 试液 |
| 甲基橙 | 3.1~4.4 | 红色 | 黄色 | 3.4 | 0.05% 的水溶液 | 1 |
| 甲基红 | 4.6~6.2 | 红色 | 黄色 | 5 | 0.1% 的 60% 的乙醇溶液 | 1 |
| 石蕊 | 5.0~8.0 | 红色 | 蓝色 | | 一般做试纸，不做试剂 | 1 |
| 溴酚蓝 | 3.0~4.6 | 黄色 | 紫色 | 4.1 | 0.1% 的 20% 的乙醇溶液 | 1 |
| 溴百里酚蓝 | 6.2~7.6 | 黄色 | 蓝色 | 7.3 | 0.1% 的 20% 的乙醇溶液 | 1 |
| 中性红 | 6.8~8.0 | 红色 | 橙黄色 | 7.4 | 0.1% 的 60% 的乙醇溶液 | 1 |
| 酚酞 | 8.0~10.0 | 无色 | 红色 | 9.1 | 0.1% 的 90% 的乙醇溶液 | 1~3 |
| 百里酚酞 | 9.4~10.6 | 无色 | 蓝色 | 10 | 0.1% 的 90% 的乙醇溶液 | 1~2 |
| 溴甲酚绿 | 3.8~5.4 | 黄色 | 蓝色 | 5 | 0.1% 的 20% 的乙醇溶液 | 1~3 |

利用酸碱指示剂的颜色变化，可以粗略地判断溶液的 pH。如某一溶液使甲基橙指示剂显示黄色，说明此溶液的 pH >4.4；如呈红色，说明溶液的 pH <3.1；如显橙色则溶液的 pH 介于 3.1~4.4 之间。使用单一指示剂，只能粗略了解溶液的酸碱性。在实际工作中需要比较精确地测定溶液的 pH 时，往往用几种指示剂适当混合配成的混合指示剂或 pH 试纸，混合指示剂及 pH 试纸的变化范围较窄，变色明显，应用广泛，也可使用酸度计。

测定溶液的 pH，在要求不是很精确的情况下，通常使用广泛 pH 试纸直接测得，其使用方法是：将一滴被测溶液滴加在一片 pH 试纸上，将试纸呈现的颜色和该试纸本上的系列标准比色卡对照，即可粗略测出溶液的近似 pH。

# 第四节　缓冲溶液

## 一、缓冲溶液及缓冲作用

在室温条件下，取 50ml 纯水，50ml 0.10mol/LNaCl 溶液，50ml 含有等体积 0.10mol/L CH$_3$COOH 与 0.10mol/L CH$_3$COONa 的混合溶液，用酸度计测定其 pH 后，分别加入 1 滴浓度为 1mol/L 的 HCl 和 NaOH 溶液后，再测其 pH。实验结果见表 4-6。

表 4-6　纯水、NaCl 和 CH$_3$COOH 与 CH$_3$COONa 的混合溶液加酸或加碱前后溶液 pH

| 溶液 | 纯水 | 0.10mol/LNaCl | 0.10mol/LCH$_3$COOH 和 CH$_3$COONa |
|---|---|---|---|
| 溶液起始 pH | 7.00 | 7.00 | 4.75 |
| 加入 HCl 后 pH | 3.00 | 3.00 | 4.74 |
| 加入 NaOH 后 pH | 11.00 | 11.00 | 4.76 |

实验表明，三种溶液中加入等量的 HCl 和 NaOH 后，pH 变化是不同的。纯水中和 NaCl 溶液的 pH 均改变了 4 个单位，变化非常明显。而 CH$_3$COOH 和 CH$_3$COONa 混合溶液的 pH 仅改变了 0.01 个单位，几乎没发生变化。这说明后者有对抗外来少量强酸或强碱的能力，而前两者没有。若对 CH$_3$COOH 和 CH$_3$COONa 混合溶液加适量水稀释后，再测其 pH，也没有明显的变化。这种溶液能够抵抗外来少量强酸、强碱或适当稀释而保持其 pH 几乎不变的作用称为缓冲作用，具有缓冲作用的溶液称为缓冲溶液。

## 二、缓冲溶液的组成

通过分析上述实验所用三种溶液的组成可知，缓冲溶液之所以具有缓冲作用，是由于缓冲溶液中含共轭酸碱对（HA - A$^-$）。其中，共轭碱（A$^-$）能与酸作用，称为抗酸成分；共轭酸（HA）能与碱作用，称为抗碱成分。这一共轭酸碱对称为缓冲对或缓冲系。如在 CH$_3$COOH 和 CH$_3$COONa 混合溶液中，CH$_3$COOH 和 CH$_3$COO$^-$ 是共轭酸碱对，其中，CH$_3$COOH 是抗碱成分，CH$_3$COO$^-$ 是抗酸成分，所以，该溶液为缓冲溶液。而在纯水中和 NaCl 溶液中不存在共轭酸碱对，无抗酸的成分，也无抗碱的成分，二者不是缓冲溶液。

缓冲对的组成通常有三种：弱酸及其对应的强碱盐，弱碱及其对应的强酸盐，多元弱酸的酸式强碱盐及其对应的次级盐。常见的缓冲对见表 4-7。

表 4 - 7　常见的缓冲对

| 类型 | 缓冲对 | 共轭酸 | 共轭碱 |
|---|---|---|---|
| 弱酸及其强碱盐 | $CH_3COOH - CH_3COONa$ | $CH_3COOH$ | $CH_3COO^-$ |
| | $H_2CO_3 - NaHCO_3$ | $H_2CO_3$ | $HCO_3^-$ |
| | $H_3PO_4 - NaH_2PO_4$ | $H_3PO_4$ | $H_2PO_4^-$ |
| 弱碱及其强酸盐 | $NH_4Cl - NH_3$ | $NH_4^+$ | $NH_3$ |
| 多元弱酸的酸式 | $NaH_2PO_4 - Na_2HPO_4$ | $H_2PO_4^-$ | $HPO_4^{2-}$ |
| | $Na_2HPO_4 - Na_3PO_4$ | $HPO_4^{2-}$ | $PO_4^{3-}$ |
| 强碱盐及其对应的次级盐 | $NaHCO_3 - Na_2CO_3$ | $HCO_3^-$ | $CO_3^{2-}$ |

### 三、缓冲作用原理

缓冲溶液是共轭酸碱体系（$HA - A^-$），在溶液中，$HA$ 和 $A^-$ 都有一定的浓度，共轭酸、碱之间存在如下的质子传递平衡。

$$HA + H_2O \rightleftharpoons A^- + H_3O^+$$

当向体系中加入少量强酸时，$[H_3O^+]$ 增大，溶液中的共轭碱 $A^-$ 与少量强酸提供的 $H_3O^+$ 反应，平衡向左移动，生成少量的弱酸 $HA$ 和 $H_2O$，消耗了 $H_3O^+$，抵抗了 $[H_3O^+]$ 的增大，当达到新的平衡时，$H_3O^+$ 离子浓度不会显著增加，溶液的 pH 也几乎不变。

当向体系中加入少量强碱时，$[OH^-]$ 增大，溶液中的 $H_3O^+$ 与少量强碱提供的 $OH^-$ 反应，生成水，$[H_3O^+]$ 降低，平衡向右移动，$HA$ 进一步电离生成少量的弱碱 $A^-$ 和 $H_3O^+$，抵抗了 $[H_3O^+]$ 的降低，当达到新的平衡时，$[H_3O^+]$ 不会显著减小，溶液的 pH 也几乎不变。

当向体系中加少量水稀释时，$[H_3O^+]$ 降低，但 $HA$ 的电离度增大，又生成了一定量的 $H_3O^+$，抵抗了 $[H_3O^+]$ 的降低，当达到新的平衡时，$[H_3O^+]$ 不会显著减小，溶液的 pH 也几乎不变。

总之，由于缓冲溶液中含有共轭酸碱对，并通过质子转移平衡的移动，能抵抗外加的少量强酸、强碱或适当稀释，使溶液中的 $[H^+]$ 或 $[OH^-]$ 不会发生明显变化，溶液 pH 几乎保持不变。

值得注意的是，缓冲溶液的缓冲作用是有限度的。如果向体系中加入大量的强酸、强碱或水，缓冲溶液就会失去缓冲作用，溶液的 pH 也将会发生很大变化。

### 四、缓冲溶液 pH 的计算

每一种缓冲溶液都有一定的酸碱性，根据缓冲对的质子传递平衡，可以近似地计算其 pH。设组成缓冲溶液的共轭酸（$HA$）的浓度为 $c_a$，共轭碱（$A^-$）的浓度为 $c_b$，缓冲对的质子传递平衡为：

$$HA + H_2O \rightleftharpoons A^- + H_3O^+$$

$$K_a = \frac{[H_3O^+][A^-]}{[HA]}$$

$$[H_3O^+] = \frac{K_a[HA]}{[A^-]}$$

将 $[H_3O^+]$ 简写为 $[H^+]$，则

$$[H^+] = \frac{K_a[HA]}{[A^-]}$$

对上式两边取负对数，得：

$$pH = -\lg K_a + \lg \frac{[A^-]}{[HA]}$$

用 $pK_a$ 表示 $-\lg K_a$，则

$$pH = pK_a + \lg \frac{[A^-]}{[HA]} \tag{4-10}$$

此式称为亨德森－哈赛尔巴赫（Henderson－Hasselbalch）方程，亦称缓冲公式。式中 $\frac{[A^-]}{[HA]}$ 称为缓冲比，$[HA] + [A^-]$ 称为缓冲溶液的总浓度。

在缓冲溶液中，由于共轭酸（HA）为弱酸，电离度很小，且共轭碱（$A^-$）对 HA 的电离具有抑制作用，即同离子效应，使其电离度更小，因此，可近似认为：

$$[HA] \approx c_a \qquad [A^-] \approx c_b$$

则式（4-10）可近似为：

$$pH = pK_a + \lg \frac{c_b}{c_a} \tag{4-11}$$

根据式（4-11）可知：

（1）缓冲溶液的 pH 主要取决于共轭酸碱对中弱酸的 $K_a$ 值；其次，取决于缓冲溶液的缓冲比。

（2）对于同一缓冲对组成的不同浓度的缓冲溶液，其 pH 只取决于缓冲比。改变缓冲比，缓冲溶液的 pH 亦随之改变，当缓冲比为 1 时，缓冲溶液的 $pH = pK_a$。

（3）适当稀释缓冲溶液，缓冲比不变，由式（4-11）计算的 pH 亦不变。但加入大量水稀释时，会使 pH 略有升高，称为稀释效应。

（4）缓冲比在 1/10 和 10/1 之间时，即溶液的 pH 在 $pK_a - 1$ 和 $pK_a + 1$ 之间时，溶液具有较大的缓冲能力，当缓冲比或 pH 在上述范围之外时，溶液的缓冲能力已经很小甚至已失去缓冲作用。化学上把缓冲溶液能有效地发挥其缓冲作用的 pH 范围，即 $pH = pK_a \pm 1$ 称为缓冲溶液的缓冲范围。几种常见的缓冲溶液的缓冲范围见表4-8。

表 4 - 8  几种常见缓冲溶液中弱酸的 p$K_a$ 及缓冲对的缓冲范围

| 缓冲溶液的组成 | 缓冲对中弱酸的 p$K_a$ | 缓冲范围 pH |
| --- | --- | --- |
| $H_2C_8H_4O_4$（邻苯二甲酸）- NaOH | 2.95（p$K_{a_1}$） | 2.2 ~ 4.0 |
| $KHC_8H_4O_4$（邻苯二甲酸氢钾）- NaOH | 5.41 | 4.0 ~ 5.8 |
| $CH_3COOH$ - NaOH | 4.75 | 3.7 ~ 5.6 |
| $KH_2PO_4$ - $Na_2HPO_4$ | 7.21（p$K_{a_2}$） | 5.8 ~ 8.0 |
| $H_3BO_3$ - NaOH | 9.24 | 8.0 ~ 10.0 |
| $NaHCO_3$ - $Na_2CO_3$ | 10.25（p$K_{a_2}$） | 9.2 ~ 11.0 |
| Tris - HCl（三羟甲基氨基甲烷） | 8.21 | 7.2 ~ 9.0 |

若以 $n_{HA}$ 和 $n_{A^-}$ 分别表示一定体积（1L 或 1ml）缓冲溶液中所含共轭酸和共轭碱的物质的量，则：

$$c_b = \frac{n_{A^-}}{V}$$

$$c_a = \frac{n_{HA}}{V}$$

将此关系式代入式（4 - 11）中得

$$pH = pK_a + \lg \frac{n_{A^-}}{n_{HA}} \tag{4 - 12}$$

这是亨德森 - 哈赛尔巴赫方程式的又一种形式。

【例 4 - 3】测得某人细胞中 $[HPO_4^{2-}] = 2.4 \times 10^{-3}$ mol/L，$[H_2PO_4^-] = 1.5 \times 10^{-3}$ mol/L，求其细胞液的 pH。（已知 $H_2PO_4^-$ 的 p$K_a$ = 7.21）

解：已知 $H_2PO_4^-$ 和 $HPO_4^{2-}$ 是缓冲对，且：

$$[HPO_4^{2-}] = 2.4 \times 10^{-3} \text{mol/L}$$

$$[H_2PO_4^-] = 1.5 \times 10^{-3} \text{mol/L}$$

p$K_a$ = 7.21

根据式

$$pH = pK_a + \lg \frac{c_b}{c_a}$$

细胞液的 pH 为：

$$pH = pK_a + \lg \frac{[HPO_4^{2-}]}{[H_2PO_4^-]}$$

$$pH = 7.21 + \lg \frac{2.4 \times 10^{-3}}{1.5 \times 10^{-3}}$$

$$= 7.41$$

答：此人细胞液的 pH 为 7.41。

【例 4 - 4】取 0.10mol/L $NaH_2PO_4$ 10ml 与 0.20mol/L $Na_2HPO_4$ 1.0ml 混合，求此混合溶液的 pH（已知该缓冲溶液中共轭酸的 p$K_a$ = 7.21）。

解：已知 $NaH_2PO_4$ 和 $Na_2HPO_4$ 为缓冲对，且

$$n(H_2PO_4^-) = 10 \times 0.1 = 1.0 \text{（mmol）}$$

$$n\ (HPO_4^{2-}) = 1.0 \times 0.2 = 0.2\ (mmol)$$

$$pK_a = 7.21$$

代入式

$$pH = pK_a + \lg \frac{n_{A^-}}{n_{HA}}$$

则

$$pH = 7.21 + \lg \frac{0.2}{1.0} = 7.21 - 0.70 = 6.51$$

答：此混合溶液的 pH 为 6.51。

【例 4 - 5】计算浓度为 0.10mol/L 的 $CH_3COOH$ 溶液 100ml 中加入 NaOH 固体 100mg 后溶液的 pH（已知 $CH_3COOH$ 的 $pK_a = 4.75$，不考虑体积效应）。

解：加入的 NaOH 完全与 $CH_3COOH$ 反应

$$CH_3COOH + OH^- \rightleftharpoons CH_3COO^- + H_2O$$

反应后，溶液中共轭碱、共轭酸的物质的量分别为

$$n\ (CH_3COO^-) = n\ (NaOH) = \frac{100}{40 \times 1000} = 2.5 \times 10^{-3}\ (mol)$$

$$n\ (CH_3COOH) = \frac{0.10 \times 100}{1000} - \frac{100}{40 \times 1000} = 7.5 \times 10^{-3}\ (mol)$$

已知

$$pK_a\ (CH_3COOH) = 4.75$$

代入式

$$pH = pK_a + \lg \frac{n_{A^-}}{n_{HA}}$$

得：

$$pH = 4.75 + \lg \frac{2.5 \times 10^{-3}}{7.5 \times 10^{-3}} = 4.27$$

答：此溶液的 pH 为 4.27。

## 五、缓冲溶液的配制

### 1. 缓冲溶液的配制原则

缓冲溶液常用来控制溶液的酸度。为保证所配缓冲溶液具有较强的缓冲能力，应遵循下述配制原则。

（1）选用适当的缓冲对　选择缓冲对要考虑两个因素，一个是使缓冲对中弱酸的 $pK_a$ 值尽可能接近实际要求的 pH，且 pH 在缓冲对的缓冲范围内。如配制 pH 为 4.8 的缓冲溶液，可选择 $CH_3COOH - CH_3COONa$ 缓冲对，因 $CH_3COOH$ 的 $pK_a = 4.75$。另一个是所选缓冲对应稳定、无毒，不能与溶液中的物质发生反应。如碳酸 - 碳酸盐缓冲对，因碳酸容易分解，在加热灭菌和储存期内不稳定，通常不采用。而硼酸 - 硼酸盐缓冲对，有毒，不能用于培养细菌或用做注射液、口服液的缓冲溶液。

（2）控制适当的总浓度　总浓度太小，缓冲溶液中没有足够的抗酸成分和抗碱成分，缓冲作用差。总浓度过大，会造成渗透压力太高等负面影响，不适用。一般情况下，总浓度控制在 0.05 ~ 0.20mol/L 之间。

### 2. 缓冲溶液的配制方法

实际工作中，为方便配制，常使用相同浓度的共轭酸碱溶液按一定体积比混合配

制。设混合前共轭酸、碱的体积分别为 $V_a$ 和 $V_b$，浓度为 $c$，缓冲溶液总体积为 $V_总 = V_a + V_b$，则：

$$[HA] = \frac{cV_{HA}}{V_总}, \quad [A^-] = \frac{cV_{A^-}}{V_总}$$

代入式（4-10）得：

$$pH = pK_a + \lg \frac{cV_{A^-}/V_总}{cV_{HA}/V_总}$$

$$pH = pK_a + \lg \frac{V_{A^-}}{V_{HA}} \tag{4-13}$$

利用此式，改变体积比 $\dfrac{V_{A^-}}{V_{HA}}$ 就可制得实际所需的缓冲溶液。

【例4-6】如何配制 100ml pH = 5.00 的缓冲溶液？

解：根据缓冲溶液配制原则，又因为 $CH_3COOH$ 的 $pK_a = 4.75$ 接近 pH = 5.00，所以选用 $CH_3COOH - CH_3COO^-$ 缓冲对。

取浓度相同的 $CH_3COOH$ 和 $CH_3COONa$ 溶液按体积比混合，设 $CH_3COONa$ 溶液的体积为 $V$ml，则 $CH_3COOH$ 溶液的体积为 $(100 - V)$ml，由式 $pH = pK_a + \lg \dfrac{V_{A^-}}{V_{HA}}$

得：

$$5.00 = 4.75 + \lg \frac{V}{100 - V}$$

$$\lg \frac{V}{100 - V} = 5.00 - 4.75 = 0.25$$

$$\frac{V}{100 - V} = 1.74$$

则 $CH_3COONa$ 溶液的体积为　　$V = 64$（ml）

$CH_3COOH$ 溶液的体积为　　　$100 - 64 = 36$（ml）

答：取等浓度（0.1～0.2mol/L）的 $CH_3COONa$ 溶液 64ml 和 $CH_3COOH$ 溶液 36ml，混合后即得到所需的 100ml pH = 5.00 的缓冲溶液。

另外，也常采用将弱酸与强碱溶液按一定体积比混合，或将弱碱与强酸溶液按一定体积比混合配制一定 pH 的缓冲溶液。

## 六、缓冲溶液在医学中的意义

生命体内任何复杂的生化反应都是在一定的 pH 环境中发生的，这是因为催化体内各种生化反应的酶只有在一定 pH 的体液中才具有生物活性，如成人胃蛋白酶的适宜 pH 在 1.5～2.0 之间，当 pH > 4.0 时即完全失去活性。因此保持体液正常的酸碱性，对生命活动有着非常重要的意义。

体液是缓冲溶液，体液的缓冲作用结合肺及肾的的生理调节作用，共同维持了机体的酸碱平衡，保障了生命活动的正常进行。

以血液为例，在血液中有两大缓冲体系，即血浆缓冲体系和红细胞缓冲体系。两者分工协作，在维持血浆 pH 恒定在 7.35 ~ 7.45 之间发挥着重要作用。

**1. 血浆缓冲体系**

血浆缓体系主要有 3 对缓冲对：

$$\frac{NaHCO_3}{H_2CO_3} \left[ 或 \frac{NaHCO_3}{CO_2（aq）} \right], \frac{Na - 血浆蛋白}{H - 血浆蛋白}, \frac{Na_2HPO_4}{NaH_2PO_4}$$

其中，缓冲比（$\frac{NaHCO_3}{H_2CO_3}$）为 20 : 1 的碳酸 - 碳酸氢盐（$H_2CO_3 - HCO_3^-$）缓冲对在血浆中含量最高，缓冲能力最强，是血浆中的重要缓冲对。主要功能是缓冲进入血浆的大量非挥发性酸（不能变成气体由肺排出，只能通过肾由尿排出的酸性物质，即碳酸以外的酸）和少量的碱。该缓冲对在血浆中保持下列平衡：

$$CO_2（aq）+ H_2O \xrightleftharpoons{} H_2CO_3 \xrightleftharpoons{pK_{a_1}} H^+ + HCO_3^-$$

当酸性物质进入血浆，引起 $H^+$ 的浓度增加时，平衡向左边移动，形成更多的 $H_2CO_3$，同时消耗掉部分 $HCO_3^-$。$H_2CO_3$ 不稳定，分解成二氧化碳和水。

$$H_2CO_3 \xrightleftharpoons{} H_2O + CO_2 \uparrow$$

形成的二氧化碳最终由肺部呼出，消耗掉的 $HCO_3^-$ 可通过肾脏的重吸收作用得以补充，这样通过肺和肾脏的调节作用，就能维持缓冲比（$\frac{NaHCO_3}{H_2CO_3}$）仍为 20 : 1，而使血浆的 pH 保持在正常范围。严重腹泻时，由于丢失碳酸氢盐（$HCO_3^-$）过多而引起引起酸中毒。严重呕吐时，由于丢失胃酸过多，导致血浆中的碱性物质相对增加而易引起碱中毒。

**2. 红细胞内的缓冲体系**

红细胞缓冲体系主要有以下缓冲对：

$$\frac{KHCO_3}{H_2CO_3} \left[ 或 \frac{KHCO_3}{CO_2（aq）} \right], \frac{K - 血红蛋白}{H - 血红蛋白}（或\frac{KHb}{HHb}），$$

$$\frac{K - 氧合血红蛋白}{H - 氧合血红蛋白}（或\frac{KHbO_2}{HHbO_2}），\frac{K_2HPO_4}{KH_2PO_4}$$

其中，以血红蛋白（HHb）和氧合血红蛋白（$HHbO_2$）缓冲对最为重要。主要作用是缓冲进入血液中的 $CO_2$。这是因为红细胞内存在一种碳酸酐酶（CA），可迅速催化 $CO_2$ 和 $H_2O$ 结合生成碳酸（$H_2CO_3$）。当正常人体组织细胞代谢产生的 $CO_2$ 进入静脉血液后，通过扩散作用进入红细胞，生成的碳酸，绝大部分被红细胞内的血红蛋白离子（$Hb^-$）缓冲。

$$CO_2 + H_2O \xrightleftharpoons{CA} H_2CO_3$$

$$H_2CO_3 + Hb^- \xrightleftharpoons{} HHb + HCO_3^-$$

反应产生的 $HCO_3^-$ 进入血浆，被运送至肺后，再进入红细胞并与氧合血红蛋白（$HHbO_2$）反应，重新生成 $CO_2$：

$$HCO_3^- + HHbO_2 \xrightleftharpoons{} HbO_2^- + H_2O + CO_2$$

通过扩散作用，$CO_2$ 最终由肺呼出体外。这样，通过血红蛋白（HHb）和氧合血红蛋白（$HHbO_2$）的缓冲作用，在大量的 $CO_2$ 从组织细胞运送至肺部的过程中，血浆的 pH 不会受到太大的影响。

注意，正常人血浆中，$\dfrac{NaHCO_3}{H_2CO_3}=20:1$，大大超出了缓冲溶液的有效缓冲范围，却还有很强的缓冲能力，为什么呢？这是因为，正常情况下，人体内的物质代谢主要以产酸的糖、脂类和蛋白质三大物质代谢为主，产生的酸多；而碱性物质主要来源于食物中蔬菜和水果中的有机酸盐（如柠檬酸钾盐或钠盐、苹果酸钾盐或钠盐等），量少。因此，机体对酸碱平衡的调节作用以对酸的调节为主，这就需要缓冲体系中的抗酸成分（共轭碱）的量远远大于抗碱成分（弱酸）的量，$\dfrac{NaHCO_3}{H_2CO_3}=20:1$ 正符合机体的这种代谢状况。同时在生物体内，缓冲体系是一个敞开体系，当 $HCO_3^- - H_2CO_3$ 缓冲对发挥缓冲作用后，$HCO_3^-$ 和 $H_2CO_3$ 浓度的改变可由呼吸作用和肾脏的生理功能进行调节，从而使得血浆中 $HCO_3^-$ 和 $H_2CO_3$ 浓度保持相对稳定，正常人血液的 pH 才能保持在 7.35 ~ 7.45 之间，为生命活动提供了稳定的酸碱环境。

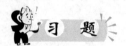 习 题

1. 名词解释

（1）电解质　（2）电离　（3）弱电解质　（4）同离子效应　（5）缓冲溶液

2. 选择题（每小题中只有一个正确答案）

（1）在浓度为 0.05mol/L HCN 溶液中，若有 0.01% 的 HCN 电离，则 HCN 的解离常数为

　　A. $5.0 \times 10^{-8}$　　　　　　　　　　B. $5.0 \times 10^{-6}$

　　C. $5.0 \times 10^{-10}$　　　　　　　　　　D. $2.5 \times 10^{-7}$

（2）下列物质不属于共轭酸碱对的是

　　A. $HNO_2 - NO_2^{2-}$　　　　　　　　　B. $H_3O^+ - OH^-$

　　C. $HS^- - S^{2-}$　　　　　　　　　　　D. $CH_3NH_3^+ - CH_3NH_2$

（3）已知 $NH_3$ 的 $K_b = 1.78 \times 10^{-5}$，HCN 的 $K_a = 6.17 \times 10^{-10}$，以下化合物的同浓度水溶液，pH 最小的为

　　A. HCN　　　　B. $NH_3$　　　　C. $NH_4Cl$　　　　D. NaCN

（4）一元弱酸 HB 的电离常数 $K_a$（HB）与其共轭碱 B 的电离常数 $K_b$（$B^-$）在水溶液中的关系是（　　）。

　　A. $K_a$（HB）= $K_b$（$B^-$）　　　　　　　B. $K_a$（HB）$K_b$（$B^-$）= 1

　　C. $K_a$（HB）$K_b$（$B^-$）= $K_w$　　　　　D. $K_a$（HB）/$K_b$（$B^-$）= $K_w$

（5）向 HAc 溶液中加入 NaAc 固体时，HAc 的 $K_a$

　　A. 增大　　　　B. 不变　　　　C. 减小　　　　　D. 先增大后减小

（6）某缓冲溶液含有等浓度的 $A^-$ 和 HA，已知 $K_b$（$A^-$）为 $1.0 \times 10^{-10}$，此溶液在 25℃ 时的 pH 是（　　　）

    A. 4　　　　　　B. 7　　　　　　　C. 10　　　　　　　　D. 14

（7）一定温度下，加水稀释弱酸，数值将减小的是（　　　）

    A. $[H^+]$　　B. $\alpha$　　　　　C. pH　　　　　　D. $K_a$

（8）下列混合溶液中，不属于缓冲溶液的是（　　　）

    A. 0.1mol/L $H_3PO_4$ 与 0.15mol/L NaOH 等体积混合溶液

    B. 30ml 0.1mol/L $KH_3PO_4$ 与 20ml 0.15mol/L $KH_2PO_4$ 溶液

    C. 30ml 0.1mol/L HAc 与 20ml 0.15mol/L NaOH 溶液

    D. 30ml 0.1mol/L $NH_3$ 与 30ml 0.05mol/L HCl 溶液

（9）欲配制 pH＝9 的缓冲溶液，应选用（　　　）

    A. HCOOH – HCOONa　　　　　　B. HAc – NaAc

    C. $NaHCO_3$ – $H_2CO_3$　　　　　　D. $NH_4Cl$ – $NH_3$

（10）在 37℃，当血液 pH＝7.40，$pK_a$＝6.10 时，此时 $[HCO_3^-]/[H_2CO_3]$ 等于（　　　）

    A. 1/20　　　B. 20/1　　　　　C. 2/1　　　　　　　D. 1/10

3. 计算下列溶液的 pH

（1）0.10mol/L HCl 溶液与 0.10mol/L $NH_3 \cdot H_2O$ 等体积混合

（2）10mol/L $NaHCO_3$ 溶液和 0.10mol/L $Na_2CO_3$ 溶液各 100ml 混合

（3）0.20mol/L $CH_3COOH$ 溶液和 0.20mol/L NaOH 溶液等体积混合

（4）临床检验测得 3 人血浆中 $HCO_3^-$ 和溶解的 $CO_2$ 的浓度如下

甲：$[HCO_3^-]$＝24.00mmol/L，$[CO_2（aq）]$＝1.20mmol/L

乙：$[HCO_3^-]$＝20.1mmol/L，$[CO_2（aq）]$＝1.34mmol/L

丙：$[HCO_3^-]$＝56.00mmol/L，$[CO_2（aq）]$＝1.40mmol/L

试求此 3 人血浆的 pH，并判断是否正常（37℃ 时血浆中 $H_2CO_3$ 的 $pK_{a_1}$＝6.10）。

4. 正常血浆内 $NaHCO_3$ 与 $H_2CO_3$ 溶液的缓冲比已经超出了缓冲范围（10/1 ~ 1/10），为什么还会有很强的缓冲能力呢？

# 第五章 烃

仅由碳、氢两种元素组成的有机化合物称为碳氢化合物，简称烃。烃虽然组成元素简单，但烃分子中的氢原子被其他原子或原子团取代后，可衍生出一系列的有机化合物，因此烃是有机化合物的母体。

烃根据结构和性质的不同，分为下列几类：

- 烃
  - 链烃（脂肪烃）
    - 饱和烃（烷烃）
    - 不饱和烃
      - 炔烃
      - 烯烃
      - 二烯烃
  - 环烃
    - 脂环烃
    - 芳香烃

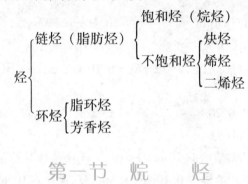

## 第一节 烷 烃

分子中碳原子与碳原子间以单键相连，其余价键全部和氢原子结合的链烃称为烷烃。烷烃分子中碳、氢原子的比例最高，因此又称为饱和烃。单键称饱和键，其组成通式为 $C_nH_{2n+2}$。

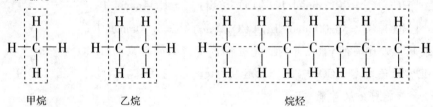

甲烷　　乙烷　　烷烃

### 一、烷烃的结构和同分异构

#### （一）烷烃的分子结构

最简单的烷烃是甲烷，分子式为 $CH_4$。现代物理检测证明，甲烷分子在空间呈正四面体型，碳原子处于正四面体中心，四个氢原子位于正四面体的四个顶角。四个价键键长相等，键角为 109.5°，如图 5－1 所示。

为什么甲烷在空间呈正四面体型？需用原子轨道理论加以解释。

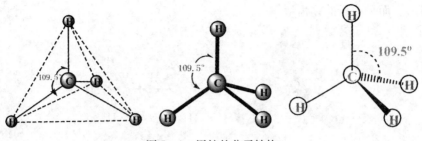

图 5 - 1　甲烷的分子结构

### 1. sp³ 杂化

原子轨道重新组合，能量重新分配的过程称为杂化。杂化后形成的新原子轨道称为杂化轨道。杂化轨道理论认为，甲烷分子中的碳原子成键时，首先处于基态的 2s 轨道的一个电子被激发跃迁到 2p 轨道上，然后 1 个 2s 轨道和 3 个 2p 轨道重新组合，形成 4 个能量、形状相同的杂化轨道。这种由一个 s 轨道和 3 个 p 轨道杂化形成的能量相同的新轨道称 sp³ 杂化轨道。杂化方式为 sp³ 杂化，表示如下。

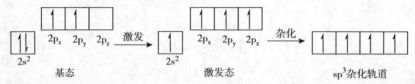

sp³ 杂化轨道 s 轨道占 1/4，p 轨道占 3/4，空间形状为一头大、一头小的葫芦形。其空间构型为正四面体形，碳原子位于正四面体中心，4 个 sp³ 杂化轨道分别指向正四面体的 4 个顶角，键角为 109.5°，如图 5 - 2。

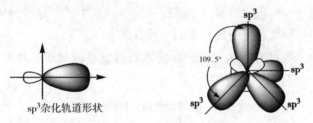

图 5 - 2　sp³ 杂化轨道

### 2. σ 键

原子轨道沿轨道对称轴方向以"头碰头"方式重叠，形成的共价键称 σ 键。其特点是原子轨道重叠大，比较牢固，不易断裂；可以围绕键轴自由旋转；可以单独存在。

### 3. 烷烃结构

烷烃分子中的碳原子全部以 sp³ 杂化轨道形成 C—C σ 键和 C—H σ 键。如甲烷以 sp³ 杂化形成 4 个 C—H σ 键，乙烷 sp³ 杂化形成 1 个 C—C σ 键和 6 个 C—H σ 键。（图 5 - 3）

由于烷烃分子中碳原子都是 sp³ 杂化，形成 C—C 键和 C—H 键，均为 σ 键。烷烃分子中键角虽然不完全相等，但基本上都接近 109.5°，故烷烃碳链的空间立体形状不是直线形，而呈曲折的锯齿形。

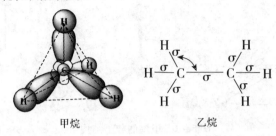

甲烷                    乙烷

图 5-3  甲烷和乙烷的分子结构

### （三）烷烃的同分异构现象

烷烃同分异构现象产生的方式主要为碳原子间的排列方式不同，即碳链骨架的结构不同。在烷烃分子中，除甲烷、乙烷和丙烷外，其他烷烃都存在同分异构现象，例如丁烷（$C_4H_{10}$）有 2 种异构体，戊烷（$C_5H_{12}$）有 3 种异构体。

$$CH_3—CH_2—CH_2—CH_3 \qquad CH_3—\underset{\underset{CH_3}{|}}{CH}—CH_3$$

正丁烷                    异丁烷

$$CH_3—CH_2—CH_2—CH_2—CH_3 \qquad CH_3—\underset{\underset{CH_3}{|}}{CH}—CH_2—CH_2—CH_3 \qquad CH_3—\underset{\underset{CH_3}{|}}{\overset{\overset{CH_3}{|}}{C}}—CH_3$$

正戊烷                    异戊烷                    新戊烷

以上烷烃的同分异构现象，是由于碳链结构不同产生的，这种异构称为碳链异构。它是有机化合物同分异构现象中最普遍的一种方式。

随着烷烃碳原子数目的增加，同分异构体数目也迅速增多。几种烷烃同分异构体的数目见表 5-1。

表 5-1  几种烷烃同分异构体数目

| 化学式 | 异构体数 | 化学式 | 异构体数 |
|---|---|---|---|
| $C_4H_{10}$ | 2 | $C_9H_{20}$ | 35 |
| $C_5H_{12}$ | 3 | $C_{10}H_{22}$ | 75 |
| $C_6H_{14}$ | 5 | $C_{11}H_{24}$ | 159 |
| $C_7H_{16}$ | 9 | $C_{12}H_{26}$ | 355 |
| $C_8H_{18}$ | 18 | $C_{20}H_{42}$ | 366391 |

在有机化合物中，碳原子在碳链中所处位置不同，活性不同，通常按该碳原子上直接相连的碳原子数目不同，将碳原子分为四类。

（1）伯碳原子  与 1 个碳原子直接相连的碳原子，又称一级或 1° 碳原子。

（2）仲碳原子  与 2 个碳原子直接相连的碳原子，又称二级或 2° 碳原子。

（3）叔碳原子  与 3 个碳原子直接相连的碳原子，又称三级或 3° 碳原子。

（4）季碳原子　与 4 个碳原子直接相连的碳原子，又称四级或 4°碳原子。

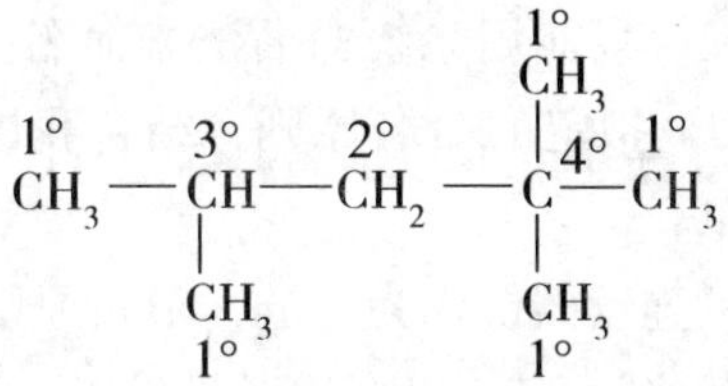

$$
\begin{array}{ccccc}
& & & \overset{1°}{CH_3} & \\
\overset{1°}{CH_3}-\overset{3°}{CH}-\overset{2°}{CH_2}-\overset{4°}{C}-\overset{1°}{CH_3} \\
& \underset{1°}{CH_3} & & \underset{1°}{CH_3} &
\end{array}
$$

同时将伯、仲、叔碳原子上所连接的氢原子，分别称为伯、仲、叔氢原子。

## 二、烷烃的命名

烷烃的命名方法分为普通命名法和系统命名法两种。

### （一）基本概念

**1. 天干**

甲、乙、丙、丁、戊、己、庚、辛、壬、癸称为天干，分别表示数目 1~10。有机化合物分子中碳原子数目在 10 个以内的，其数目用天干表示。10 个以上的用中文数字十一、十二……表示。

**2. 烷基**

烷烃去掉 1 个氢原子后剩余的基团称为烷基，用 R—表示，通式 $C_nH_{2n+1}-$。

常见的烷基有：

$CH_3-$　　　　　甲基　　　　$CH_3CHCH_2-$　　　　　异丁基
　　　　　　　　　　　　　　　　$\underset{CH_3}{|}$

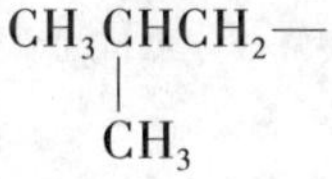

$CH_3CH_2-$　　　　乙基

$CH_3CH_2CH_2-$　　正丙基　　　$CH_3CHCH_2CH_3$　　　仲丁基 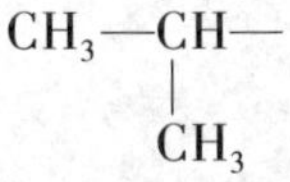
　　　　　　　　　　　　　　　　$\underset{CH_3}{|}$

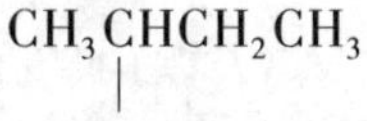

$\underset{\underset{CH_3}{|}}{CH_3-CH-}$　　　异丙基　　　$\underset{\underset{CH_3}{|}}{\overset{\overset{CH_3}{|}}{CH_3-C-}}$　　　叔丁基

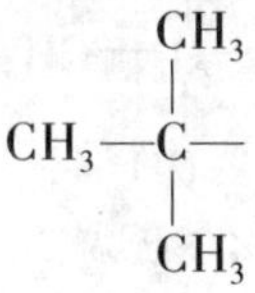

$CH_3CH_2CH_2CH_2-$　　正丁基

### （二）普通命名法

普通命名法只适用于结构简单的烷烃，其基本命名原则如下。

（1）按分子中碳原子的总数称为"某烷"。碳原子数 10 个以内用天干表示，10 个以上用中文数字表示。

（2）为区分异构体，通常把直链烷烃称为"正某烷"，碳链第二位碳原子上连有一个甲基的烷烃称"异某烷"，连有两个甲基的烷烃称"新某烷"。例如：

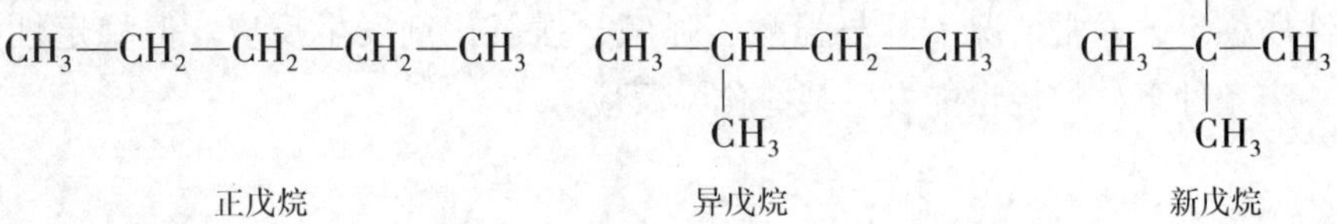

$$CH_3-CH_2-CH_2-CH_2-CH_3 \qquad \underset{\underset{CH_3}{|}}{CH_3-CH-CH_2-CH_3} \qquad \underset{\underset{CH_3}{|}}{\overset{\overset{CH_3}{|}}{CH_3-C-CH_3}}$$

　　　　正戊烷　　　　　　　　　　　异戊烷　　　　　　　　　　　新戊烷

**（三）系统命名法**

对于结构比较复杂的烷烃，只能用系统命名法来命名。系统命名法是根据国际纯粹与应用化学联合会（IUPAC）拟定的命名原则，结合我国文字特点而制定的命名方法。系统命名法的命名原则如下。

（1）选主链　选择最长的连续碳链作为主链（最长原则），支链为取代基。根据主链所含碳原子总数命名为"某烷"。若有几条等长碳链时，选择连有取代基最多的碳链为主链（最多原则）。

（2）主链编号　从靠近取代基的一端开始，依次用阿拉伯数字1、2、3……给主链碳原子编号。若有两个或两个以上的取代基时，应尽可能使取代基的位号之和最小（最小原则）。

（3）命名　将取代基的位号、数目、名称写在"某烷"之前。若主链上连有不同取代基时，则按由小到大的顺序依次写明。若主链上连有相同取代基，则合并取代基，用中文数字二、三……表示取代基数目。在取代基的数目之前用阿拉伯数字标明每个取代基的位号。

注意：在系统命名法中，阿拉伯数字与阿拉伯数字之间用逗号"，"隔开，阿拉伯数字与中文字之间用短线"－"隔开。阿拉伯数字代表取代基的位号，中文数字代表取代基的数目，不能混用。例如：

$$\overset{1}{C}H_3 - \overset{2}{C}H - \overset{3}{C}H_2 - \overset{4}{C}H_3$$

$$|$$

$$CH_3$$

2-甲基丁烷

$$CH_3 - \overset{3}{C}H - \overset{4}{C}H_2 - \overset{5}{C}H_2 - \overset{6}{C}H_3$$

$$|$$

$$\overset{2}{C}H_2 - \overset{1}{C}H_3$$

3-甲基己烷

$$\overset{6}{C}H_3 - \overset{5}{C}H_2 - \overset{4}{C}H - \overset{3}{C}H_2 - \overset{2}{C} - \overset{1}{C}H_3$$

2,2-二甲基-4-乙基己烷

## 三、烷烃的性质

在烷烃同系物中，物理性质随碳原子数目的增加而呈规律性变化。常温常压下，含碳原子 $1 \sim 4$ 个的直链烷烃为气体，含碳原子 $5 \sim 16$ 个的为液体，含碳原子 17 个以上的为固体。烷烃是非极性分子，难溶于水，易溶于乙醇、乙醚等有机溶剂。符合"相似相溶"规律。相对密度小于 1，熔点和沸点随碳原子数目的增多而升高，每增加 1 个碳原子，沸点升高 $20 \sim 30℃$。同分异构体中随支链的增多而降低。

结构决定性质。烷烃分子中的化学键都是 σ 键，σ 键比较稳定、不易断裂，因此烷烃化学性质稳定，通常情况下不与强酸、强碱、强氧化剂发生反应。但稳定性是相对的，在一定条件下，烷烃也能发生某些化学反应。

## 1. 取代反应

有机化合物分子中的某些原子或原子团被其他原子或原子团所取代（替换）的反应，称取代反应。被卤素原子取代称卤代反应。

烷烃在光照、加热、催化剂的条件下能与卤素发生取代反应。烷烃氢原子被卤素取代，生成卤代烷。

$$R-H + X_2 \xrightarrow{\text{光}} R-X + HX$$

$$CH_4 + Cl_2 \xrightarrow{\text{光}} CH_3Cl + HCl$$
一氯甲烷

$$CH_3Cl + Cl_2 \xrightarrow{\text{光}} CH_2Cl_2 + HCl$$
二氯甲烷

$$CH_2Cl_2 + Cl_2 \xrightarrow{\text{光}} CHCl_3 + HCl$$
三氯甲烷（氯仿）

$$CHCl_3 + Cl_2 \xrightarrow{\text{光}} CCl_4 + HCl$$
四氯甲烷（四氯化碳）

## 2. 氧化反应

烷烃不能被氧化剂氧化，因此不能使高锰酸钾溶液褪色，但在空气中可以燃烧生成二氧化碳和水，同时放出大量的热。

$$CH_4 + 2O_2 \xrightarrow{\text{燃烧}} CO_2\uparrow + 2H_2O + Q$$

天然气、汽油、柴油的主要成分是烷烃的混合物，燃烧时放出大量的热，它们是主要的能源。

# 第二节　烯烃和炔烃

分子结构中含有碳碳双键或碳碳叁键的链烃称为不饱和烃，通常分为烯烃和炔烃。碳碳双键或碳碳叁键称为不饱和键。

## 一、烯烃

分子结构中含有碳碳双键（ $\diagdown C=C\diagup$ ）的链烃称为烯烃。碳碳双键是烯烃的官能团。烯烃根据分子中碳碳双键数目分为三类：单烯烃（含 1 个双键）；二烯烃（含 2 个双键）；多烯烃（含 2 个以上双键）。通常烯烃是指单烯烃，组成通式为 $C_nH_{2n}$。

（一）烯烃的结构

最简单的烯烃是乙烯，分子式为 $C_2H_4$，结构式为 $CH_2{=\!=}CH_2$，现代物理检测证明，乙烯分子呈平面型，所有的原子都在同一平面内。

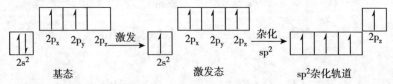

碳碳双键是如何形成的？

### 1. sp² 杂化

杂化轨道理论认为，乙烯碳原子在构成双键时，以 sp² 杂化方式进行轨道杂化，即处于激发态的 1 个 2s 轨道和 2 个 2p 重新组合，形成能量、形状完全相同的 3 个杂化轨道。杂化后形成的新轨道称 sp² 杂化轨道，表示如下。

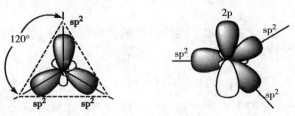

每个 sp² 杂化轨道 s 轨道成分占 1/3，p 轨道成分占 2/3，形状和 sp³ 杂化轨道相似。3 个 sp² 杂化轨道的对称轴处于同一平面上呈平面三角形，以碳原子为中心，分别指向平面三角形的三个顶点，键角为 120°。未参与杂化的 2p 轨道其对称轴垂直于 3 个 sp² 杂化轨道所形成的平面，如图 5-4。

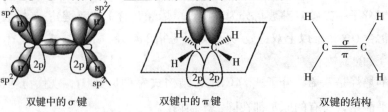

图 5-4　sp² 杂化轨道

### 2. π 键

两个相互平行的 p 轨道沿轨道对称轴垂直方向"肩并肩"相互重叠形成的共价键称为 π 键。其特点是原子轨道侧面重叠成键，重叠程度小，不牢固，易断裂；不能沿键轴自由旋转；不能单独存在，只能与 σ 键共存。

### 3. 双键的形成

在形成乙烯分子时，2 个碳原子各自的 1 个 sp² 杂化轨道沿键轴"头碰头"重叠形成 C—C σ 键，剩余的 sp² 杂化轨道分别以氢原子形成 C—H σ 键。2 个碳原子上未参加杂化的 2p 轨道彼此"肩并肩"重叠形成 π 键，如图 5-5。

双键中的 σ 键　　　双键中的 π 键　　　双键的结构

图 5-5　乙烯分子的结构示意图

由此可见碳碳双键是由一个 σ 键和一个 π 键组成。π 键重叠程度小，不稳定，易断裂，所以烯烃性质比烷烃活泼。

**（二）烯烃的同分异构现象**

烯烃含有官能团双键，其同分异构现象比烷烃复杂，除碳链异构外，还有位置异构和顺反异构。

**1. 碳链异构**

与烷烃相似，由于碳原子间的排列方式不同产生的异构现象。例如：

$$CH_2\!\!=\!\!CHCH_2CH_3 \qquad\qquad CH_2\!\!=\!\!CCH_3$$
$$\qquad\qquad\qquad\qquad\qquad\qquad |$$
$$\qquad\qquad\qquad\qquad\qquad\qquad CH_3$$

　　　　1 - 丁烯　　　　　　　　2 - 甲基丙烯

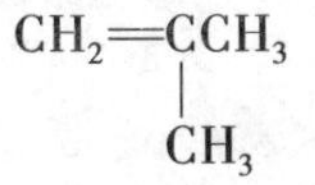

**2. 位置异构**

由于双键位置不同产生的异构现象。例如：

$$CH_2\!\!=\!\!CHCH_2CH_3 \qquad\qquad CH_3CH\!\!=\!\!CHCH_3$$

　　　　1 - 丁烯　　　　　　　　2 - 丁烯

**3. 顺反异构**

烯烃由于 π 键的存在使碳碳双键不能自由旋转，所以与双键碳原子直接相连的原子或基团在空间有两种不同的排列方式。例如：

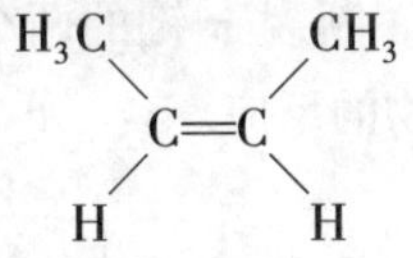

| | | |
|---|---|---|
| 顺 - 2 - 丁烯 | 反 - 2 - 丁烯 | |
| 熔点 | -139.3℃ | -105.5℃ |
| 沸点 | 3.5℃ | 0.9℃ |

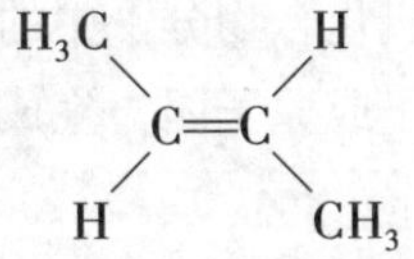

这种由于双键上所连基团在空间的排列方式不同而产生的异构现象称顺反异构。顺反异构属于立体异构，其分子式和结构式相同。通常相同基团处于双键同侧的称为顺式，处于双键异侧称为反式。只要每个双键碳原子上连有的 2 个原子或基团不同时，就有顺反异构现象。

顺反异构体不仅在理化性质上有所不同，在生理活性上也表现出较大的差异。如雌激素己烯雌酚，供药用的是反式异构体，其生理活性强，顺式异构体生理活性弱。

**（三）烯烃的命名**

烯烃的命名和烷烃相似，不同的是需指明双键在主链上的位置。

（1）选主链　选择含有双键的最长碳链作为主链。根据主链碳原子数称为"某烯"。

（2）主链编号　从靠近双键的一端开始给主链碳原子编号，如双键在中间时，从靠近取代基的一端开始编号。

（3）命名　将取代基的位号、数目、名称和双键位号依次写在某烯的前面。

$$CH_3 - \overset{3}{CH} - \overset{2}{CH} = \overset{1}{CH_2}$$
$$\underset{CH_3}{|}$$

3-甲基-1-丁烯

$$\overset{6}{CH_3} - \overset{5}{CH_2} - \overset{4}{CH} = \overset{3}{C} - \overset{2}{CH_2} - \overset{1}{CH_3}$$
$$\underset{CH_2CH_3}{|}$$

3-乙基-3-己烯

$$\overset{3}{CH_3}CHC \overset{}{\underset{|}{\overset{CH_3}{|}}} \overset{2}{\underset{}{C}} = \overset{1}{CH_2}$$
$$\underset{\underset{4}{CH_2CH_3}}{|}$$

2,3-二甲基-1-戊烯

$$\overset{1}{CH_3}\overset{2}{C} = \overset{3}{CH}\overset{4}{CH}\overset{5}{CH}CH_3$$
$$\underset{\underset{6}{CH_3}}{|} \quad \underset{\underset{7}{CH_2CH_3}}{|}$$

2,5-二甲基-4-乙基-2-庚烯

## (四) 烯烃的性质

常温常压下，含 2～4 个碳原子的烯烃为气体，5～18 个碳原子的为液体，19 个以上的为固体。烯烃难溶于水而易溶于有机溶剂，熔点、沸点和相对密度随相对分子质量的增加而递增。

结构决定性质，烯烃的官能团是碳碳双键，由一个 σ 键和一个 π 键组成，π 键重叠程度小，不稳定，易断裂。因此烯烃化学性质活泼，易发生加成、氧化、聚合等反应。

### 1. 加成反应

加成反应是指有机化合物分子中的 π 键断裂，断裂 π 键的两个双键碳原子分别加上试剂的两个一价原子或原子团，生成饱和化合物的反应。

$$C = C \quad + \quad X^+ - Y^- \longrightarrow \quad -\overset{|}{\underset{X}{C}} - \overset{|}{\underset{Y}{C}} -$$

在一定条件下，烯烃能与氢气、卤素、卤化氢、硫酸等发生加成反应。

$$R-CH = CH_2 + H_2 \xrightarrow{Pt} R-CH_2-CH_3$$

$$CH_3-CH = CH-CH_3 + H_2 \xrightarrow{Pt} CH_3-CH_2-CH_2-CH_3$$

此反应又称催化氢化反应，由于反应是定量进行的，可以根据氢消耗量计算分子中双键数目。

$$CH_3-CH = CH_2 + Br_2 \longrightarrow CH_3-\overset{|}{\underset{Br}{CH}}-\overset{|}{\underset{Br}{CH_2}}$$

1，2-二溴丙烷

反应活性顺序：$F_2 > Cl_2 > Br_2 > I_2$

烯烃与溴的四氯化碳溶液或溴水发生加成反应后，溴的红棕色立即褪去，生成无色的溴代烷烃。常用于鉴别不饱和烃。

注意：在加成反应中，当不对称烯烃与不对称试剂发生加成反应时，需遵循马尔科夫尼科夫加成规则，简称马氏规则。即不对称试剂的负电部分总是加到碳碳双键中含氢较少的碳原子上，正电部分加到含氢较多的碳原子上。例如丙烯与溴化氢加成时，反应主产物为 2-溴丙烷。

$$CH_3CH=CH_2 + HBr \longrightarrow \begin{cases} CH_3CH_2-CH_2Br & 1-溴丙烷 \\ CH_3CH-CH_3 & 2-溴丙烷 \\ \quad\quad | \\ \quad\quad Br \end{cases}$$

### 2. 氧化反应

烯烃易被氧化，其反应主要发生在双键上。在冷、稀的高锰酸钾弱碱性或中性溶液中，烯烃双键中的 π 键断裂，双键碳原子上各加上 1 个羟基，氧化生成邻二醇，同时高锰酸钾的紫红色褪去。

$$CH_2=CH_2 \xrightarrow[OH^-]{KMnO_4/H_2O} \begin{array}{c} CH_2-CH_2 \\ | \quad\quad | \\ OH \quad OH \end{array}$$

如果与高锰酸钾酸性溶液作用，烯烃双键中不仅 π 键断裂，σ 键也断裂，生成二氧化碳、羧酸、酮。烯烃双键两端烃基结构不同，氧化产物不同。

$$\begin{array}{c} \diagdown \\ C \overset{\sigma}{\underset{\pi}{=\!=\!=}} C \\ \diagup \end{array} \xrightarrow[H^+]{KMnO_4} \begin{cases} CH_2= \longrightarrow CO_2 + H_2O \\ RCH= \longrightarrow RCOOH & 羧酸 \\ R-C= \longrightarrow R-C=O & 酮 \\ \quad | \quad\quad\quad | \\ \quad R' \quad\quad\quad R' \end{cases}$$

$$CH_3CH=CH_2 \xrightarrow{KMnO_4/H^+} CH_3-COOH + CO_2 + H_2O$$

烯烃与高锰酸钾的反应，条件简单，现象明显，常用于不饱和烃的鉴别。

### 3. 聚合反应

在一定的条件下，烯烃分子可以发生自身加成反应，生成相对分子质量较大的化合物。这种由低分子化合物结合生成高分子化合物的反应称为聚合反应。低分子化合物称为单体，高分子化合物称为聚合物，$n$ 为聚合度。例如：

$$nCH_2=CH_2 \xrightarrow[200\sim300℃,\ 高压]{O_2\ (0.05\%)} \underset{聚乙烯}{\big[CH_2-CH_2\big]_n}$$

乙烯、丙烯、1-丁烯等聚合得聚乙烯、聚丙烯、聚丁烯等，是常用的塑料、橡胶、合成纤维等化学工业品的原料，在医药制剂、人造血浆、人造器官等方面应用广泛。

## 二、二烯烃

分子中含有两个碳碳双键的链烃称为二烯烃，通式为 $C_nH_{2n-2}$。

### （一）二烯烃的分类和命名

根据两个双键相对位置不同，二烯烃分为三类。

**1. 聚集二烯烃**

两个双键与同一个碳原子相连的二烯烃，例如丙二烯 $CH_2\!=\!C\!=\!CH_2$。结构特征：

C=C=C 。这类二烯烃数量少，稳定性差，应用很少。

**2. 隔离二烯烃**

两个双键被两个或两个以上的单键隔开的二烯烃，又称孤立二烯烃。结构特征：

C=C—$(CH_2)_n$—C=C （$n \geqslant 1$），例如 1，4 - 戊二烯 $CH_2\!=\!CH—CH_2—CH\!=\!$

$CH_2$。此类二烯烃分子中两个双键距离较远，相互影响小，性质和单烯烃相似。

**3. 共轭二烯烃**

两个双键被一个单键隔开的二烯烃。结构特征： C=C—C=C ，例如 1，3 -

丁二烯 $CH_2\!=\!CH—CH\!=\!CH_2$。共轭二烯烃具有特殊的分子结构和性质。

二烯烃的命名与烯烃相似，选择含两个双键的最长碳链为主链，称为"某二烯"，编号从距离双键最近的一端开始，将取代基的位号、数目、名称及两个双键的位号放在主链名称的前面。

$$CH_2\!=\!C\!=\!CHCH_3 \qquad\qquad CH_2\!=\!CH（CH_2）_2CH\!=\!CH_2$$
1，2 - 丁二烯 　　　　　　　1，5 - 己二烯

$$\overset{\textstyle CH_3}{\underset{\textstyle |}{CH_2\!=\!CH—C\!=\!CH_3}}$$
2 - 甲基 - 1，3 - 丁二烯（异戊二烯）

**（二）共轭二烯烃的结构**

从最简单的共轭二烯烃 1，3 - 丁二烯，认识其特殊结构。1，3 - 丁二烯 4 个碳原子均采取 $sp^2$ 杂化，形成 3 个 C—C σ 键和 6 个 C—H σ 键，成键原子处于同一平面。每个碳原子都有 1 个未参与杂化的 p 轨道，4 个 p 轨道均垂直于 σ 键所在的平面，并彼此两两平行、侧面重叠，$C_1$—$C_2$、$C_3$—$C_4$ 形成 2 个 π 键。由于 2 个 π 键相邻，$C_2$—$C_3$ 上的 p 轨道不可避免地也发生侧面重叠，结果使 4 个碳原子的 p 轨道电子云整个连接起来，形成大 π 键，又称共轭 π 键或离域 π 键。共轭 π 键的形成，使共轭体系电子云密度和键长趋于平均化，内能降低而稳定性增加。在 1，3 - 丁二烯分子中双键的键长为 0.137nm，比一般双键的键长 0.134nm 略长，单键的键长为 0.146nm 比一般单键的键长 0.154nm 略短，如图 5 - 6。

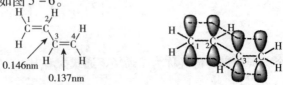

图 5 - 6　1，3 - 丁二烯的分子结构

**（三）共轭二烯烃的特性**

共轭二烯烃具有单烯烃的性质，但由于结构的特殊性，加成反应方式有两种，1，2－加成和1，4－加成。1，4－加成是共轭二烯烃的特殊反应。

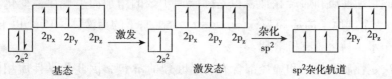

$$CH_2=CH-CH=CH_2 + Br_2$$

1，2－加成 → CH₂—CH—CH=CH₂（Br，Br）

3.4－二溴－1－丁烯

1，4－加成 → CH₂—CH=CH—CH₂（Br，Br）

1.4－二溴－2－丁烯

1，2－加成和1，4－加成是竞争反应，通常情况下，在低温及非极性溶剂中以1，2－加成为主，较高温度及极性溶剂中以1，4－加成为主。

## 三、炔烃

分子结构中含碳碳叁键（ —C≡C— ）的链烃称为炔烃。官能团是碳碳叁键，组成通式为 $C_nH_{2n-2}$，和同碳数的二烯烃互为同分异构体。

**（一）炔烃的结构**

最简单的炔烃是乙炔，分子式为 $C_2H_2$，结构式为 H—C≡C—H ，现代物理检测证明，乙炔呈直线型，两个碳原子和两个氢原子在一条直线上。

杂化轨道理论认为，乙炔碳原子在构成叁键时，以 sp 杂化方式进行轨道杂化，即处于激发态的 1 个 2s 轨道和 1 个 2p 重新组合，形成能量、形状完全相同的 2 个杂化轨道。杂化后形成的新轨道称 sp 杂化轨道。表示如下：

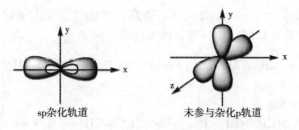

每个 sp 杂化轨道含1/2 s 轨道成分和1/2 p 轨道成分。2 个 sp 杂化轨道的对称轴在同一直线上，键角为180°。两个未参与杂化的 p 轨道其对称轴彼此相互垂直，如图5－7。

sp杂化轨道    未参与杂化p轨道

图 5 － 7  sp 杂化轨道

在形成乙炔分子时，2 个碳原子各与 1 个 sp 杂化轨道重叠形成 1 个 C—C σ 键，其余的 sp 杂化轨道与 2 个氢原子的 s 轨道重叠，形成 2 个 C—Hσ 键，3 个 σ 键处于同一直线上。每个碳原子上剩余的 2 个未杂化的 p 轨道与另一碳原子的 2 个 p 轨道两两相互"肩并肩"重叠，形成两个相互垂直的 π 键。即碳碳叁键是由一个 σ 键和两个 π 键组成。叁键的 π 键比双键的稳定。如图 5－8 所示。

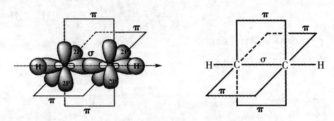

图 5－8　不饱和键碳碳叁键的结构

### （二）炔烃的同分异构和命名

炔烃的同分异构与烯烃相似，有碳链异构、位置异构，如戊炔（$C_5H_8$）有 3 个异构体。

$$CH\equiv CCH_2CH_2CH_3 \qquad CH_3C\equiv CCH_2CH_3 \qquad CH\equiv CCHCH_3$$

　　　1－戊炔　　　　　　　　　2－戊炔　　　　　　　　　$\underset{\displaystyle CH_3}{|}$

　　　　　　　　　　　　　　　　　　　　　　　　　　3－甲基－1－丁炔

炔烃的命名与烯烃相似，只需将"烯"字改为"炔"字即可。

例如：　　　$CH_3C\equiv CCH_3$　　　　$CH\equiv CCHCH_2CH_3$

　　　　　　　　　　　　　　　　　　　　　$\underset{\displaystyle CH_2CH_3}{|}$

　　　　　　2－丁炔　　　　　3－乙基－1－丁炔

### （三）炔烃的性质

炔烃的物理性质和烯烃相似，也是随碳原子数的增加而呈规律性变化。直链炔烃中，含 2 ~ 4 个碳原子的烯烃为气体，5 ~ 15 个碳原子的为液体，15 个以上的为固体。炔烃难溶于水，易溶于有机溶剂。

结构决定性质，炔烃和烯烃都含有容易断裂的 π 键，因此化学性质相似，也能发生加成、氧化、聚合反应。但叁键中的 π 键较双键稳定，所以炔烃活性不如烯烃。另外叁键碳原子上连有氢原子的炔烃（ —C≡C—H ），具有特殊反应。

**1. 加成反应**

炔烃在催化剂的条件下，能与氢气、卤素、卤化氢等发生加成反应。由于炔烃分子中有两个键，因此其加成反应一般分两步进行。例如：

$$CH\equiv CH + H_2 \xrightarrow{Pt} CH_2 = CH_2 \xrightarrow[H_2]{Pt} CH_3-CH_3$$

$$CH_3CH\equiv CH + Br_2 \longrightarrow CH_3\underset{\displaystyle Br}{\overset{}{C}}=\underset{\displaystyle Br}{\overset{}{CH}} \longrightarrow CH_3-\underset{\displaystyle Br}{\overset{\displaystyle Br}{C}}-\underset{\displaystyle Br}{\overset{\displaystyle Br}{CH}}$$

　　　　　　　　　　　　　　　1.2－二溴－1－丙烯　　　　1，1，2，2－四溴丙烷

炔烃也能使溴水或溴的四氯化碳溶液褪色，此反应用作不饱和键的鉴别。

$$CH\!\equiv\!CH + HCl \xrightarrow[120\sim180℃]{HgCl_2} CH_2\!=\!\underset{\underset{Cl}{|}}{CH} \xrightarrow{HCl} CH_3\!-\!\underset{\underset{Cl}{|}}{\overset{\overset{Cl}{|}}{CH}}$$

1，1 - 二氯乙烷

反应分两步进行，产物需遵循马氏规则。

**2. 氧化反应**

炔烃易被氧化，叁键同时断裂，生成二氧化碳和羧酸。炔烃与 $KMnO_4$ 溶液作用，即被氧化，同时 $KMnO_4$ 溶液的紫红色褪去。反应现象明显，可用作不饱和烃的鉴别。

$$CH\!\equiv\!CH + KMnO_4 + H_2O \longrightarrow MnO_2\!\downarrow + CO_2\!\uparrow + H_2O$$

**3. 聚合反应**

乙炔在催化剂的作用下，可发生聚合反应产生链状或环状化合物。炔烃一般不聚合成高分子化合物，而是发生二聚或三聚反应。

$$CH\!\equiv\!CH + CH\!\equiv\!CH \xrightarrow[HCl]{CuCl_2-NH_4Cl} CH\!\equiv\!C\!-\!CH\!=\!CH_2$$

1 - 丁烯 - 3 - 炔

1 - 丁烯 -3 - 炔是合成橡胶的原料。

乙炔在催化剂作用下，可聚合成苯。

$$3CH\!\equiv\!CH \xrightarrow[300℃]{催化剂} \text{（苯环结构）} \quad (\bigcirc)$$

**4. 金属炔化物的生成**

具有 $-C\!\equiv\!C\!-\!H$ 结构的炔烃（端基炔或 1 - 炔），叁键碳原子上的氢原子受叁键的影响比较活泼，具有弱酸性，能被金属所取代，生成金属炔化物。

$$R-C\!\equiv\!CH + 2[Ag(NH_3)_2]NO_3 \longrightarrow R\!-\!C\!\equiv\!CAg\!\downarrow + 2NH_3 + 2NH_4NO_3$$

炔化银（白色）

$$CH\!\equiv\!CH + 2[Ag(NH_3)_2]NO_3 \longrightarrow AgC\!\equiv\!CAg\!\downarrow + 2NH_3 + 2NH_4NO_3$$

乙炔银（白色）

$$CH\!\equiv\!CH + 2[Cu(NH_3)_2]Cl \longrightarrow CuC\!\equiv\!CCu\!\downarrow + 2NH_3 + 2NH_4Cl$$

乙炔亚铜（红棕色）

上述反应非常灵敏，常用来鉴别具有 $R-C\!\equiv\!CH$ 结构特征的炔烃。

# 第三节 环　烃

环烃是指由碳、氢两种元素组成的成环状结构的烃，又称闭链烃。根据碳环结构不同，环烃分为脂环烃和芳香烃两大类。为了书写方便，环烃结构式通常用键线式表示。

## 一、脂环烃

成环状结构，但性质和开链烃性质相似的烃类，称为脂环烃。脂环烃及其衍生物广泛存在于自然界中，大都具有一定的生理活性。

### （一）脂环烃的分类和命名

**1. 分类**

根据分子的饱和程度，脂环烃分为环烷烃、环烯烃和环炔烃；根据分子中碳环数目多少，脂环烃又分为单环脂环烃和多环脂环烃。例如：

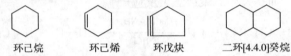

环己烷　　　环己烯　　　环戊炔　　　二环[4.4.0]癸烷

在脂环烃中，环烯烃和环炔烃性质与烯烃、炔烃相似，但环烷烃其稳定性和环的大小有关，这里我们重点介绍环烷烃。

**2. 命名**

单环脂环烃的命名和脂肪烃相似，只需在母体名称前加上"环"字。一般以环为母体，环烷烃使取代基位号最小，环烯烃和环炔烃使不饱和键位号最小，如环上取代基比较复杂时，可将环作为取代基。

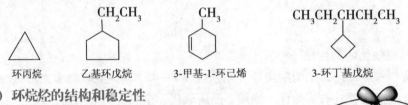

环丙烷　　　乙基环戊烷　　　3-甲基-1-环己烯　　　3-环丁基戊烷

### （二）环烷烃的结构和稳定性

环烷烃中碳原子的杂化形式和烷烃相同，均采取 $sp^3$ 杂化。分子中的共价键都是 σ 键。这样看来，环烷烃应该像烷烃一样稳定。但事实并非如此，在环烷烃中，环丙烷、环丁烷及其衍生物的碳环，不稳定，易开环，而环戊烷、环己烷及其衍生物的碳环稳定难开环。环烷烃的稳定性和环的几何形状有关。

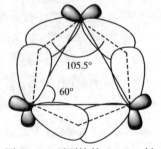

图 5-9　环丙烷的 C—C σ 键

烷烃中 σ 键是成键电子云沿键轴方向正面重叠形成的，重叠程度最大。正常键角为109.5°这样形成的键是稳定的，但环丙烷的几何形状为平面正三角形，碳碳键之间的夹角只有60°。比 $sp^3$ 杂化轨道的正常键角 109.5°小得多，要把正常键角压缩到60°正面重叠是不可能的。现代物理方法测得环丙烷的键角为 105.5°，环丙烷是将

$sp^3$ 杂化轨道扭转一定角度，以弯曲的形式侧面重叠成键。弯曲侧面重叠形成的 σ 键，称为"弯曲键"。弯曲键重叠程度小，不稳定，易开环，因此环丙烷不稳定，如图5-9。

环丁烷的结构与环丙烷相似，碳碳键也是弯曲键，但弯曲程度比环丙烷小，重叠程度增大，所以比环丙烷稳定。环戊烷和环己烷，成键碳原子不在同一平面上，键角基本保持正常键角，因此环稳定难开环，如下所示。

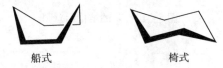

船式　　　　　　椅式

环烷烃的稳定性顺序为：环丙烷＜环丁烷＜环戊烷＜坏己烷。

## 二、芳香烃

芳香烃简称芳烃，是芳香族化合物的母体。芳香族化合物最初是从树脂和香精油中提取的具有芳香气味的化合物，大多数含有苯环结构，因此将含有苯环结构的烃称为芳香烃。后来发现此类物质并不都具有香味，有的还有很难闻的臭味，因此"芳香"两字失去了原来的含义。只是由于习惯沿用至今。

芳香烃表现出特殊的化学性质：一般情况下，难发生加成，难发生氧化，易于发生取代反应。这些特殊性质被称为"芳香性"。芳香烃是指具有芳香性的一类碳环化合物。芳香烃分为两类，含有苯环结构的芳烃称为苯系芳烃，不含苯环结构，但具有芳香性的称为非苯系芳烃。通常所说的芳烃是指苯系芳烃。

苯系芳烃根据分子中所含苯环数目，分为单环芳烃和多环芳烃两类。

### （一）单环芳烃

分子中只含 1 个苯环的芳烃，称为单环芳烃，包含苯和苯的同系物。组成通式为 $C_nH_{2n-6}$（$n \geq 6$）。

### 1. 苯的结构

苯是最简单的单环芳烃，分子式为 $C_6H_6$。其结构式多采用凯库勒式（ ⬡ ）。

现代物理方法研究得知，苯分子中的 6 个碳原子组成一个环状正六边形结构，与 6 个氢原子处于同一平面。杂化轨道理论认为，苯分子中的 6 个碳原子均采用 $sp^2$ 杂化，每个碳原子的 3 个 $sp^2$ 杂化轨道分别与两个相邻的碳原子的 $sp^2$ 杂化轨道和 1 个氢原子的 s 轨道"头碰头"重叠，形成 C—Cσ 键和 C—Hσ 键。6 个碳原子构成平面正六边形结构，键角为120°。每个碳原子上还有 1 个未参与杂化的 p 轨道其对称轴垂直于环平面，6 个 p 轨道彼此"肩并肩"侧面重叠形成一个环状闭合大 π 键，π 电子云均匀分布在苯环平面的上下两侧，组成苯环闭合共轭体系，如图5-10。

由于闭合大 π 键的形成，使体系中电子云相对密度完全平均化，碳碳键长均为 0.139nm，体系内能降低。苯环具有特殊的稳定性。

苯的结构式也可这样表示（ ⬡ ）。中间的圆圈表示闭合大 π 键。

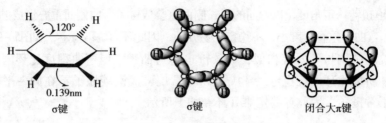

图 5 – 10　苯的结构示意图

### 2. 苯的同系物命名

苯的同系物是指苯环上的氢原子被烃基取代的产物。命名时以苯为母体，前面加上取代基的位号、数目和名称。如苯环上连有结构复杂或不饱和碳链时，一般以苯为取代基，复杂碳链为母体命名。例如

甲苯　　　　　乙苯　　　　　丙苯　　　　　异丙苯

苯乙烯　　　　　　　2 – 甲基 – 3 – 苯基丁烷

当苯环上有两个取代基时，有 3 种异构体，两个取代基的相对位置常用邻、间、对（或 $o$、$m$、$p$）表示，也可编号用阿拉伯数字表示，使取代基位号最小。例如：

邻二甲苯　　　　　　间二甲苯　　　　　　对二甲苯
1，2 – 二甲苯　　　　1，3 – 二甲苯　　　　1，4 – 二甲苯

当苯环上有 3 个取代基时，如取代基相同，其相对位置用连、偏、均或编号表示。如取代基不同，只能编号用阿拉伯数字表示位置。例如：

连三甲苯　　　　　偏三甲苯　　　　　均三甲苯　　　　1，4 – 二甲基 – 2 – 乙苯
1，2，3 – 三甲苯　　1，2，4 – 三甲苯　　1，3，5 – 三甲苯

芳香烃分子中去掉 1 个氢原子后剩下的基团称为芳基，常用 Ar—表示。常见的芳

基有以下两种。

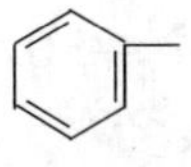

苯基 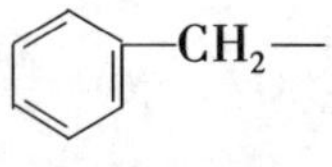　　　　　　　　　　苯甲基（苄基）

### 3. 苯及其同系物的性质

苯及其同系物一般为无色液体，具有特殊气味，难溶于水，易溶于石油醚、乙醇和乙醚等有机溶剂。相对密度为 $0.86 \sim 0.90 \text{g/cm}^3$。一般具有毒性，长期吸入其蒸气会引起中毒，损坏造血系统和神经系统。

苯坏结构特殊，表现出特殊的化学性质，芳香性——难加成、难氧化、易取代。

（1）取代反应　在一定的条件下，苯环上的氢原子易被其他原子或原子团取代。典型的取代反应有卤代反应、硝化反应和磺化反应。

① 卤代反应　在催化剂 Fe 粉或 $FeX_3$ 作用下，苯环上的氢原子被卤素取代生成卤苯。例如：

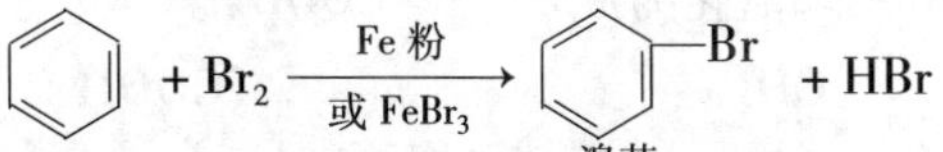

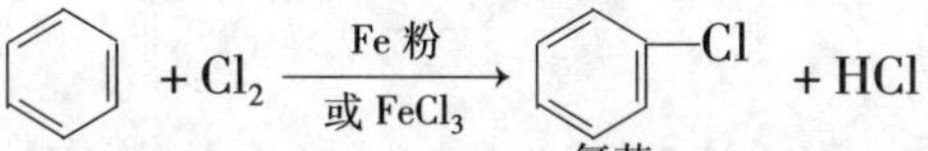

烷基苯的卤代反应比苯容易，主要生成邻位和对位产物。例如：

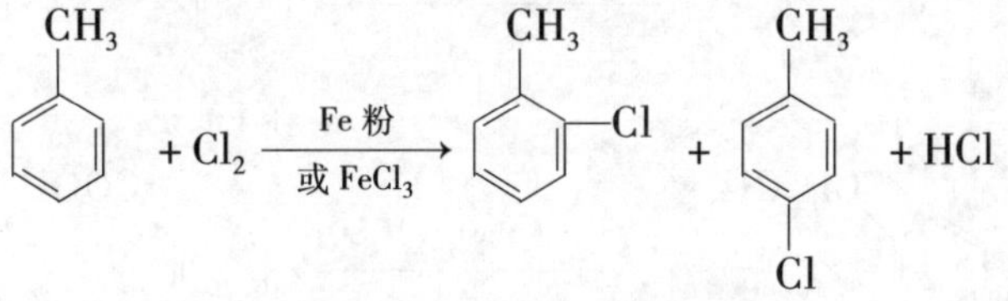

邻氯甲苯　　　　对氯甲苯

注意：在光照条件下，烷基苯的卤代反应发生在侧链上，得侧链卤代产物。

② 硝化反应　有机物分子中引入硝基（$—NO_2$）的反应称硝化反应。苯与浓硝酸和浓硫酸（混酸）共热，苯环上的氢原子被硝基取代生成硝基苯。

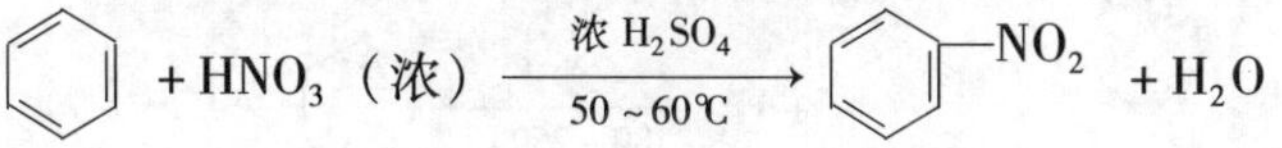

硝基苯

烷基苯的硝化反应比苯容易，与混酸作用主要得邻、对位硝化产物。例如：

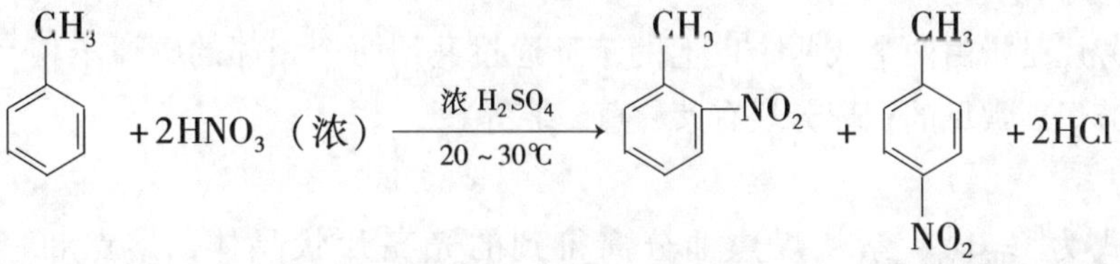

邻硝基甲苯　　　　对硝基甲苯

③磺化反应　在有机物分子中引入磺酸基（$— SO_3H$）的反应称磺化反应。苯与

浓硫酸共热，苯环上的氢原子被磺酸基取代，生成苯磺酸。磺化反应是一个可逆反应。

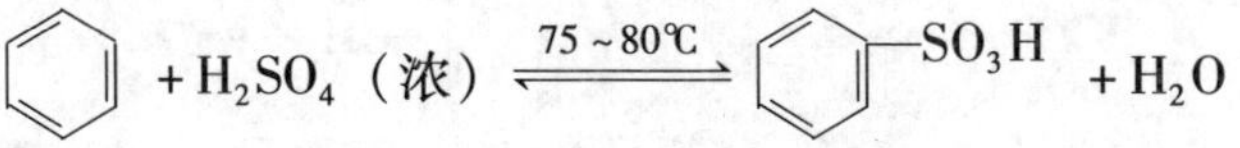

$$\text{苯} + H_2SO_4（浓）\underset{75\sim 80℃}{\rightleftharpoons} \text{苯磺酸}SO_3H + H_2O$$

苯磺酸

同样，烷基苯的磺化反应比苯容易，反应主要得邻、对位磺化产物。例如：

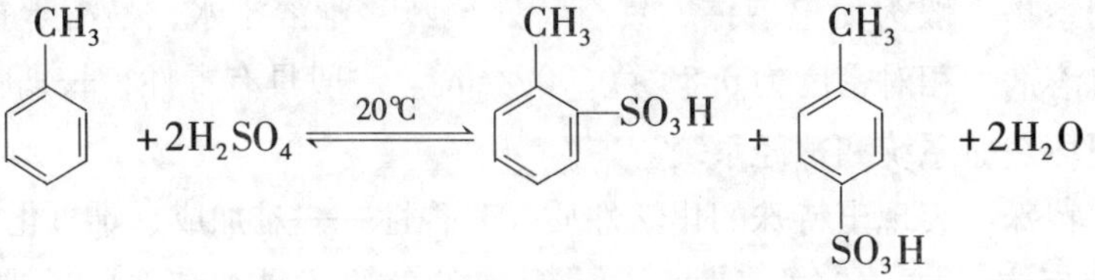

$$CH_3\text{苯} + 2H_2SO_4 \underset{20℃}{\rightleftharpoons} \text{邻甲基苯磺酸}SO_3H + \text{对甲基苯磺酸} + 2H_2O$$

邻甲基苯磺酸　　对甲基苯磺酸

（2）氧化反应　苯环很稳定，一般情况下不易被氧化，但苯的同系物在强氧化剂（$K_2Cr_2O_7$、$KMnO_4/H^+$）作用下，若苯环侧链上烷基有 α 氢原子存在，能被氧化，无论烷基长短，烷基（—R）均氧化为羧基（—COOH）。

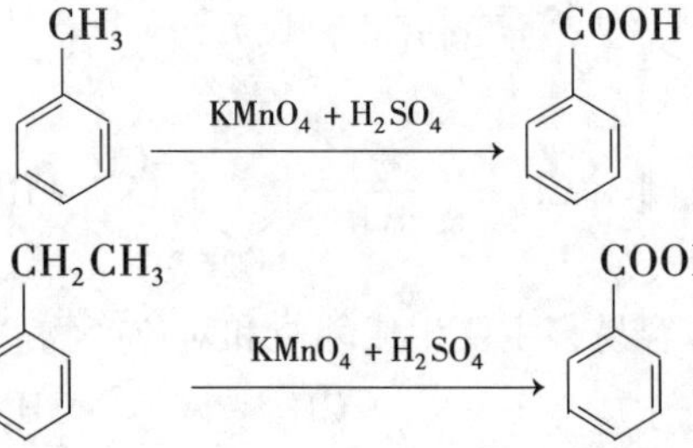

$$CH_3\text{苯} \xrightarrow{KMnO_4 + H_2SO_4} COOH\text{苯}$$

$$CH_2CH_3\text{苯} \xrightarrow{KMnO_4 + H_2SO_4} COOH\text{苯}$$

苯甲酸

$$\text{苯}\begin{matrix}CH_2CH_3\\CH_2CH_2CH_3\end{matrix} \xrightarrow[\Delta]{KMnO_4 + H_2SO_4} \text{苯}\begin{matrix}COOH\\COOH\end{matrix}$$

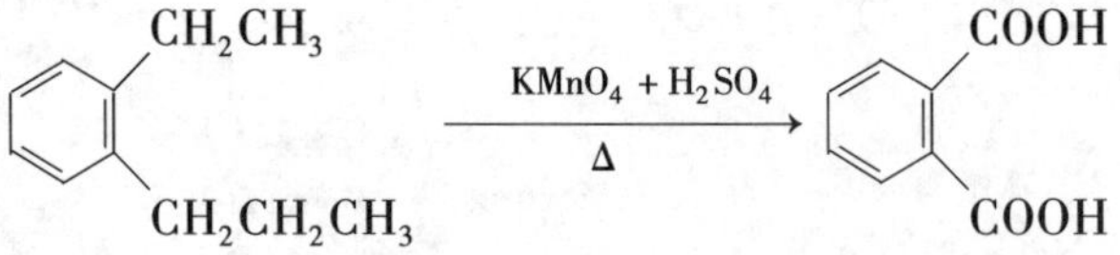

邻苯二甲酸

（3）加成反应　苯比不饱和烃稳定，一般条件下不易发生加成反应，但在高温、高压、催化剂等特殊条件下，也能发生加成反应。例如：

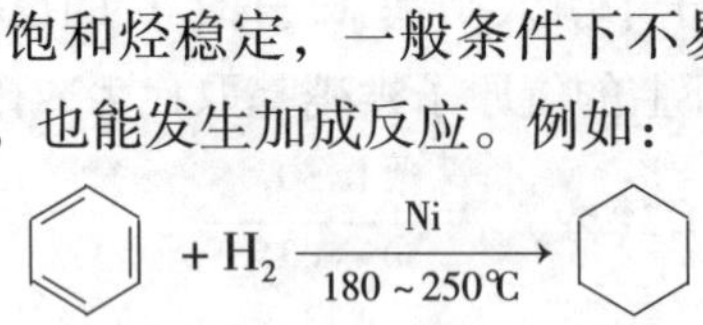

$$\text{苯} + H_2 \xrightarrow[180\sim 250℃]{Ni} \text{环己烷}$$

环己烷

## （二）稠环芳烃

稠环芳烃是指由两个或两个以上的苯环通过共用两个相邻的碳原子相互稠合而形成的多环芳烃。常见的稠环芳烃有萘、蒽、菲等。

### 1. 萘

分子式为 $C_{10}H_8$，萘从煤焦油分离得到的光亮片状晶体，熔点 80.5℃，沸点 218℃，有特殊气味，易升华，不溶于水，易溶于苯、乙醇、乙醚等有机溶剂。

萘是两个苯环稠合而成的，其结构式和碳原子编号如下：

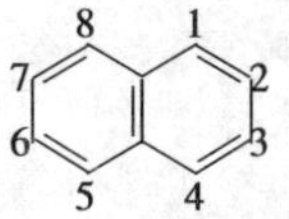

其结构中 1、4、5、8 位的碳原子是等同的，称 α 位，2、3、6、7 位的碳原子是等同的，称为 β 位。

萘是重要的化工原料，是制取药物和染料中间体的重要原料，一些药物分子中含有萘环，如抗高血压药物普萘洛尔。

**2. 蒽和菲**

蒽和菲存在于煤焦油中，蒽为无色片状晶体，熔点 216℃，沸点 340℃。菲为有光泽的无色晶体，熔点 101℃，沸点 340℃。蒽和菲难溶于水，易溶于苯。

蒽和菲是由 3 个苯环稠合而成的，分子式都是 $C_{14}H_{10}$，两者互为同分异构体。它们的芳香性比苯和萘弱，比萘易发生加成和氧化反应。反应发生在 9、10 位。

完全氢化的菲在 $C_7$ 和 $C_8$ 处与环戊烷稠合的化合物称环戊烷多氢菲，它本身并不存在，但其衍生物如胆甾醇、维生素 D、胆酸、性激素等广泛存在于动植物体内，具有重要的生理作用。

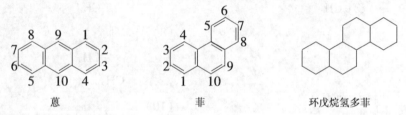

蒽　　　　　　　　菲　　　　　　　　环戊烷氢多菲

**3. 致癌烃**

多数含有 4 个或 4 个以上苯环的稠环芳烃有致癌作用，称致癌烃。致癌烃能直接参与机体细胞的生化反应，导致机体组织癌变。常见的致癌烃有 1，2 - 苯并芘、1，2，5，6 - 二苯并蒽等。

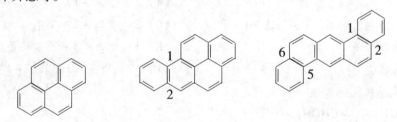

1，2 - 苯并芘　　　　　1，2，5，6 - 二苯并蒽

20 世纪初人们发现长期从事煤焦油作业的人员，易患皮肤癌，实验表明，存在于煤焦油中的 1，2 - 苯并芘具有高度致癌性。熏、烤、炸制食品和烧焦的食物、木材和煤燃烧的烟都含有微量的 1，2 - 苯并芘。1000 支卷烟能产生 16μg 的 1，2 - 苯并芘，因此吸烟和被动吸烟者肺癌发病率高。

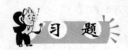 习 题

1. 命名下列有机化合物

(1) 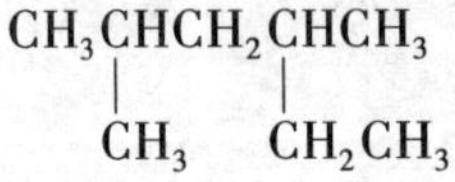 $CH_3CHCH_2CHCH_3$
　　　　$CH_3$　　$CH_2CH_3$

(2) 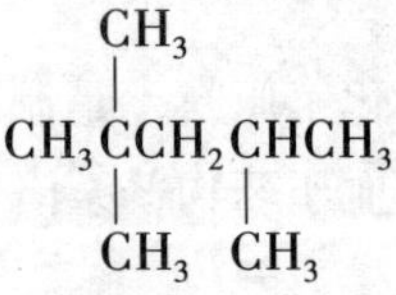 $CH_3$
　　$CH_3CCH_2CHCH_3$
　　　　$CH_3$　$CH_3$

(3) $CH_3CH=CCH_2CHCH_3$
　　　　　　$CH_3$
　　　　　$CH_2CH_3$

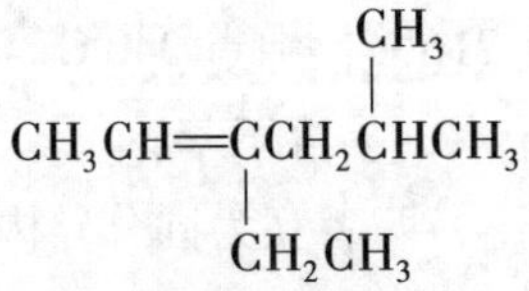

(4) 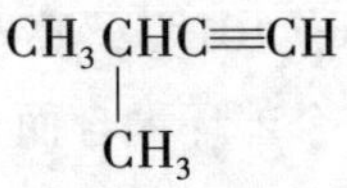 $CH_3CHC≡CH$
　　　　$CH_3$

(5) 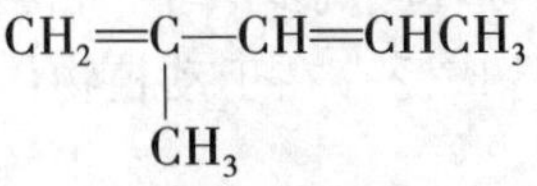 $CH_2=C-CH=CHCH_3$
　　　　　$CH_3$

(6) 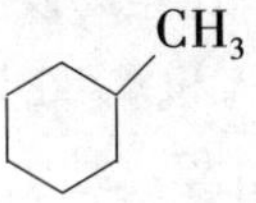 　　$CH_3$

(7) 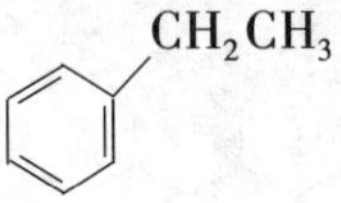 $CH_2CH_3$

(8) 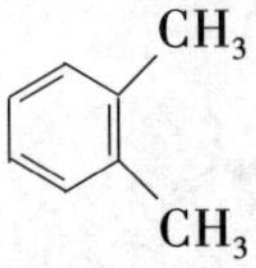 $CH_3$
　　$CH_3$

(9) 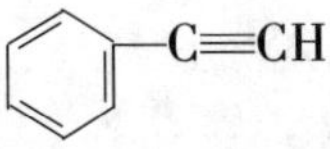 $C≡CH$

(10) 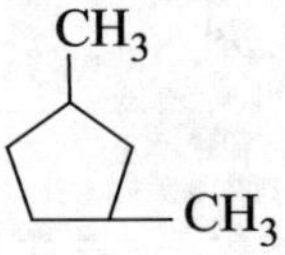 $CH_3$
　　　$CH_3$

2. 根据名称书写结构式

(1) 2,2-二甲基丁烷

(2) 2-甲基-4-乙基己烷

(3) 2-甲基-2-丁烯

(4) 2-甲基-1,3-丁二烯

(5) 5,5-二甲基-3-乙基-1-己炔

(6) 2-甲基-2-丁烯

(7) 间二甲苯

(8) 1-甲基-3-乙基环己烷

(9) 苯磺酸

(10) 2-甲基-3-苯基-1-丁烯

3. 完成下列反应式

(1) 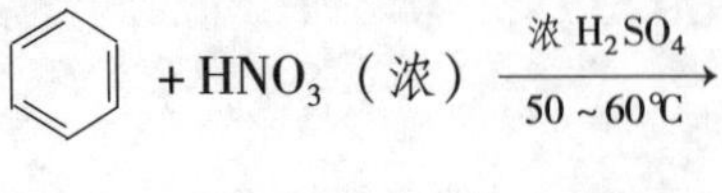 $CH_3-C=CHCH_3$ + HBr $\longrightarrow$
　　　　　$CH_3$

(2) $CH_3CH=CH_2 \xrightarrow[OH^-]{冷 KMnO_4/H_2O}$

(3) $CH_3C≡CH + [Ag(NH_3)_2]NO_3 \longrightarrow$

(4) 　　 + $HNO_3$ (浓) $\xrightarrow[50\sim60℃]{浓 H_2SO_4}$

(5)

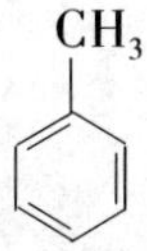

$$\underset{\text{CH}_3}{\bigcirc} + \text{Cl}_2 \xrightarrow{\text{Fe 粉}}$$

(6)

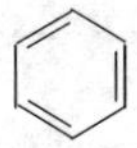

$$\bigcirc + \text{H}_2\text{SO}_4 （浓） \xrightarrow{75 \sim 80℃}$$

(7)

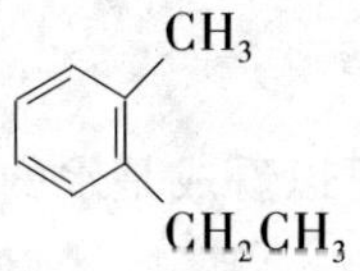

$$\underset{\text{CH}_2\text{CH}_3}{\overset{\text{CH}_3}{\bigcirc}} \xrightarrow{\text{KMnO}_4/\text{H}^+}$$

(8)　$\text{CH}_3\text{C}{\equiv}\text{CCH}_3 + \text{H}_2 \xrightarrow{\text{Pt}}$

4. 鉴别下列各组化合物

（1）乙烷、乙烯、乙炔　　　　　　（2）1－丁烯、2－丁烯

（3）苯、甲苯

# 第六章 | 醇、酚、醚

醇、酚、醚是烃的含氧衍生物。从结构上，醇、酚、醚可以看成是水的烃基衍生物。醇、酚、醚的结构通式为：

$$R—OH \qquad Ar—OH \qquad (Ar)\,R—O—R'\,(Ar')$$

醇      酚        醚

醇、酚、醚是一类重要的化合物，与医药卫生及日常生活的关系十分密切，如消毒酒精是75%的乙醇，用于器械、环境消毒的"来苏儿"是甲酚的肥皂溶液，很多药物也具有醇或酚的结构。

## 第一节 醇

### 一、醇的结构、分类及命名

**（一）醇的结构**

醇分子中含有羟基（—OH）。从结构上看，醇是指羟基与脂肪烃基、脂环烃基或芳香烃基侧链碳原子相连的化合物。官能团称为醇羟基，结构通式为：R—OH。

**（二）醇的分类**

**1. 根据羟基所连烃基类型不同分**

脂肪醇

- 饱和脂肪醇   $CH_3CH_2OH$      乙醇
- 不饱和脂肪醇   $CH_2=CHCH_2OH$   烯丙醇

脂环醇 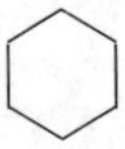   环己醇

芳香醇   $—CH_2OH$      苯甲醇

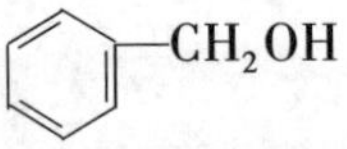

**2. 根据羟基所连碳原子类型不同分**

- 伯醇（1°醇）   $CH_3CH_2CH_2CH_2OH$   正丁醇
- 仲醇（2°醇）   $CH_3CH_2\underset{\underset{OH}{|}}{C}HCH_3$   仲丁醇
- 叔醇（3°醇）   $CH_3\!-\!\underset{\underset{CH_3}{|}}{\overset{\overset{CH_3}{|}}{C}}\!-\!OH$   叔丁醇

**3. 根据分子中羟基数目不同分**

一元醇　$CH_3CH_2CH_2OH$　1 – 丙醇

二元醇　$\underset{\underset{OH}{|}}{CH_2}-\underset{\underset{OH}{|}}{CH_2}$　乙二醇

多元醇　$\underset{\underset{OH}{|}}{CH_2}-\underset{\underset{OH}{|}}{CH}-\underset{\underset{OH}{|}}{CH_2}$　丙三醇（甘油）

## （三）醇的命名

**1. 普通命名法**

结构简单的醇，可采用普通命名法，在"醇"字的前面加上烃基的名称，基字一般省略，命名为"某醇"。

$CH_3CH_2OH$　　$\underset{\underset{CH_3}{|}}{CH_3-CH-OH}$

乙醇　　　　　　异丙醇

环戊醇　　苯甲醇（苄醇）

**2. 系统命名法**

（1）**饱和脂肪醇的命名**　选择连有羟基的最长碳链为主链，根据主链碳原子数目称为"某醇"；然后从靠近羟基的一端给主链编号，羟基处于中间，从靠近取代基的一端编号；最后将取代基的位号、数目、名称和羟基位号依次写在"某醇"前面。

$\overset{4}{CH_3}-\overset{3}{\underset{\underset{CH_3}{|}}{CH}}-\overset{2}{\underset{\underset{OH}{|}}{CH}}-\overset{1}{CH_3}$　　　$\overset{4}{CH_3}-\overset{3}{CH_2}-\overset{2}{\underset{\underset{OH}{|}}{CH}}-\overset{1}{CH_3}$　　　$\overset{5}{CH_3}-\overset{4}{CH_2}-\overset{3}{\underset{\underset{CH_2CH_3}{|}}{\overset{\overset{OH}{|}}{C}}}-\overset{2}{\underset{\underset{}{}}{\overset{\overset{CH_3}{|}}{CH}}}-\overset{1}{CH_3}$

3-甲基-2-丁醇　　　　　　2-丁醇　　　　　　2-甲基-3-乙基-3-戊醇

（2）**不饱和脂肪醇的命名**　选择连有羟基和不饱和键的最长碳链为主链，根据主链碳原子数目和不饱和键称为"某烯（炔）醇"；编号从靠近羟基一端开始；注意标明不饱和键和羟基位号。

$\overset{4}{CH_2}=\overset{3}{\underset{\underset{CH_3}{|}}{CH}}\overset{2}{CH_2}\overset{1}{CH_2OH}$　　　　　$\overset{6}{CH_3}\overset{5}{C}\equiv\overset{4}{C}\overset{3}{CH_2}\overset{2}{\underset{\underset{OH}{|}}{CH}}\overset{1}{CH_3}$

2-甲基-3-丁烯-1-醇　　　　　　4-己炔-2-醇

（3）**脂环醇的命名**　羟基连在脂环上的脂环醇，根据脂环烃基的名称命名为环某醇。若脂环上有取代基，则从羟基所在碳原子对脂环编号，标明取代基位置。若羟基未连在脂环上的脂环醇，将脂环烃基作取代基，脂肪醇为母体命名。

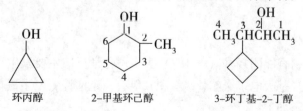

环丙醇　　2-甲基环己醇　　　3-环丁基-2-丁醇

（4）芳香醇的命名　将芳基作取代基，侧链脂肪醇为母体命名。

$$\overset{1}{C}H_3$$

2-苯基-2-丁醇

（5）多元醇的命名　选择连有多个羟基的最长碳链为主链，根据主链碳原子数目和羟基数目命名为"某几醇"，"某"主链碳原子数目，"几"羟基数目；编号从靠近羟基的一端开始，使羟基位号之和最小；需标明多个羟基的位号。

$$CH_2—CH—CH_2 \qquad CH_3\underset{|}{C}HCHCH_2OH \qquad CH_2—CH—CH—CH—CH_2$$

$$\underset{OH}{|} \quad \underset{OH}{|} \quad \underset{OH}{|} \qquad\qquad \underset{OH}{|} \qquad\qquad \underset{OH}{|} \quad \underset{OH}{|} \quad \underset{OH}{|} \quad \underset{OH}{|} \quad \underset{OH}{|}$$

丙三醇（甘油）　　　3-甲基-1，2-丁二醇　　　　己六醇（甘露醇）

## 二、醇的性质

在常温、常压下，饱和一元醇含 $1 \sim 3$ 个碳的为具有酒味的挥发性液体，$4 \sim 11$ 个碳的为具有不愉快气味的黏稠液体，12 个碳以上的为无色蜡状固体。相对密度小于水。

醇的沸点随相对分子质量的增加而升高，低级醇的沸点比相对分子质量相近的烷烃高，如甲醇沸点为 $64.7℃$，乙烷的沸点为 $-88.5℃$。这是因为低级醇分子间醇羟基可通过氢键相互缔合，使醇分子间作用力增大。

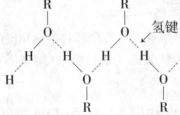

醇羟基与水分子也能形成氢键，因此，低级醇易溶于水，能与水任意比例混溶。但随烃基的增大，醇与水形成氢键的阻碍增大，水溶性逐渐降低，高级醇不溶于水。

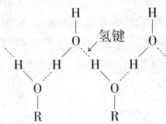

醇的化学性质由官能团羟基（—OH）决定。化学反应主要发生羟基和羟基所连碳原子上，此外，受羟基吸电子影响，$\alpha$ 氢和 $\beta$ 氢有一定活性，发生氧化、消除反应。醇的主要化学性质表示如下：

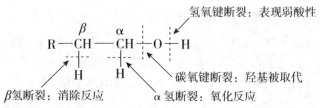

β氢断裂：消除反应          α氢断裂：氧化反应

## （一）与活泼金属反应

醇羟基 O — H 断裂，表现弱酸性，和水相似，可与活泼金属钠、钾反应，醇羟基上的氢原子被金属取代生成醇的金属化合物和氢气，表现出一定的弱酸性。

$$2ROH + 2Na \longrightarrow 2RONa + H_2 \uparrow$$
醇钠

由于烷基给电子诱导效应的影响，醇的酸性比水还要弱，所以醇与金属钠的反应比水要缓和得多。不同类型的醇与金属反应时活性不同，其活性顺序为：

甲醇 > 伯醇 > 仲醇 > 叔醇

醇钠是一种白色固体，遇水后迅速水解为醇和氢氧化钠，其溶液可使酚酞变红。醇钠的碱性比氢氧化钠强。

$$RONa + H_2O \longrightarrow ROH + NaOH$$

## （二）与无机酸反应

### 1. 与氢卤酸反应

醇与氢卤酸反应，醇羟基被卤素取代生成卤代烷和水。

$$ROH + HX \rightleftharpoons RX + H_2O \quad (X = Cl，Br，I)$$

反应速率与氢卤酸的种类和醇的类型有关，其反应活性顺序为：

HI > HBr > HCl          苄醇 > 叔醇 > 仲醇 > 伯醇

盐酸与醇的反应较困难，需用无水氯化锌作催化剂。由无水氯化锌和浓盐酸配成的溶液称为卢卡斯（Lucas）试剂。6 个碳以下的醇可溶于卢卡斯试剂，而反应生成的氯代烃不溶于该试剂，故反应后出现浑浊或分层现象。在室温下，叔醇反应最快，立即浑浊；仲醇次之，片刻出现分层或浑浊；伯醇最慢，数小时无分层或浑浊。因此可用卢卡斯试剂鉴别 6 个碳以下的伯、仲、叔醇。

叔醇　$R-\overset{\overset{\displaystyle R'}{|}}{\underset{\underset{\displaystyle R''}{|}}{C}}-OH$ + HCl $\xrightarrow[20℃]{无水\ ZnCl_2}$ $R-\overset{\overset{\displaystyle R'}{|}}{\underset{\underset{\displaystyle R''}{|}}{C}}-Cl$ + H$_2$O　（立即出现浑浊）

仲醇　$R-\underset{\underset{\displaystyle OH}{|}}{CH}-R'$ + HCl $\xrightarrow[20℃]{无水\ ZnCl_2}$ $R-\underset{\underset{\displaystyle Cl}{|}}{CH}-R'$ + H$_2$O　（片刻出现浑浊）

伯醇　$R-CH_2OH$ + HCl $\xrightarrow[20℃]{无水\ ZnCl_2}$ $R-CH_2Cl$ + H$_2$O　（数小时无浑浊）

### 2. 与含氧无机酸反应

醇与含氧无机酸（$H_2SO_4$、$HNO_3$、$H_3PO_4$ 等）分子间脱水生成无机酸酯。酸和醇分子间脱水，生成酯的反应，称为酯化反应。

$$CH_3\underline{OH} + H\underline{OSO_2OH} \longrightarrow CH_3OSO_2OH + H_2O$$

$$\underset{硫酸}{} \qquad\qquad \underset{硫酸氢甲酯}{}$$

$$\begin{array}{c} CH_2{-}OH \\ | \\ CH{-}OH \\ | \\ CH_2{-}OH \end{array} + 3HO{-}NO_2 \xrightarrow{H_2SO_4} \begin{array}{c} CH_2{-}ONO_2 \\ | \\ CH{-}ONO_2 \\ | \\ CH_2{-}ONO_2 \end{array} + 3H_2O$$

甘油三硝酸酯是缓解心绞痛的药物，也可作为炸药使用。1866 年诺贝尔发明的安全炸药就是由硝化甘油和硅藻土等成分组成的。

### （三）脱水反应

醇与脱水剂浓硫酸共热发生脱水反应，脱水方式有两种：分子内脱水和分子间脱水。

**1. 分子内脱水**

温度较高时，醇发生分子内脱水，即醇 $\alpha$ 碳上的羟基和 $\beta$ 碳的氢原子脱去，分子内脱去 1 分子水，在 $\alpha$ 碳和 $\beta$ 碳间形成双键，生成烯烃。

例如：

$$\begin{array}{cc} \overset{\beta}{CH_2} {-} \overset{\alpha}{CH_2} \\ | \qquad | \\ H \qquad OH \end{array} \xrightarrow[170℃]{浓 H_2SO_4} \overset{\beta}{CH_2}{=}\overset{\alpha}{CH_2} + H_2O$$

醇分子内脱水属于消除反应，仲醇和叔醇分子内脱水时，需遵循扎依采夫规则，即氢原子从含氢较少的 $\beta$ 碳原子上脱去，生成双键上连有烃基较多的烯烃。

$$\overset{\beta'}{CH_3}{-}\overset{\alpha}{CH}{-}\overset{\beta}{CH_2}CH_3 \xrightarrow[\triangle]{浓 H_2SO_4} \overset{\beta'}{CH_3}{-}\overset{\alpha}{CH}{=}\overset{\beta}{CH}CH_3 + H_2O$$
$$\qquad | \\ \qquad OH$$

**2. 分子间脱水**

温度低时，醇发生分子间脱水，两分子醇羟基之间脱去 1 分子水，生成醚。

$$R{-}OH + HO{-}R \xrightarrow[低温]{浓 H_2SO_4} R{-}O{-}R + H_2O$$

$$CH_3CH_2{-}OH + HO{-}CH_2CH_3 \xrightarrow[140℃]{浓 H_2SO_4} CH_3CH_2{-}O{-}CH_2CH_3 + H_2O$$

醇的脱水反应为竞争反应，一般情况下，温度较高时，醇易发生分子内脱水生成烯烃，温度较低时，易发生分子间脱水生成醚。叔醇分子内脱水倾向较大，主要产物为烯烃。

### （四）氧化反应

在有机反应中，通常将加氧或去氢的反应称氧化反应，而去氧或加氢的反应称还原反应。

醇分子中受醇羟基的影响，$\alpha$ 氢比较活泼，易被氧化剂氧化。结构不同的醇，氧化产物不同，伯醇氧化生成醛，醛进一步被氧化为羧酸。仲醇氧化生成酮，叔醇因分子中不含 $\alpha$ 氢不能被氧化。例如：

$$RCH_2OH \xrightarrow{[O]} RCHO \xrightarrow{[O]} RCOOH$$

伯醇　　　　　　　醛　　　　　　羧酸

$$R-\overset{\overset{\displaystyle OH}{|}}{CH}-R' \xrightarrow{[O]} R-\overset{\overset{\displaystyle O}{\|}}{C}-R'$$

仲醇　　　　　　　酮

$$R-\overset{\overset{\displaystyle R'}{|}}{\underset{\underset{\displaystyle R''}{|}}{C}}-OH \xrightarrow{[O]} 不能被氧化（无 \alpha 氢）$$

叔醇

在醇的氧化反应中，常用的氧化剂为高锰酸钾和重铬酸钾的酸性溶液。伯醇、仲醇被重铬酸钾的酸性溶液氧化时，$Cr_2O_7^{2-}$（橙红色）被还原为 $Cr^{3+}$（绿色）。颜色变化明显，叔醇无此反应，利用该反应可将叔醇与伯醇、仲醇区别开来。

伯醇和仲醇还可以在活性铜或银等催化剂存在下直接发生脱氢氧化，分别生成醛和酮。叔醇分子中不含 $\alpha$ 氢，同样不能脱氢氧化。

$$R-\overset{\overset{\displaystyle H}{|}}{\underset{\underset{\displaystyle H}{|}}{C}}-O-H \xrightarrow[-2H]{Cu或Ag,\ \triangle} \overset{\displaystyle R}{\underset{\displaystyle H}{C}}{=}O + H_2$$

伯醇　　　　　　　　　　　　　　　　醛

$$R-\overset{\overset{\displaystyle O-H}{|}}{\underset{\underset{\displaystyle H}{|}}{C}}-R' \xrightarrow[-2H]{Cu或Ag,\ \triangle} R-\overset{\overset{\displaystyle O}{\|}}{C}-R' + H_2$$

仲醇　　　　　　　　　　　　　　　　酮

在人体内，某些含有羟基的化合物在酶的催化下也能发生脱氢氧化，生成羰基化合物。如乙醇在肝内酶的作用下可氧化为乙酸，但肝不能转化过量的乙醇，因此饮酒过量时，大量的乙醇会存留在血液和肝中而导致乙醇中毒。

### 三、重要的醇

**1. 甲醇**

甲醇（$CH_3OH$）最初是由木材干馏得到，俗称木醇或木精，为无色挥发性液体，沸点 64.7℃，具有乙醇气味。有毒，少量（10ml）可使人失明，30ml 可致人死亡。工业酒精含有甲醇，不能用来勾兑饮用酒。甲醇和汽油（2∶8）的混合物是一种优良的发动机燃料。

**2. 乙醇**

乙醇（$CH_3CH_2OH$）俗称酒精，无色挥发性透明液体，易燃，沸点 78.5℃，具有消毒杀菌作用，临床上 70% 或 75% 的乙醇用作外用消毒剂。中医药上常用来配制酊剂和提取某些天然药物的有效成分。临床上用 20%～50% 的乙醇给高热患者擦浴，进行物理降温。50% 的乙醇给长期卧床的患者擦拭皮肤，促进血液循环，防止压疮。

### 3. 苯甲醇

苯甲醇（$\text{C}_6\text{H}_5\text{—CH}_2\text{OH}$）俗称苄醇，是最简单的芳香醇，无色液体，沸点205.2℃，有芳香味，具有微弱的麻醉和防腐作用，含苯甲醇的注射液称无痛水，临床上用的青霉素稀释液是2%的苯甲醇灭菌溶液，可减轻注射时的疼痛。

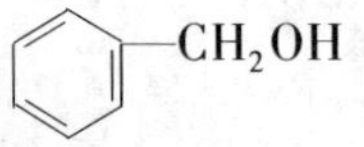

### 4. 丙三醇

丙三醇（$\underset{\text{OH}}{\text{CH}_2}\text{—}\underset{\text{OH}}{\text{CH}}\text{—}\underset{\text{OH}}{\text{CH}_2}$）俗称甘油，无色黏稠、有甜味的液体，沸点290℃，可以和水任意比例混溶，吸湿性强，对皮肤有刺激性，用水稀释后可用于润滑皮肤。临床上用甘油栓或55%的甘油水溶液（开塞露）灌肠治疗便秘。

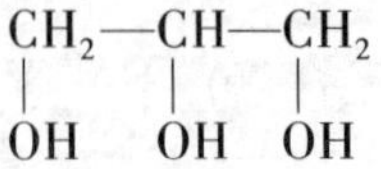

具有邻二醇结构 $\underset{\text{OH OH}}{\text{—C—C—}}$ 的多元醇具有特殊的性质，能与新制氢氧化铜溶液作用生成深蓝色溶液，此性质常用于鉴别具有邻二醇结构的化合物。例如：

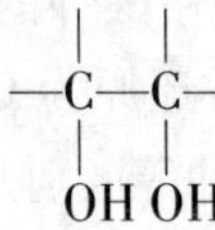

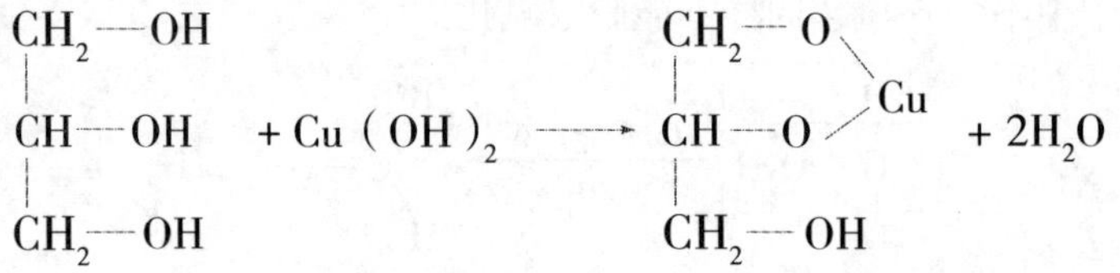

$$\begin{array}{l}\text{CH}_2\text{—OH}\\ \text{CH—OH}\\ \text{CH}_2\text{—OH}\end{array} + \text{Cu(OH)}_2 \longrightarrow \begin{array}{l}\text{CH}_2\text{—O}\\ \text{CH—O}\\ \text{CH}_2\text{—OH}\end{array}\!\!\!\!\!\Big\rangle\text{Cu} + 2\text{H}_2\text{O}$$

甘油铜（深蓝色溶液）

### 5. 环己六醇

环己六醇（

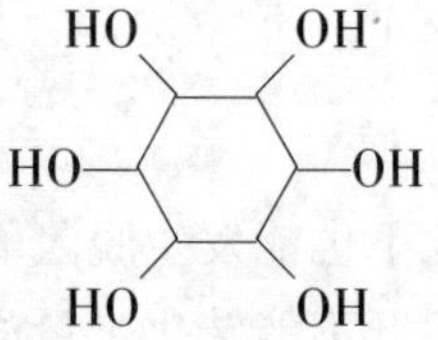

$$\begin{array}{c}\text{HO} \quad\quad \text{OH}\\ \text{HO} \quad\quad\quad\quad \text{OH}\\ \text{HO} \quad\quad \text{OH}\end{array}$$

）俗称肌醇，为白色结晶，有甜味，易溶于水，能促进肝和其他组织的脂肪代谢，降低血脂，可用作肝炎的辅助治疗药物，治疗脂肪肝。

# 第二节　酚

## 一、酚的结构、分类及命名

### （一）酚的结构

酚是指羟基（—OH）直接连接在芳环上的化合物。酚的官能团称为酚羟基，结构通式为：Ar—OH。酚羟基中的氧原子为 $sp^2$ 杂化，氧原子上的2对未共用电子对，其中1对处于 $sp^2$ 杂化轨道中，与苯环的大 $\pi$ 键平行重叠，形成 $p-\pi$ 共轭体系，如图6-1所示。

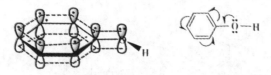

图 6-1 苯酚分子的 p-π 共轭体系

由于 p-π 共轭体系的形成，使氧原子上的电子云向苯环上偏移，降低了氧原子上的电子云密度，氢氧键极性增大，酚羟基中氢的解离倾向增大，使酚的酸性强于醇；同时，苯环电子云密度增大，有利于苯环上的亲电取代反应。

**(二) 酚的分类**

根据酚羟基数目不同可分为一元酚、多元酚。含有两个或两个以上酚羟基的属于多元酚。根据芳环不同分为苯酚、萘酚等。

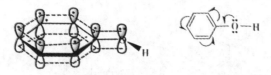

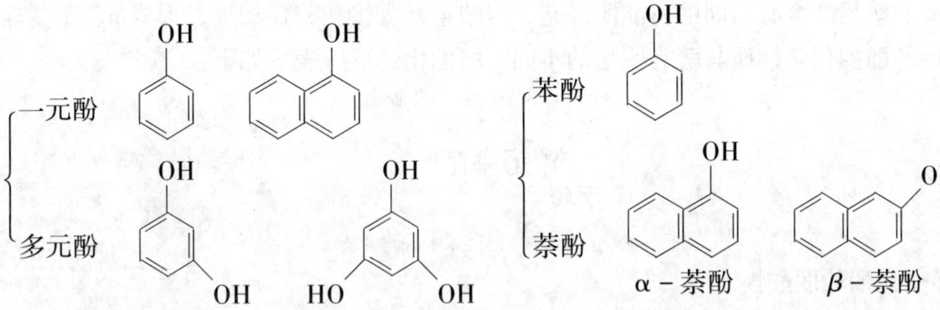

**(二) 酚的命名**

命名一元酚时，在"酚"字前面加上芳环的名称作为母体，称为"某酚"。若芳环上连有取代基，则以酚羟基所连碳为 1 位对芳环编号，确定取代基位置，注意使取代基位号之和最小，然后将取代基的位号、数目、名称放在"某酚"前面。例如：

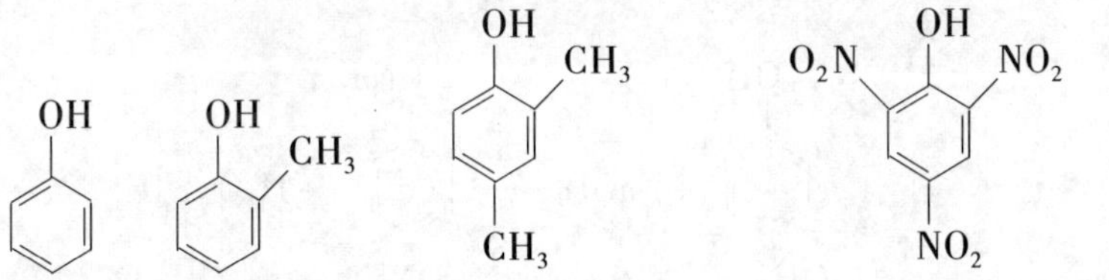

苯酚　　2-甲基苯酚　　2,4-二甲基苯酚　　2,4,6-三硝基苯酚（苦味酸）
　　　（邻甲基苯酚）

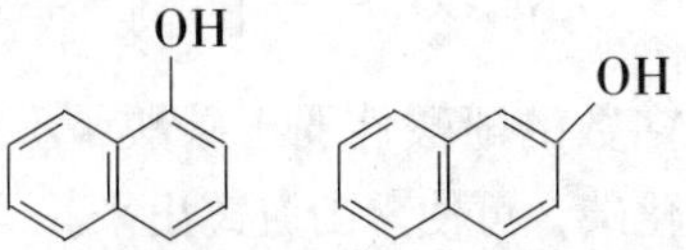

1-萘酚　　2-萘酚
（α-萘酚）　（β-萘酚）

命名多元酚时，需标明多个酚羟基的位号，使酚羟基的位号之和最小。然后根据酚羟基数目称为"某几酚"。"某"芳环名称，"几"酚羟基数目。

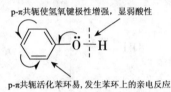

1,3-苯二酚　　　2-甲基-1,4-苯二酚　　　1,3,5-苯三酚　　　1,2,4-苯三酚
（间苯二酚）

## 二、酚的性质

多数酚为无色结晶，酚在空气中易被氧化，故常因含少量氧化产物而有不同程度的黄色或红色，氧化程度越大颜色越深。酚有特殊气味，有毒，对皮肤有腐蚀作用，微溶于水，易溶于热水，且随酚羟基的增多，水溶性增强。

酚和醇虽然含有相同的官能团羟基，但酚羟基直接和芳环相连，形成 p-π 共轭体系，因此酚的化学性质与醇有明显的不同。酚的化学反应表示如下：

p-π共轭使氢氧键极性增强，显弱酸性

p-π共轭活化苯环易，发生苯环上的亲电反应

### （一）酚的弱酸性

由于酚羟基与苯环形成 p-π 共轭体系，使酚羟基氢氧键极性增强，比醇易解离出氢原子，呈弱酸性，所以酚不仅能与活泼金属作用，还能与强碱作用。

$$\text{C}_6\text{H}_5\text{OH} + \text{Na} \longrightarrow \text{C}_6\text{H}_5\text{ONa} + \text{H}_2\uparrow$$

$$\text{C}_6\text{H}_5\text{OH} + \text{NaOH} \longrightarrow \text{C}_6\text{H}_5\text{ONa} + \text{H}_2\text{O}$$

$$\text{C}_6\text{H}_5\text{OH} + \text{Na}_2\text{CO}_3 \longrightarrow \text{C}_6\text{H}_5\text{ONa} + \text{NaHCO}_3$$

酚的酸性比醇强，但大多数的酚酸性弱于碳酸，不能与弱碱碳酸氢钠反应。若向苯酚钠的水溶液中通入二氧化碳，可使苯酚游离出来。

$$\text{C}_6\text{H}_5\text{ONa} + \text{CO}_2 + \text{H}_2\text{O} \longrightarrow \text{C}_6\text{H}_5\text{OH} + \text{NaHCO}_3$$

酸性顺序：碳酸 > 苯酚 > 水 > 醇。

酚酸性强弱与苯环上所连取代基的种类和数量有关，若苯环上连有吸电子基时，则酚羟基氢氧键极性增强，酸性增强。若连有给电子基，氢氧键极性减弱，酸性减弱。

例如硝基苯酚的酸性比苯酚强，而甲苯酚酸性比苯酚弱，随取代基数目的增加影响增大，如 2，4，6 - 三硝基苯酚的酸性已接近无机强酸。

**（二）与三氯化铁的显色反应**

大多数酚都能与三氯化铁溶液发生显色反应，不同的酚显示颜色不同，苯酚、间苯二酚、1，3，5 - 苯三酚显紫色，邻苯二酚、对苯二酚显绿色。该显色反应用于酚的鉴别。酚与三氯化铁的显色反应的机制尚不清楚，通常认为是生成了复杂的配合物。

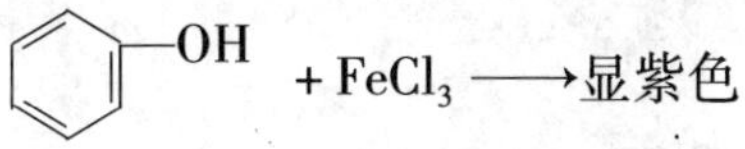

$$\text{（苯酚）OH} + FeCl_3 \longrightarrow 显紫色$$

**注意**：具有烯醇式结构（ $-C=C-OH$ ）的化合物也能与三氯化铁溶液发生显色反应。

**（三）苯环上的取代反应**

由于酚羟基和苯环形成 p - π 共轭体系，使苯环电子云密度升高，特别是邻、对位明显升高，因此，酚易发生苯环上的亲电取代反应。反应发生在邻、对位。

**1. 卤代反应**

苯酚与溴水作用，室温下立即生成 2，4，6 - 三溴苯酚的白色沉淀。

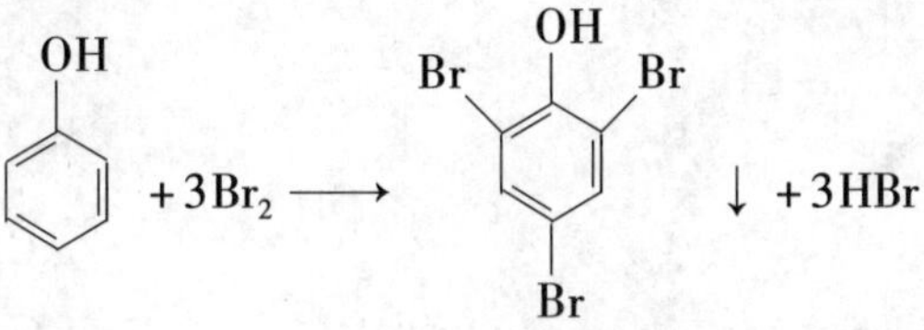

$$\text{（苯酚）OH} + 3Br_2 \longrightarrow \text{（2,4,6-三溴苯酚）} \downarrow + 3HBr$$

2，4，6 - 三溴苯酚

此反应非常灵敏，常用于苯酚的鉴别和定量分析。

**2. 硝化反应**

苯酚的硝化只需在室温下与稀硝酸作用，生成邻硝基苯酚和对硝基苯酚。

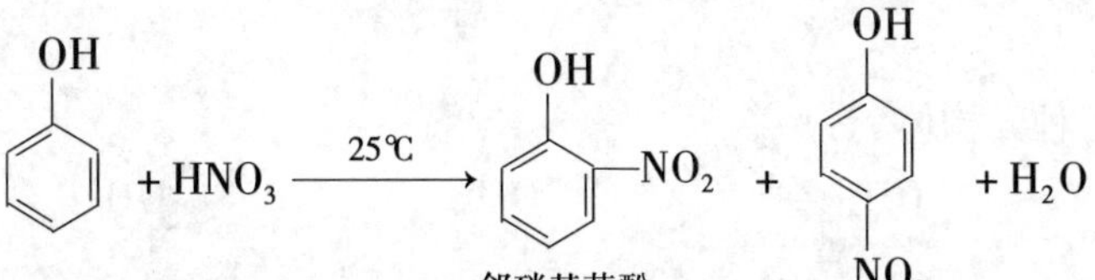

$$\text{（苯酚）OH} + HNO_3 \xrightarrow{25℃} \text{（邻硝基苯酚）} + \text{（对硝基苯酚）} + H_2O$$

邻硝基苯酚　　　对硝基苯酚

**（四）氧化反应**

酚类很容易被氧化，如苯酚被高锰酸钾或重铬酸钾的酸性溶液氧化生成对苯醌。苯酚在空气中被逐渐氧化呈粉红色、红色或暗红色。

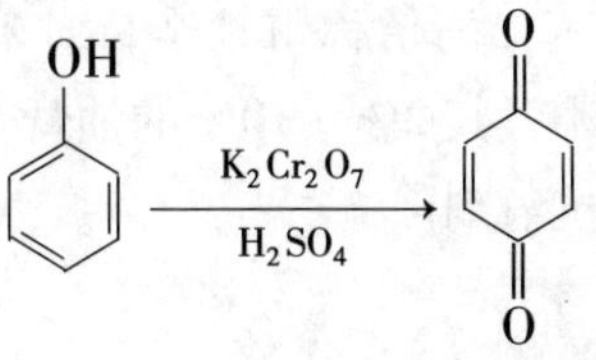

$$\text{（苯酚）OH} \xrightarrow[H_2SO_4]{K_2Cr_2O_7} \text{（对苯醌）}$$

对苯醌

多元酚更容易被氧化，在室温下也能被弱氧化剂氧化，生活中，绿茶久置颜色变暗，呈棕红色，主要原因是绿茶中所含多元酚类被氧化。因此保存酚类物质时，应防止氧化变质。酚类也可用做抗氧剂。

### 三、重要的酚

1. 苯酚

苯酚（ 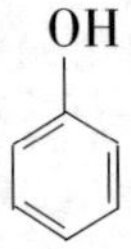 ）俗称石炭酸，具有弱酸性，纯净的苯酚为无色晶体，有特殊气味，微溶于水，68℃以上可完全溶于水，易溶于乙醇、乙醚、苯等有机溶剂。苯酚能凝固蛋白质，具有杀菌作用，医药上用作消毒剂，如3%～5%的苯酚溶液可用于外科器械消毒。但苯酚的浓溶液对皮肤有强烈的腐蚀性，当苯酚沾在皮肤上时，应立即用乙醇洗去。

2. 甲苯酚

甲苯酚来源于煤焦油，俗称煤酚，有三种异构体。

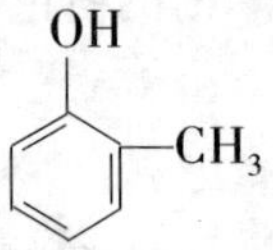

邻甲苯酚　　　　　　间甲苯酚　　　　　　对甲苯酚
（沸点192℃）　　　（沸点202℃）　　　（沸点202℃）

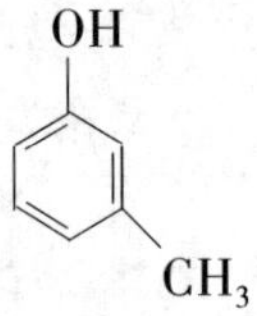

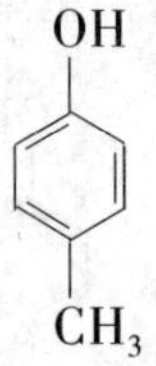

三种异构体沸点相近，难分离，常用其混合物，煤酚的杀菌力比苯酚强，但难溶于水，能溶于肥皂溶液，所以常将其配制成47%～53%的肥皂溶液，称煤酚皂溶液，俗称"来苏儿"，是常用的消毒剂。使用时用水稀释，用于器械和环境消毒。

3. 苯二酚

苯二酚有三种异构体。

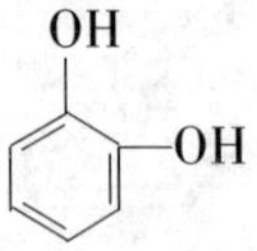

邻苯二酚　　　　　　间苯二酚　　　　　　对苯二酚
（儿茶酚）　　　　　（雷锁辛）　　　　　（氢醌）

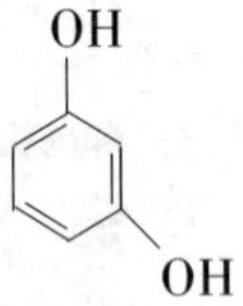

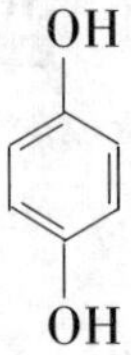

邻苯二酚俗称儿茶酚，间苯二酚俗称雷锁辛，对苯二酚俗称氢醌，间苯二酚具有杀灭细菌和真菌作用，刺激性小，其2%～10%的油膏及洗剂可治疗皮肤病如湿疹、癣等。对苯二酚易氧化，可用作抗氧剂。

## 第三节 醚

### 一、醚的结构、分类及命名

**1. 醚的结构**

醚是两个烃基通过氧原子连接而形成的化合物，从结构上可以看成是醇或酚羟基上的氢原子被烃基取代的产物。结构通式：（Ar）R—O—R′（Ar′）。官能团为醚键

（ —C—O—C— ）。分子中两个烃基可以相同，也可以不同，可以是脂肪烃基，也可以是芳香烃基。

**2. 醚的分类**

根据醚键两端烃基是否相同，醚分为单醚、混醚和环醚，两个烃基相同称单醚，两个烃基不同称混醚，两个烃基和氧连接成环状称环醚。

$$单醚\quad CH_3—O—CH_3$$

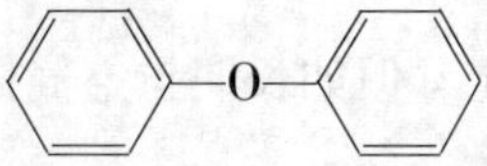

$$混醚\quad CH_3—O—CH_2CH_3 \qquad CH_3—O—$$

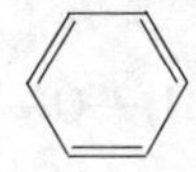

$$环醚\quad H_2C—CH_2 \atop O$$

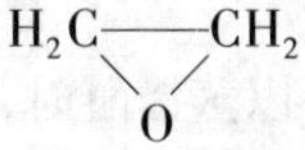

**3. 醚的命名**

单醚命名时，根据烃基名称命名为"二某醚"，"二"字通常可以省略，命名为"某醚"。例如：

$$CH_3—O—CH_3 \qquad CH_3CH_2—O—CH_2CH_3$$

甲醚 乙醚 苯醚
（二苯醚）

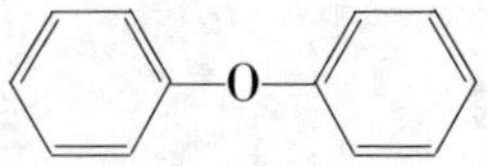

混醚命名时，根据烃基名称命名，简单烃基放前，复杂烃基放后，芳香烃基放前，脂肪烃基放后，"基"字省略，命名为"某某醚"。

$$CH_3—O—CH_2CH_3 \qquad CH_3CH_2—O—CHCH_3 \atop CH_3$$

甲乙醚 乙异丙醚 苯甲醚

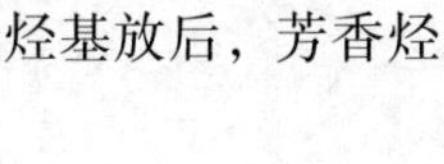

环醚的命名，一般称为"环氧某烷"。例如：

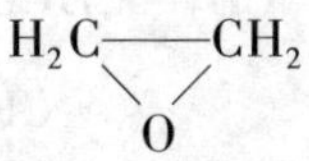

$$H_2C——CH_2 \atop O$$

环氧乙烷

## 二、醚的性质

醚除甲醚和甲乙醚为气体外，其余的大多为无色液体，有特殊气味，沸点比相对分子质量相近的醇低，和烷烃接近，醚能与水分子形成氢键，在水中有一定的溶解度，易溶于有机溶剂。醚常用作有机溶剂，如乙醚是常用的有机溶剂。

醚化学性质不活泼，对碱、氧化剂、还原剂都很稳定，但在一定条件下，也能发生某些反应。

**1. 锌盐的生成**

由于醚键的氧原子上有 1 对未共用电子对，能接受强酸中的质子，以配位键形式生成锌盐。例如：

$$CH_3CH_2—O—CH_2CH_3 + HCl \longrightarrow [CH_3CH_2—\overset{H}{\overset{|}{O}}—CH_2CH_3]^+Cl^-$$
乙醚

生成的锌盐溶于强酸，利用这一性质，可以区分醚和烷烃。

**2. 过氧化物的生成**

醚对氧化剂很稳定，但如长期与空气接触，会生成过氧化物。例如：

$$CH_3CH_2—O—CH_2CH_3 + HCl \longrightarrow CH_3CH_2—O—\overset{O—O—H}{\overset{|}{CHCH_3}}$$
乙醚                                    过氧乙醚

过氧化物不稳定，受热易分解而爆炸，所以蒸馏醚时，不能蒸干。过氧乙醚有毒，大量吸入能引起肺炎和肺水肿，严重时可致死。储存醚时应密闭并加入还原剂，防止过氧化物的生成。

## 三、重要的醚

### 乙醚

乙醚（$CH_3CH_2—O—CH_2CH_3$）为无色液体，有特殊气味，易挥发，易燃，能溶解许多有机物，是一种良好的有机溶剂。有麻醉作用，早期临床上用作吸入性全身麻醉剂。

## 习　题

1. 命名下列化合物

$$\underset{\underset{CH_3}{|}}{(1)\ CH_3CHCHCH_3CH_3}\quad (2)\ CH_2=CHCHCH_2OH \quad (3)\ CH_3CHCHOH$$

(1) 有 OH 在第三个碳上；(2) 有 $CH_2CH_3$；(3) 有 $CH_3$ 及苯环

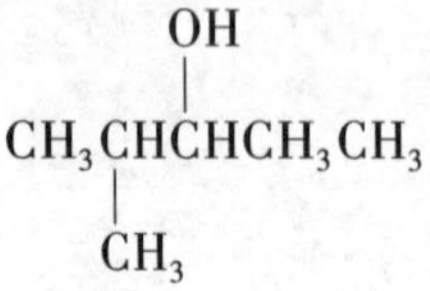

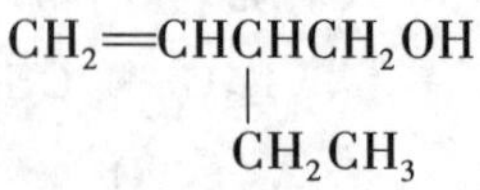

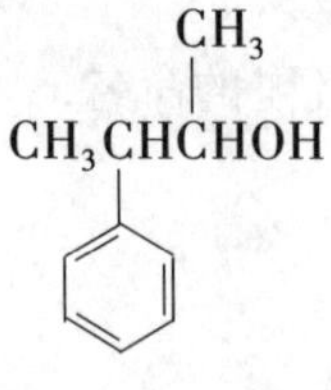

(4) 

（结构式：间甲基苯酚 OH 环 CH$_3$）

(5)

（邻苯二酚 OH OH）

(6) $CH_3CH_2-O-CH_2CH_3$

(7) 

（苯 $O-CH_3$）

(8) $CH_2CH_2CH_2$
　　 $\underset{OH}{|}$ 　 $\underset{OH}{|}$

(9) 

（萘 OH）

2. 根据名称书写结构式

(1) 2, 2 - 二甲基 - 3 - 戊醇　　　　(2) 苯甲醇

(3) 4 - 甲基 - 3 - 戊烯 - 2 - 醇　　　(4) 苯乙醚

(5) 对甲基苯酚　　　　　　　　　(6) 5 - 乙基 - 1 - 萘酚

(7) 1, 2 - 环己二醇　　　　　　　(8) 甘油

(9) 石炭酸

3. 完成下列反应式

(1) $CH_3CH_2\underset{\underset{OH}{|}}{C}HCH_3$ + Na $\longrightarrow$

(2) $CH_3\underset{\underset{CH_3}{|}}{C}HCH_2\underset{\underset{OH}{|}}{C}HCH_3 \xrightarrow[\text{高温}]{\text{浓 } H_2SO_4}$

(3) $CH_3CH_2CH_2OH \xrightarrow[\text{低温}]{\text{浓 } H_2SO_4}$

(4) $CH_3CH_2\underset{\underset{OH}{|}}{C}HCH_2CH_3$ + HCl $\xrightarrow[\Delta]{\text{无水 } ZnCl_2}$

(5) $CH_3\underset{\underset{CH_3}{|}}{C}H\underset{\underset{OH}{|}}{C}HCH_3 \xrightarrow{K_2Cr_2O_7 \backslash H_2SO_4}$

(6) 

（苯环 OH ... CH$_2$OH）+ NaOH $\longrightarrow$

(7) $CH_3CH_2OH + HNO_3 \longrightarrow$

(8) 

（苯 OH）+ $Br_2 \longrightarrow$

(9) $CH_3—O—CH_2CH_3 + HCl \longrightarrow$

4. 鉴别下列各组化合物

(1) 1-丁醇、2-丁醇、2-甲基-2-丁醇    (3) 苯甲醇、苯酚、苯乙烯

(2) 乙醇、甘油    (4) 乙醚、戊烷

5. 推断结构

某化合物的分子式为 $C_6H_{14}O$，该化合物能与金属钠作用放出氢气，被高锰酸钾的酸性溶液氧化的产物为酮，与浓硫酸生成烯烃，生成的烯烃经催化加氢得 2，2-甲基丁烷。写出该化合物的结构式和名称，并写出相应的反应式。

## 第七章 | 醛、酮、醌

醛、酮、醌和醇、酚、醚一样，也是烃的含氧衍生物，由于分子中都含有官能团羰基（ $\diagdown C = O$ ），所以醛、酮、醌总称为羰基化合物。醛、酮、醌在自然界分布广泛，是生物体内糖、脂肪及蛋白质代谢过程中重要的中间体，是有机合成的重要原料。许多药物都含有醛、酮的结构。

<h2 style="text-align:center">第一节 醛、酮</h2>

### 一、醛和酮的结构

醛、酮含有相同的官能团羰基（ $-\overset{O}{\overset{\|}{C}}-$ ），但羰基在分子中所处位置不同。

醛是指羰基两端分别与烃基和氢原子相连，羰基处于碳链一端（首位）的化合物。

除甲醛（甲醛羰基两端都以氢原子相连）。结构通式为： $(Ar)R \dashv \overset{O}{\overset{\|}{C}} - H$ ，其中 $-\overset{O}{\overset{\|}{C}} - H$ 称醛基，是醛的官能团，可简写为—CHO。

酮是指羰基两端分别与两个烃基相连，羰基处于碳链中间的化合物。结构通式为： $(Ar)R \dashv \overset{O}{\overset{\|}{C}} \vdash R'(Ar')$ ，其中 $-\overset{O}{\overset{\|}{C}} -$ 称酮基，是酮的官能团。

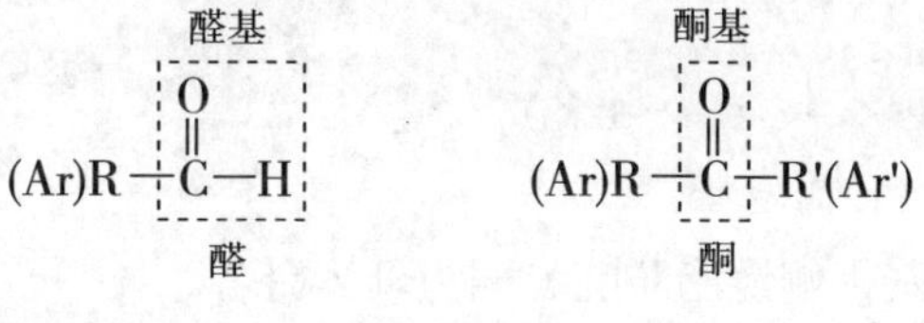

醛基 　　　　　　　酮基

$(Ar)R \dashv \overset{O}{\overset{\|}{C}} - H$ 　　　　$(Ar)R \dashv \overset{O}{\overset{\|}{C}} \vdash R'(Ar')$

醛 　　　　　　　酮

### 二、醛和酮的分类及命名

#### （一）醛和酮的分类

根据羰基所连烃基类型不同分为脂肪醛、酮，芳香醛、酮和脂环醛、酮。

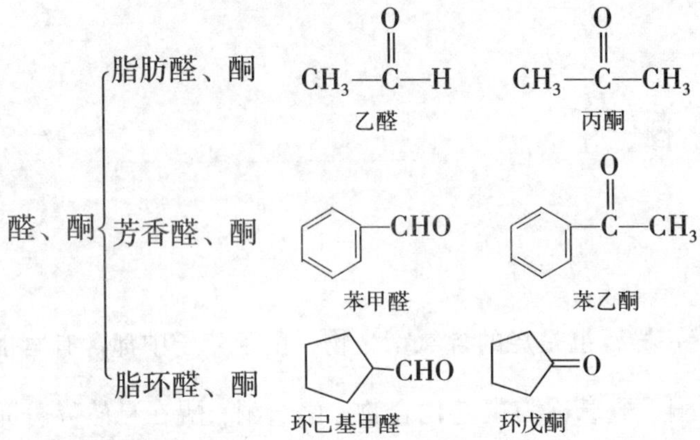


（二）醛和酮的命名

**1. 脂肪醛、酮的命名**

（1）选主链　醛选择含有醛基或酮基的最长碳链为主链，根据主链碳原子数称为“某醛”或“某酮”。

（2）主链编号　醛的编号从醛基碳原子开始，酮的编号从靠近酮基的一端开始。编号也可以用希腊字母α、β、γ表示，以官能团羰基直接相连的碳原子为α位，其余依次为β、γ、δ……。

（3）命名　将取代基的位号、数目、名称和官能团的位号写在某醛、某酮名称的前面。醛基处于首位，位号省略，酮基位号必须标明。

$CH_3CH_2CH_2CHO$

丁醛

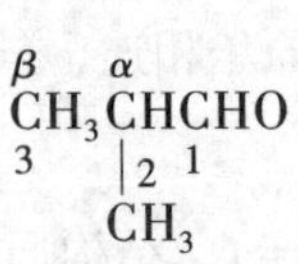

2－甲基丙醛

（α－甲基丙醛）

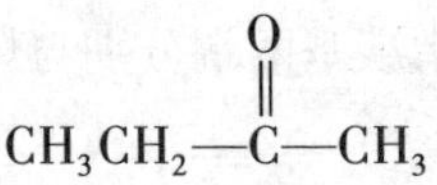

丁酮

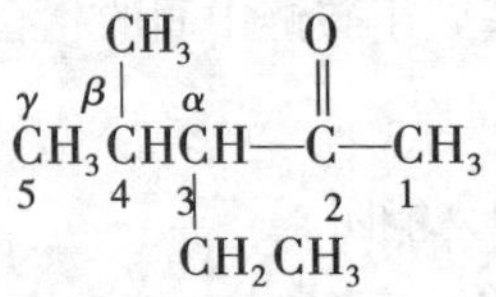

4－甲基－3－乙基－2－戊酮

（β－甲基－α－乙基－2－戊酮）

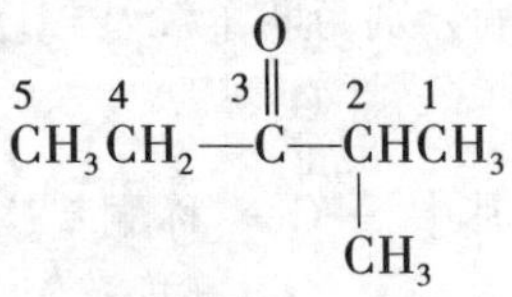

2－甲基－3－戊酮

**2. 芳香醛、酮的命名**

将芳香烃基作取代基，侧链脂肪醛、酮为母体命名。

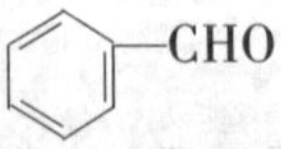

苯甲醛

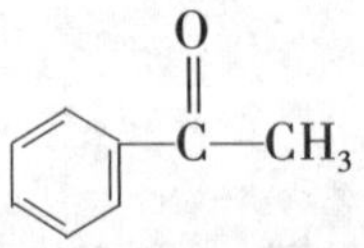

苯乙酮

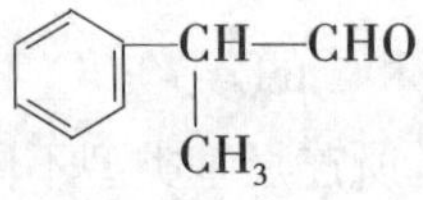

2－苯基丙醛

**3. 脂环醛、酮的命名**

脂环醛的命名和芳香醛相似，以脂肪醛为母体，脂环烃基为取代基。脂环酮是以环酮为母体，根据构成的碳原子数称为"环某酮"，若环上有取代基，则从环中的羰基碳开始编号，确定取代基位置。

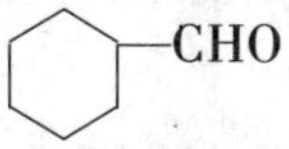

环己基甲醛 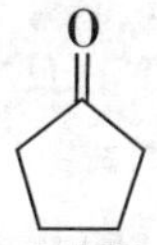　　　　环戊酮 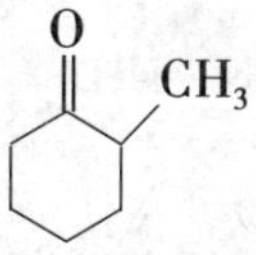　　　　2-甲基环己酮

## 二、醛和酮的性质

在室温下，除甲醛为气体外，其余的均为液体或固体，许多低级醛、酮有难闻的气味，某些高级醛、酮有特殊的芳香气味。由于羰基（$\overset{\delta^+}{C}\!=\!\overset{\delta^-}{O}$）具有极性，使醛、酮分子间的作用力增大，但醛、酮分子间不能形成氢键，所以醛、酮的沸点比相应的烷烃高而比醇低。

醛、酮含有相同的官能团羰基（$C\overset{\sigma}{\underset{\pi}{=}}O$），因而醛、酮具有相似的化学性质，但醛、酮分子中羰基位置不同，所以化学性质又有明显的差异。醛的性质较酮活泼，且具有不同于酮的特性。醛、酮的相似和不同的性质表示如下：

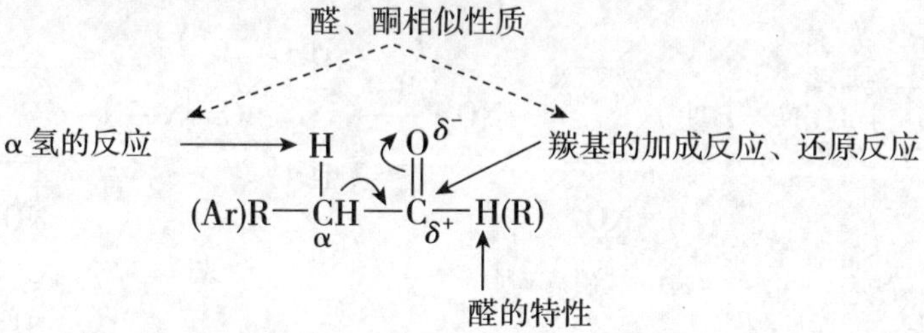

### （一）醛和酮相似的性质

#### 1. 加成反应

醛、酮分子羰基中的 $\pi$ 键不稳定，易断裂，因而醛、酮易发生加成反应。

反应通式：

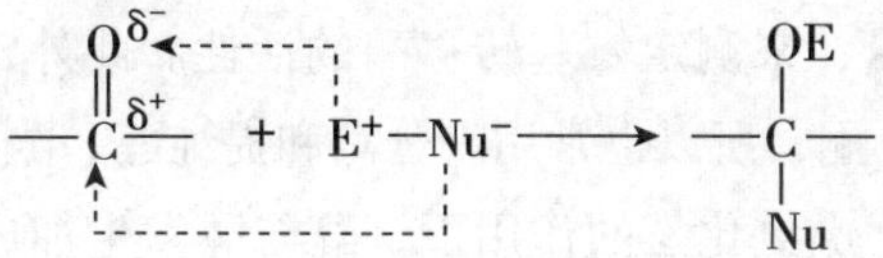

（1）与氢氰酸加成　醛、脂肪族甲基酮及少于 8 个碳原子的脂环酮能与氢氰酸加成，生成 $\alpha$-羟基腈。

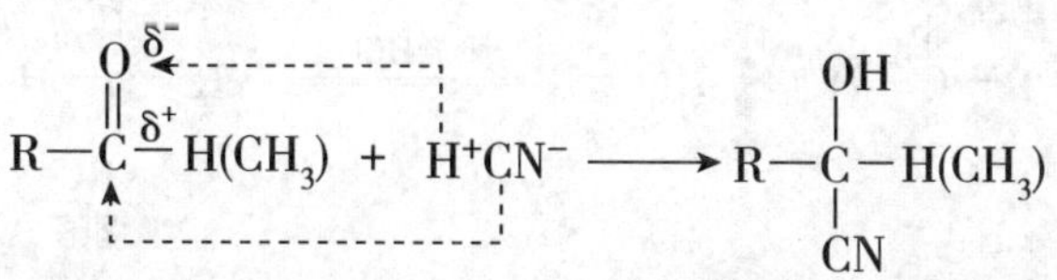

α-羟基腈

羟基腈在酸性条件下易水解生成羟基酸。该反应是增长碳链的方法之一。

（2）与氨的衍生物加成　氨的衍生物是指氨分子中的氢原子被其他原子或原子团取代后的产物，用通式 $H_2N—G$ 表示。氨的衍生物常见的有：羟胺（$H_2N—OH$）、肼（$H_2N—NH_2$）、苯肼（ $H_2N—HN—\bigcirc$ ）、2，4－二硝基苯肼

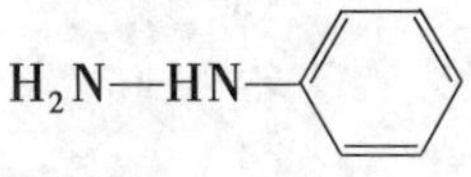

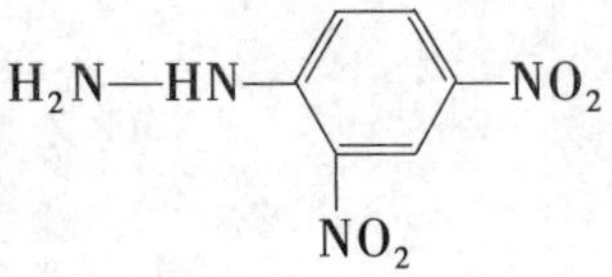

（ $H_2N—HN—\bigcirc—NO_2$ ）等。醛、酮与氨的衍生物反应分两步，第一步加成，

第二步分子内脱水，生成含 $\diagdown C{=}N—$ 结构的化合物。反应通式表示如下：

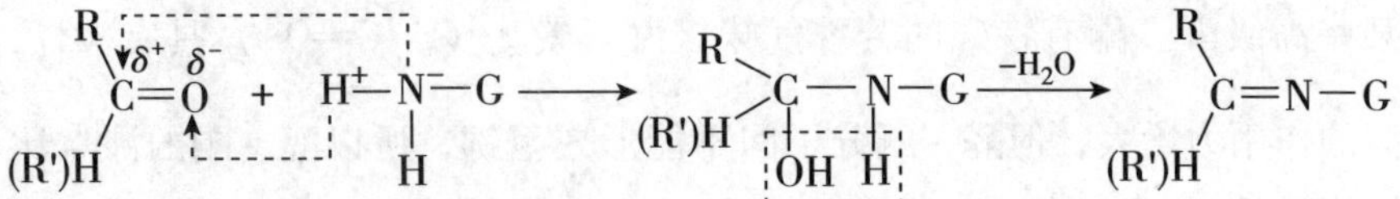

上述反应可简单地看成是分子间的脱水反应，简化为：

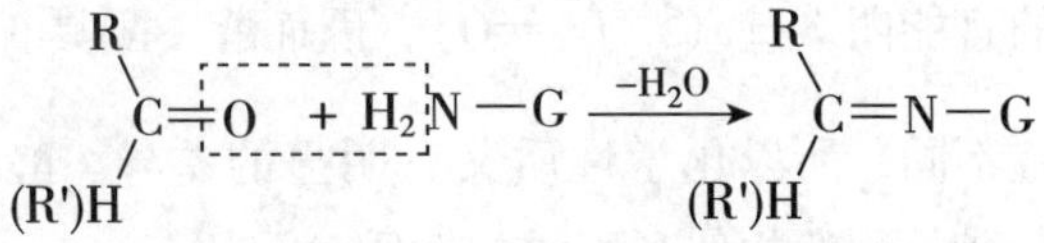

例如：

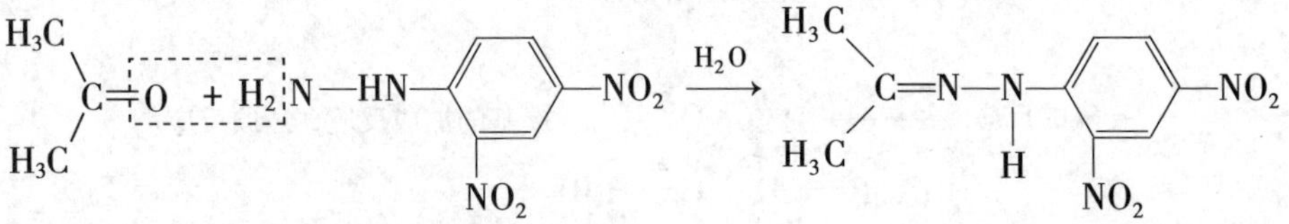

2，4－二硝基苯肼　　　　　　　　2，4－二硝基苯腙<br>（黄色晶体）

　　醛、酮与2，4－二硝基苯肼的反应非常灵敏，生成的产物为黄色晶体，易于观察，常用于醛、酮的鉴定，鉴定具有羰基结构的物质。因此氨的衍生物又称羰基试剂，临床上用2，4－二硝基苯肼与氨基转移酶作用的产物（丙酮酸）反应，测定生成物丙酮酸2，4－二硝基苯腙的量，来测定氨基转移酶的活性。此外，其加成产物在稀酸的作用下可水解为原来的醛、酮，所以也常用来分离和提纯醛、酮。

　　（3）与醇加成　在干燥氯化氢的作用下，醛与醇发生加成反应生成半缩醛，半缩醛不稳定，继续与醇作用，分子间脱水生成缩醛。

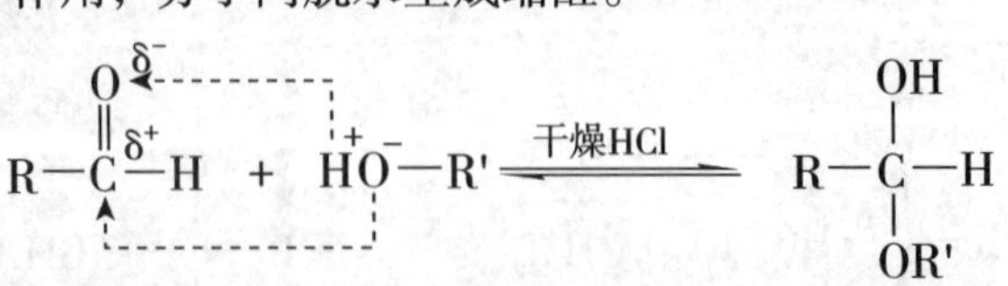

半缩醛

$$\underset{\substack{\text{半缩醛}}}{R-\overset{\displaystyle OH}{\underset{\displaystyle OR'}{C}}-H} + HO-R' \ \underset{}{\overset{\text{干燥HCl}}{\rightleftharpoons}} \ \underset{\substack{\text{缩醛}}}{R-\overset{\displaystyle OR'}{\underset{\displaystyle OR'}{C}}-H} + H_2O$$

缩醛性质和醚相似，具有花果香味，对碱和氧化剂较稳定，对稀酸敏感，可水解成原来的醛和醇。在有机合成中，可利用这一性质保护醛基。酮在同等条件下该反应很难发生。

**2. α氢的反应**

（1）卤代反应　受羰基吸电子诱导效应作用的影响，醛、酮分子中α碳原子上的氢原子（α–H）比较活泼，在酸或碱的催化下，α–H容易被卤素取代，生成α–卤代醛、酮。

$$\underset{\substack{\text{}}}{-\overset{\displaystyle\alpha}{\underset{\displaystyle H}{C}}-\overset{\displaystyle O}{\overset{\|}{C}}-H(R)} + X_2 \ \xrightarrow{\text{H}^+\text{或OH}^-} \ \underset{\substack{\alpha-\text{卤代醛（酮）}}}{-\overset{\displaystyle\alpha}{\underset{\displaystyle X}{C}}-\overset{\displaystyle O}{\overset{\|}{C}}-H(R)}$$

（2）碘仿反应　α碳原子上连有3个α–H的醛和酮，即结构为 $CH_3-\overset{\displaystyle O}{\overset{\|}{C}}-H(R)$ 的醛、酮（乙醛和甲基酮），能与卤素的氢氧化钠溶液发生卤代反应，生成三卤代醛、酮。该物质在碱性溶液中不稳定，分解为羧酸盐和三卤甲烷 $CHX_3$（卤仿），该反应称为卤仿反应。如卤素为碘，则生成产物为三碘甲烷 $CHI_3$（碘仿），反应称碘仿反应。碘仿为黄色结晶，容易观察。因此，碘仿反应常用于乙醛、甲基酮的鉴别。

反应过程：

$$\underset{\substack{\text{次碘酸钠}}}{I_2 + NaOH \longrightarrow NaI + NaOI + H_2O}$$

$$\underset{\substack{}}{CH_3-\overset{\displaystyle O}{\overset{\|}{C}}-H(R)} + 3NaOI \longrightarrow \underset{\substack{\alpha-\text{三碘代醛（酮）}}}{CI_3-\overset{\displaystyle O}{\overset{\|}{C}}-H(R)} + 3NaOH$$

$$\underset{\substack{\alpha-\text{三碘代醛酮}}}{CI_3-\overset{\displaystyle O}{\overset{\|}{C}}-H(R)} + 3NaOH \longrightarrow \underset{\substack{\text{碘仿}\\(\text{黄色结晶})}}{CHI_3\downarrow} + \underset{}{(R)H-\overset{\displaystyle O}{\overset{\|}{C}}-ONa}$$

合并得到总反应：

$$CH_3-\overset{\displaystyle O}{\overset{\|}{C}}-H(R) + I_2 + NaOH \longrightarrow \underset{\substack{\text{碘仿}\\(\text{黄色结晶})}}{CHI_3\downarrow} + (R)H-\overset{\displaystyle O}{\overset{\|}{C}}-ONa + NaI + H_2O$$

注意：次碘酸钠具有氧化性，能将具有结构 $CH_3\overset{\overset{\displaystyle OH}{|}}{\underset{}{-}}CH\text{—}H(R)$ 的醇（乙醇和 2－醇）氧化为乙醛和甲基酮，所以这种类型的醇也能发生碘仿反应。因此，碘仿反应常用于鉴别乙醛、甲基酮、乙醇、2－醇，有生成黄色碘仿（$CHI_3$）结晶的现象。

### 3. 还原反应

醛、酮在催化剂铂、钯、镍的作用下，羰基加氢还原生成相应的醇。醛还原为伯醇，酮还原为仲醇。

$$R\overset{\overset{\displaystyle O}{\|}}{-}C\text{—}H \ +H_2 \longrightarrow R\overset{\overset{\displaystyle OH}{|}}{\underset{\underset{\displaystyle H}{|}}{-}}C\text{—}H \qquad (RCH_2OH)$$

醛　　　　　　　伯醇

$$R\overset{\overset{\displaystyle O}{\|}}{-}C\text{—}R' \ +H_2 \longrightarrow R\overset{\overset{\displaystyle OH}{|}}{\underset{\underset{\displaystyle H}{|}}{-}}C\text{—}R' \qquad (\ R\overset{\overset{\displaystyle OH}{|}}{-}CH\text{—}R'\ )$$

酮　　　　　　　仲醇

## （二）醛的特性反应

### 1. 氧化反应

醛的羰基一端和氢原子相连，性质较酮活泼，易被氧化，不仅能被强氧化剂氧化，也能被托伦试剂、斐林试剂等弱氧化剂氧化，醛被氧化为羧酸，而酮不能被氧化。

$$(Ar)R\overset{\overset{\displaystyle H}{\|}}{-}C\text{—}O \ \overset{[O]}{\longrightarrow}\ (Ar)R\overset{\overset{\displaystyle O}{\|}}{-}C\text{—}OH$$

醛　　　　　　羧酸

（1）与托伦试剂反应　在硝酸银溶液中滴加氨水，边滴边振摇，褐色沉淀刚好消失，得到的无色溶液称为托伦试剂（Tollens），主要成分是 $[Ag(NH_3)_2]^+$。托伦试剂能将醛氧化为羧酸，本身还原为单质的银，附着于试管壁上形成银镜，故该反应又称为银镜反应。

$$(Ar)R\overset{\overset{\displaystyle O}{\|}}{-}C\text{—}H \ +2[Ag(NH_3)_2]OH \longrightarrow (Ar)R\overset{\overset{\displaystyle O}{\|}}{-}C\text{—}ONH_4 \ +2Ag\downarrow +3NH_3\uparrow +H_2O$$

醛　　　　　　　　　　　　　　　　　　　　　　　银镜

所有的醛均能发生银镜反应，而酮不能。所以常用托伦试剂鉴别醛和酮。

（2）与斐林试剂反应　斐林试剂（Fehling）由斐林试剂甲（$CuSO_4$ 溶液）和斐林试剂乙（酒石酸钾钠的 NaOH 溶液）组成，平时分开放置，使用时等体积混合。主要成分是酒石酸钾钠与 $Cu^{2+}$ 形成的配离子。

脂肪醛被斐林试剂氧化生成羧酸，$Cu^{2+}$ 被还原为砖红色的 $Cu_2O$ 沉淀。

$$RCHO + 2Cu^{2+}（配离子）+ 5OH^- \longrightarrow RCOO^- + Cu_2O\downarrow + 3H_2O$$

脂肪醛　　　　　　　　　　　　　　　　　砖红色

甲醛的还原性强，能将 $Cu^{2+}$ 还原为单质的铜，附着在试管壁上形成铜镜。

$$HCHO + Cu^{2+}（配离子）+ 3OH^- \longrightarrow HCOO^- + Cu\downarrow + 2H_2O$$

甲醛　　　　　　　　　　　　　　　　　铜镜

**注意**：芳香醛不能被斐林试剂氧化，所以常用斐林试剂区分甲醛、脂肪醛和芳香醛。

**2. 与希夫试剂的显色反应**

希夫试剂（Schiff）又称品红亚硫酸试剂，是向品红溶液中通入二氧化硫至红色褪去，得到的无色溶液。醛与希夫试剂反应显紫红色，酮不显色，此显色反应灵敏，故用于鉴别醛和酮。

此外，甲醛与希夫试剂反应生成的紫红色产物加入硫酸后颜色不消失，而其他的醛生成的紫红色产物加入硫酸后颜色消失，所以该反应也可鉴别甲醛和其他的醛。

## 四、重要的醛和酮

**1. 甲醛**

甲醛（HCHO）又称蚁醛，是具有强烈刺激性气味的气体，易溶于水，40%的甲醛水溶液俗称福尔马林，能使蛋白质凝固，具有强大的杀菌作用，是常用的消毒剂和防腐剂。

甲醛溶液与氨水共同蒸发生成白色的环六亚甲基四胺 $[(CH_2)_6N_4]$ 晶体，药用名为乌洛托品。医药上常用作尿道消毒剂，它在患者体内能缓慢分解为甲醛，由尿道排出杀死细菌。

**2. 乙醛**

乙醛（$CH_3CHO$）是具有刺激性气味的液体，易溶于水。乙醛与氯气作用得到三氯乙醛，三氯乙醛易和水加成生成水合三氯乙醛，简称水合氯醛。

$$CH_3-\overset{O}{\overset{\|}{C}}-H \xrightarrow{Cl_2} CCl_3-\overset{O}{\overset{\|}{C}}-H \xrightarrow{H_2O} CCl_3-\overset{OH}{\overset{|}{C}H}-OH$$

水合氯醛

水合氯醛是无色透明结晶，易溶于水，是一种安全的催眠药和抗惊厥药。

**3. 丙酮**

丙酮（ $CH_3-\overset{O}{\overset{\|}{C}}-CH_3$ ）是最简单的酮，为无色、易燃、易挥发液体，能与水混溶，具有特殊气味，能溶解许多有机物，是一种重要的有机溶剂。

丙酮是糖类分解的中间产物，正常人体血液中丙酮的浓度很低。糖尿病患者由于代谢紊乱，体内常有过量的丙酮产生，并随呼吸或尿液排出。临床上检查尿液中的丙酮，常用亚硝酰铁氰化钠溶液（$Na_2[Fe(CN)_5NO]$）和氨水，如有丙酮，则呈红色。

也可用碘仿反应检验丙酮的存在。

**4. 樟脑**

樟脑（ 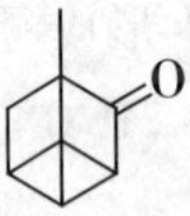 ）为脂环酮类，化学名称为 2 – 莰酮，存在于樟树中，具有特殊的香味，有兴奋运动中枢、呼吸中枢和心肌的功效，在医药上用途广泛，如樟脑的乙醇溶液称为樟脑酊，有良好的止咳功能；清凉油、十滴水、消炎镇痛药等药物中均有樟脑成分。另外，樟脑还是较好的驱虫防蛀剂。

# 第二节  醌

醌是一类具有共轭体系的环己二烯二酮类化合物，分为苯醌、萘醌、蒽醌等。

醌的命名是以苯醌、萘醌、蒽醌等为母体，用阿拉伯数字或希腊字母或邻、对标明两个羰基的位置，若有取代基，则将取代基的位号、数目和名称写在母体醌之前。例如：

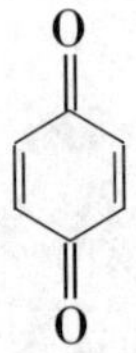

对苯醌　　　　　　　邻苯醌　　　　　　α – 萘醌　　　　　　β – 萘醌
（1，4 – 苯醌）　　（1，2 – 苯醌）　　（1，4 – 萘醌）　　（1，2 – 萘醌）

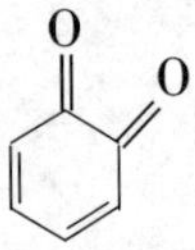

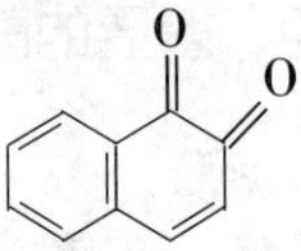

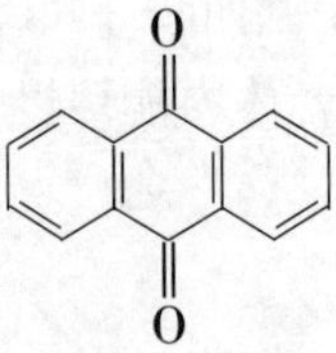

9，10 – 蒽醌 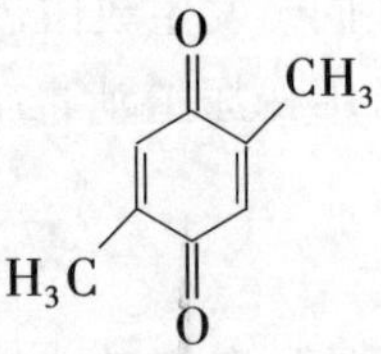　　　　　2，5 – 二甲基 – 1，4 – 苯醌

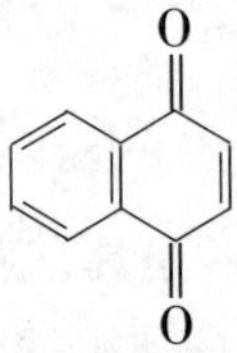

具有醌式结构的化合物多数为有颜色的晶体，邻位醌多为红色或橙色，对位醌多为黄色。许多植物色素、染料和指示剂中都存在醌式结构。

## 习 题

1. 命名下列化合物

（1）　$CH_3CHCH_2CHO$
　　　　　　|
　　　　　　$CH_3$

（2） 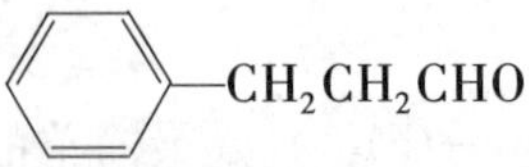　—$CH_2CH_2CHO$

（3）　—$CHCH_2CHO$
　　　　　　　　　|
　　　　　　　　　$CH_3$

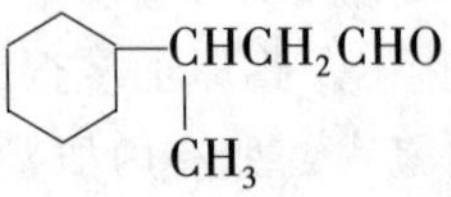

（4）

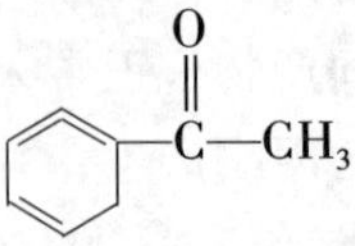

(5) 

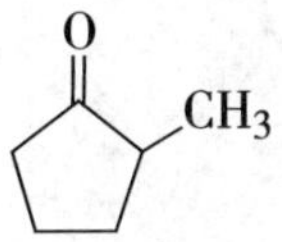

(6) $CH_3C(CH_3)_2CH_2CH_2-C(=O)-CH_3$

(7) $CH_3CH(CH_2CH_3)CH(CH_3)CH_2CHO$

(8) $CH_3-C(=O)-CH_3$

(9) 

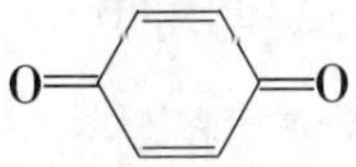

2. 根据名称书写结构式

(1) 2，4－二甲基丁醛　　(2) 对甲氧基苯甲醛　　(3) 环己酮

(4) 3－苯基－2－丁酮　　(5) 甲醛　　(6) α－萘醌

3. 完成下列反应式

(1) $CH_3CH_2-C(=O)-H + HCN \longrightarrow$

(2)  $+ HCN \longrightarrow$

(3) $CH_3CH_2-C(=O)-CH_3$ +  $\longrightarrow$

(4) $CH_3CHO + HOCH_2CH_3 \xrightarrow{\text{干燥 HCl}}$

(5) $CH_3-C(=O)-CH_3 + I_2 + NaOH \longrightarrow$

(6) $CH_3CH(CH_3)-C(=O)-H + H_2 \xrightarrow{Pt}$

4. 用化学方法鉴别下列各组化合物

(1) 丙酮、丙醛　　(2) 甲醛、乙醛、苯甲醛

(3) 2－戊酮、3－戊酮　　(4) 乙醇、丙酮

5. 分子式为 $C_5H_{10}O$ 的非芳香族无侧链的有机化合物 A、B、C，都不能使溴水褪色；加入2，4－二硝基苯肼后，A、B、C 都能生成黄色晶体，A 与 B 能和 HCN 加成；B 与碘的氢氧化钠溶液生成黄色沉淀，A 与希夫试剂显紫红色。推断3 种化合物的结构式。

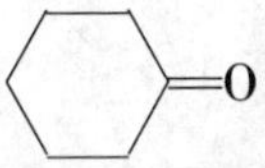

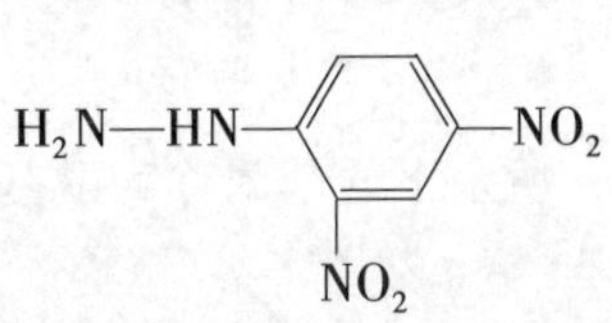

# 第八章 | 羧酸和取代羧酸

羧酸和取代羧酸是与医药关系十分密切的重要有机酸，其酸性源于羧基（—COOH）。分子中含有羧基的化合物称为羧酸。羧酸分子中烃基上的氢原子被其他原子或原子团取代后生成的化合物称为取代羧酸。

## 第一节 羧 酸

### 一、羧酸的结构、分类及命名

**（一）羧酸的结构**

除甲酸（HCOOH）外，羧酸可看做是烃分子中的氢原子被羧基取代后的衍生物。其通式为：

$$\text{(Ar)R--}\overset{\displaystyle O}{\overset{\|}{C}}\text{--OH} \quad 或 \quad \text{(Ar) COOH}$$

羧酸去掉羧基中的羟基，所余下的基团称为酰基（ $\text{R--}\overset{\displaystyle O}{\overset{\|}{C}}\text{--}$ ），酰基的命名是根据原来羧酸的名称称为某酰基。

**（二）羧酸的分类**

（1）根据羧酸分子烃基的种类不同，可分为脂肪羧酸、脂环羧酸、芳香羧酸。在脂肪羧酸中，根据烃基是否饱和，可分为饱和脂肪羧酸、不饱和脂肪羧酸。

（2）根据羧酸分子中羧基的数目不同，可分为一元羧酸和多元羧酸。

**（三）羧酸的命名**

羧酸常用俗名和系统命名。由于许多羧酸最初是从天然产物中得到，常根据其来源而得俗名。如甲酸最早从蚂蚁中得到，故名蚁酸。

各类羧酸的系统命名法命名原则和醛的命名一致。

选择分子中含羧基的最长碳链为主链，按主链上碳原子的数目定为某酸。主链碳原子从羧基开始编号，用阿拉伯数字标明主链碳原子的位次。简单的羧酸也常用希腊字母标位，从邻接羧基的碳原子开始。以 $\alpha$、$\beta$、$\gamma$、$\delta$、$\varepsilon$……等来定位。

$$\underset{\substack{|\\ CH_3}}{CH_3CHCHCH_2}\text{--COOH} \qquad \underset{\substack{|\\ }}{CH_3\text{--}\overset{\substack{CH_3\\|}}{C}=CH\text{--COOH}} \qquad H_2C=\overset{\substack{|\\ CH_2CH_3}}{C}\text{--CH--COOH}$$

3，4－二甲基戊酸        3－甲基－2－丁烯酸        3－乙基－3－丙烯酸

（$\beta$，$\gamma$－二甲基戊酸）      （$\beta$－甲基－$\alpha$－丁烯酸）

脂肪族二元羧酸的命名是取分子中含两个羧基的最长碳链作主链，称为某二酸。

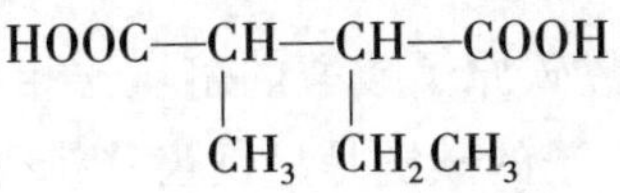

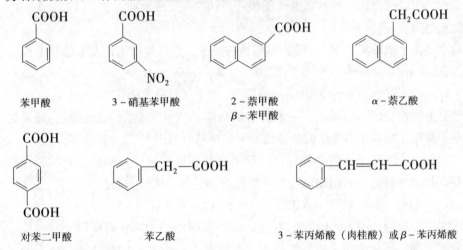

$$HOOC-CH-CH-COOH$$

2-甲基-3-乙基丁二酸

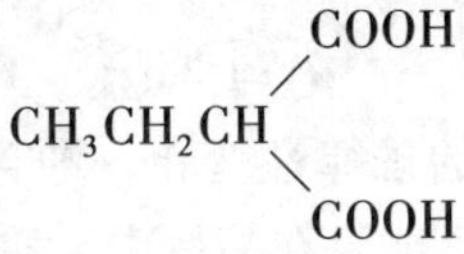

乙基丙二酸

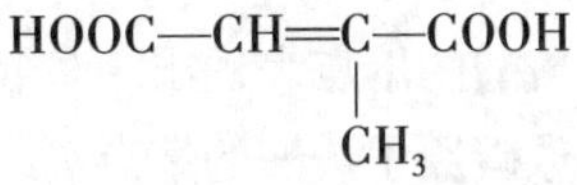

2-甲基-2-丁烯二酸

分子中含有碳环的羧酸，把碳环作为取代基来命名。例如：

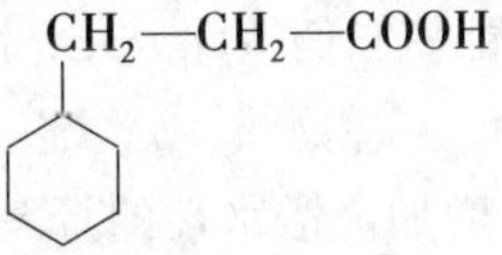

3-环己基丙酸
β-环己基丙酸

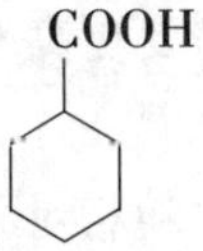

环己基甲酸

对于较长碳链的烯酸，还常用符号"Δ"来标明烯键的位置，将双键碳原子的位次写在"Δ"的右上角。例如：

$$CH_3（CH_2）_7CH=CH（CH_2）_7COOH$$

$\Delta^9$-十八碳烯酸

或9-十八碳烯酸

芳香族羧酸可以作为脂肪族羧酸的芳基取代衍生物来命名。例如：

苯甲酸

3-硝基苯甲酸

2-萘甲酸
β-苯甲酸

α-萘乙酸

对苯二甲酸

苯乙酸

3-苯丙烯酸（肉桂酸）或β-苯丙烯酸

## 二、羧酸的性质

### （一）物理性质

低级一元脂肪酸在常温下是液体，甲酸、乙酸和丙酸具有刺激性气味，而直链的正丁酸至正壬酸是具有腐败气味的油状液体。高级脂肪酸是无气味的蜡状固体。多元酸或芳香酸在常温下都是结晶固体。

饱和一元羧酸的沸点随相对分子质量的增加而增高。它的沸点比相对分子质量相近的醇的沸点为高。这种沸点相差很大的原因是由于羧酸分子间形成的氢键较稳定，并能通过氢键互相缔合起来，形成双分子缔合的二聚体。

$$
\begin{array}{c}
\text{O} \cdots \text{H} - \text{O} \\
R - C \qquad\qquad C - R \\
\text{O} - \text{H} \cdots \text{O}
\end{array}
$$

羧酸的熔点表现出一种特殊的规律性变化，即含偶数碳原子羧酸的熔点比相邻两个奇数碳原子羧酸的熔点高。这可能是在晶体中，羧酸分子的碳链是呈锯齿状排列的。这样含偶数碳的羧酸，链端甲基和羧基分处在碳链的两边，而含奇数碳的羧酸的链端甲基和羧基则处在碳链的同一边。故前者具有较高的对称性，在晶格中排列得更紧密，分子间的吸引力更大，需要更高的温度才能使它们彼此分开，因而具有较高的熔点。

羧酸分子中由于羧基是一个亲水基团，可和水形成氢键。因此，甲酸至丁酸都能与水混溶。从戊酸开始，随相对分子质量增加，憎水性的烃基越来越大，在水中的溶解度就迅速减小。癸酸以上的羧酸不溶于水，但脂肪族一元羧酸一般都能溶于乙醇、乙醚、三氯甲烷等有机溶剂中。低级饱和二元羧酸也可溶于水，并随碳链的增长而溶解度降低。芳香酸在水中的溶解度甚微。

### （二）化学性质

羧基（—COOH）是羧酸的官能团，是由羰基和羟基组成的。由于羰基的碳氧双键与羟基氧原子的共轭效应的作用，使羟基中氧原子电子向羰基转移，羟基的氢易离解而显酸性。羧基中羟基也能被其他基团取代生成羧酸衍生物。羧基是吸电子基，α 氢具有活性，可以被卤代。此外羧酸还能被还原和发生脱羧反应。

#### 1. 酸性

羧酸在水中能离解出 $H^+$，而具有明显的酸性，能与氢氧化钠发生酸碱中和反应。

$$R—COOH + H_2O \Longrightarrow R—COO^- + H_3O^+$$

$$R—COOH + NaOH \longrightarrow R—COONa + H_2O$$

羧酸的酸性受烃基的影响。一般芳香族羧酸的酸性比脂肪族羧酸强；如果烃基上连吸电子基团，羧基中 O—H 键的极性加大，更易解离出 $H^+$，酸性增强。

与硫酸、盐酸等无机强酸相比，一般的羧酸还属弱酸，其酸性比碳酸强，能够分解碳酸盐和碳酸氢盐。利用此性质可鉴别羧酸。

$$R—COOH + NaHCO_3 \longrightarrow R—COONa + H_2O + CO_2 \uparrow$$

$$2R—COOH + Na_2CO_3 \longrightarrow 2R—COONa + H_2O + CO_2 \uparrow$$

羧酸的钠、钾和铵盐一般易溶于水，在制药工业中常利用此性质，将不溶于水的药物变成水溶性的盐，以便配制水剂或注射液。例如常用的抗生素青霉素 G 就制成青霉素 G 钾使用。

#### 2. 羧基上的羟基的取代反应

羧酸分子中羧基上的—OH 可被一系列原子或原子团取代生成羧酸的衍生物。

$$
\begin{array}{cccc}
\underset{\text{酯}}{R-\overset{\text{O}}{\overset{\|}{C}}-OR'} &
\underset{\text{酰胺}}{R-\overset{\text{O}}{\overset{\|}{C}}-NH_2} &
\underset{\text{酰卤}}{R-\overset{\text{O}}{\overset{\|}{C}}-X} &
\underset{\text{酸酐}}{R-\overset{\text{O}}{\overset{\|}{C}}-O-\overset{\text{O}}{\overset{\|}{C}}-R'}
\end{array}
$$

（1）酯化反应　羧酸和醇共热生成酯和水的反应。酯化反应必须在酸的催化及加热下进行，否则反应速度极慢。

$$R-\underset{\underset{O}{\|}}{C}-OH + H-O-R' \xrightleftharpoons[120\sim125℃]{H_2SO_4} R-\underset{\underset{O}{\|}}{C}-O-R' + H_2O$$

酯化反应是可逆的，要提高酯的收率，则需增加一种容易得到、成本较低又易于回收的反应物的用量，或是不断从反应体系中移去一种或多种生成物，以使平衡右移。

（2）酰卤的生成　由羧酸与亚硫酰氯（$SOCl_2$）、$PX_3$、$PCl_5$ 作用则生成酰卤。

$$RCOOH + SOCl_2 \longrightarrow RCOCl + SO_2 + HCl\uparrow$$

$$RCOOH + PCl_5 \longrightarrow RCOCl + POCl_3 + HCl\uparrow$$

酰卤是一类具有高度反应活性的化合物，在有机合成、制药工业中常用做提供酰基的试剂，即作为酰化剂来使用。

（3）酸酐的生成　饱和一元羧酸在脱水剂作用下加热，两分子间失去一分子水生成酸酐。

$$2R-\underset{\underset{O}{\|}}{C}-OH \xrightarrow[\triangle]{P_2O_5} R-\underset{\underset{O}{\|}}{C}-O-\underset{\underset{O}{\|}}{C}-R + H_2O$$

很多二元羧酸可直接加热成酐，如丁二酸、戊二酸、邻苯二甲酸等加热分子内脱水生成五元或六元环状酸酐。

（4）酰胺的生成　在羧酸中通入氨气或加入碳酸铵，可得到羧酸铵盐，铵盐热解失水而生成酰胺。

$$R-\underset{\underset{O}{\|}}{C}-OH + NH_3 \longrightarrow R-\underset{\underset{O}{\|}}{C}-ONH_4 \xrightarrow[\triangle]{-H_2O} R-\underset{\underset{O}{\|}}{C}-NH_2$$

### 3. 脱羧反应

羧酸分子中脱去羧基放出二氧化碳的反应称为脱羧反应。

在特殊条件下，饱和一元羧酸可发生脱羧反应，例如羧酸盐与碱石灰（$NaOH + CaO$）共热可脱羧。

一元羧酸的 α 碳原子上连有强吸电子基团（如硝基、卤素、酰基和氰基等）时，易发生脱羧。

二元羧酸对热不稳定，加热或与脱水剂（乙酸酐、乙酰氯、五氯化二磷等）共热时，易发生脱羧或脱水反应。乙二酸和丙二酸加热脱羧；丁二酸和戊二酸则发生脱水反应生成五元环和六元环的环状酸酐；己二酸及庚二酸加热脱羧的同时脱水，生成五元环和六元环的环酮；七个碳以上的二元酸，在高温时发生分子间脱水，生成高相对分子质量的酸酐。

$$\begin{array}{c} COOH \\ | \\ COOH \end{array} \xrightarrow{\triangle} HCOOH + CO_2 \uparrow$$

$$H_2C \begin{array}{c} COOH \\ \diagup \\ \diagdown \\ COOH \end{array} \xrightarrow{\triangle} CH_3COOH + CO_2 \uparrow$$

**4. 羧酸的还原**

羧酸只能用强还原剂氢化铝锂（$LiAlH_4$）才能将其还原为相应的伯醇。氢化铝锂可还原羧基而不还原碳 – 碳双键，可将不饱和酸还原为不饱和醇。

$$CH_2\!\!=\!\!CHCH_2COOH \xrightarrow{LiAlH_4} CH_2\!\!=\!\!CHCH_2CH_2OH$$

**5. α 氢卤代反应**

羧酸中 α 氢的活性比醛、酮中 α 氢活性差，但在催化（红磷或卤化磷）作用下，α 氢可以顺利被取代。

$$RCH_2COOH \xrightarrow[PBr_3]{Br_2} R\overset{Br}{\underset{|}{CH}}COOH \xrightarrow[PBr_3]{Br_2} R\!-\!\overset{Br}{\underset{\underset{Br}{|}}{\overset{|}{C}}}\!-\!COOH$$

α – 卤代酸很活泼，常用来制备 α – 羟基酸和 α – 氨基酸。

### 三、重要的羧酸

**1. 甲酸（HCOOH）**

俗称蚁酸。蚂蚁分泌物和蜜蜂的分泌液中含有蚁酸，当初人们蒸馏蚂蚁时制得蚁酸，故有此名。甲酸无色而有刺激气味，且有腐蚀性，人类皮肤接触后会起泡、红肿。熔点 8.4℃，沸点 100.8℃。由于甲酸的结构特殊，它的一个氢原子和羧基直接相连，也可看做是一个羟基甲醛。因此甲酸同时具有酸和醛和性质。在化学工业中，甲酸被用于橡胶、医药、染料、皮革种类工业。

**2. 乙酸（CH$_3$COOH）**

是醋的重要成分，是一种典型的脂肪酸。有刺激性酸味的无色液体，沸点 118℃，凝固点为 16.6 ℃，凝固后为无色晶体。纯品在冻结时成冰状晶体，亦称"冰醋酸"。可溶于水中，其水溶液成弱酸性。用作溶剂及制造醋酸盐、醋酸酯、维纶等的原料。

**3. 苯甲酸（** $\bigcirc\!\!-\!\!COOH$ **）**

俗称安息香酸，是苯环上的一个氢被羧基（—COOH）取代形成的化合物。苯甲酸一般常作为药物或防腐剂使用，有抑制真菌、细菌、霉菌生长的作用，药用时通常涂在皮肤上，用以治疗癣类的皮肤疾病。用于合成纤维、树脂、涂料、橡胶、烟草工业。

### 4. 乙二酸（HOOC—COOH）

俗称草酸，最简单的有机二元酸之一。它一般是无色透明结晶，对人体有害，会使人体内的酸碱度失去平衡，影响儿童的发育，草酸在工业中有重要作用，草酸可以除锈。草酸遍布于自然界，常以草酸盐形式存在于植物如伏牛花、羊蹄草、酢浆草和酸模草的细胞膜，几乎所有的植物都含有草酸盐。

草酸是有机酸中的强酸。能与碳酸根作用放出二氧化碳。草酸根具有很强的还原性，与氧化剂作用易被氧化成二氧化碳和水。可以使酸性高锰酸钾溶液褪色，这一反应在定量分析中被用作测定高锰酸钾浓度的方法。草酸还可以洗去溅在布条上的墨水迹。

# 第二节　取代羧酸

羧酸分子中烃基上的氢原子被其他原子或原子团取代后形成的化合物称为取代酸。

取代酸有卤代酸、羟基酸、氨基酸、羰基酸等，其中卤代酸、氨基酸将在有关章节中讨论，这里只讨论羟基酸和羰基酸中的酮酸。

## 一、羟基酸

### （一）羟基酸结构和命名

羟基酸是分子中同时具有羟基和羧基两种官能团的化合物，又可分为醇酸和酚酸两类。

羟基酸以及其他含两种或几种官能团的化合物用系统命名法命名时，羧酸为母体，其他的官能团都看作是取代基。自然界存在的羟基酸常按其来源而采用俗名。

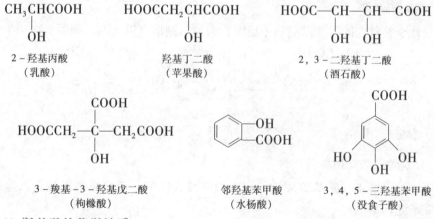

| 2 - 羟基丙酸 | 羟基丁二酸 | 2，3 - 二羟基丁二酸 |
| （乳酸） | （苹果酸） | （酒石酸） |

| 3 - 羧基 - 3 - 羟基戊二酸 | 邻羟基苯甲酸 | 3，4，5 - 三羟基苯甲酸 |
| （枸橼酸） | （水杨酸） | （没食子酸） |

### （二）羟基酸的化学性质

#### 1. 酸性

羟基连在脂肪烃基上时，由于羟基是吸电子基团，因此醇酸的酸性比相应的羧酸强，羟基距羧基越近，对酸性的影响就越大。在酚酸中，羟基处于羧基的邻位时，其氢原子能与羧基氧原子形成分子内氢键，降低了羧基中羟基氧原子的电子云密度，使氢原子更易解离，同时也使形成的羧酸负离子稳定化。这是邻羟基苯甲酸酸性增强的主要原因

**2. 醇酸的脱水反应**

α-羟基酸受热时，两分子间相互酯化，生成交酯。

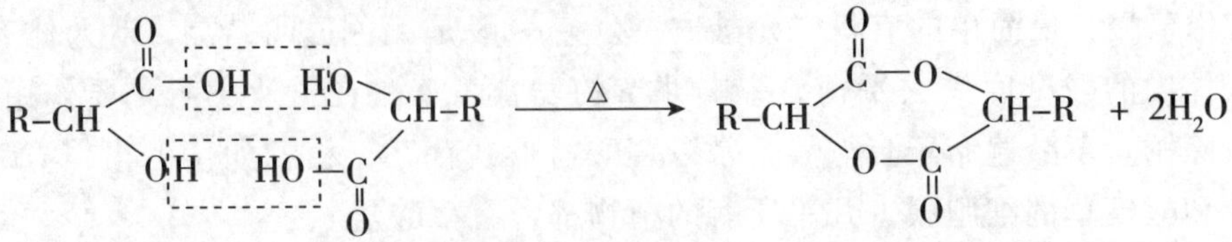

β-羟基酸受热发生分子内脱水，主要生成α，β-不饱和羧酸。

$$R-\underset{H}{\overset{OH}{C}}-CH_2COOH \xrightarrow[\triangle]{H^+} R-CH=CHCOOH + H_2O$$

γ-羟基酸和δ-羟基酸受热，生成五元和六元环内酯。

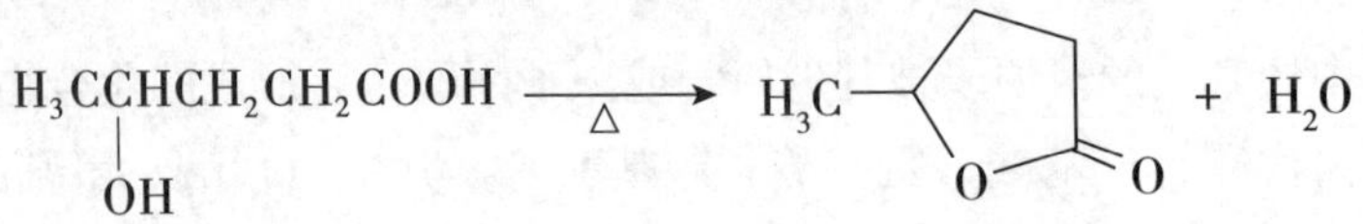

γ-戊内酯

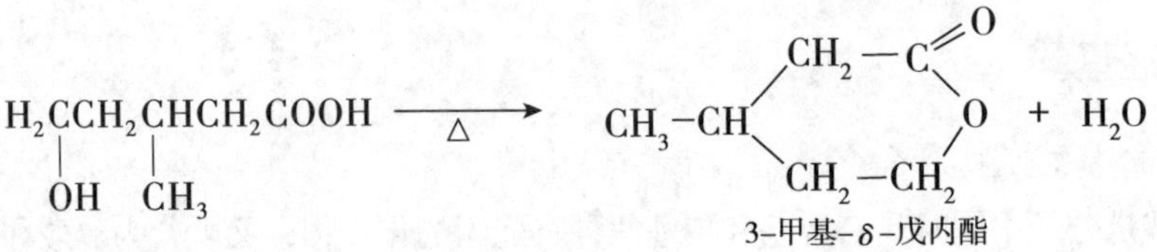

3-甲基-δ-戊内酯

**3. 氧化反应**

醇酸中的醇羟基比醇分子中的羟基易氧化。

**4. 酚酸的脱羧**

羟基处于邻对位的酚酸，对热不稳定，当加热到熔点以上时，则脱去羧基生成酚。

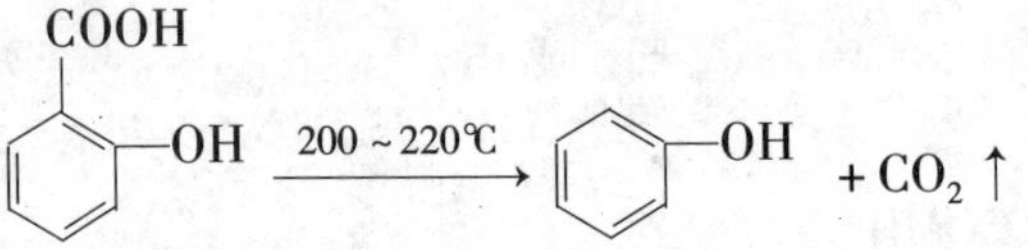

## 二、酮酸

### （一）酮酸的结构和命名

分子中含有醛基或酮基的羧酸分别叫做醛酸或酮酸。最简单的醛酸是乙醛酸，最简单的酮酸是丙酮酸。

酮酸的系统命名是以羧酸为母体，以包括羧基及酮基（或醛基）碳原子都在内的最长碳链作为主链，称为某酸，氧原子作为取代基并指出其位置。例如：

$$CH_3-\overset{O}{\overset{\|}{C}}-COOH$$

丙酮酸

$$CH_3-\overset{O}{\overset{\|}{C}}-CH_2COOH$$

3-丁酮酸

（β-丁酮酸或乙酰乙酸）

$$HOOC-\overset{O}{\overset{\|}{C}}-CH_2COOH$$

2-酮丁二酸

（α-酮丁二酸）

（二）酮酸的性质

1. 酮酸的特性反应

α－酮酸与稀硫酸共热时，脱羧生成醛；与浓硫酸共热时，脱羰生成少一个碳原子的羧酸。

$$R-\overset{\overset{\displaystyle O}{\|}}{C}-COOH \xrightarrow[150℃]{稀硫酸} RCHO + CO_2 \uparrow$$

$$R-\overset{\overset{\displaystyle O}{\|}}{C}-COOH \xrightarrow[加热]{浓硫酸} RCOOH + CO \uparrow$$

β－酮酸在高于室温的情况下，即脱去羧基生成酮，此反应称为酮式分解。

$$CH_3-\overset{\overset{\displaystyle O}{\|}}{C}-CH_2-COOH \xrightarrow{\triangle} CH_3-\overset{\overset{\displaystyle O}{\|}}{C}-CH_3 + CO_2 \uparrow$$

$$\xrightarrow{\triangle} \qquad + CO_2 \uparrow$$

$$CH_3-\overset{\overset{\displaystyle O}{\|}}{C}-\underset{\underset{\displaystyle C_6H_5}{|}}{CH}-COOH \xrightarrow{\triangle} CH_3-\overset{\overset{\displaystyle O}{\|}}{C}-CH_2-C_6H_5 + CO_2 \uparrow$$

β－酮酸与浓碱共热时，α 碳原子和 β 碳原子间的键发生断裂，生成两分子羧酸盐，此反应称为酸式分解。

$$R-\overset{\overset{\displaystyle O}{\|}}{C}-CH_2COOH \xrightarrow[加热]{40\% NaOH} RCOONa + CH_3COONa + H_2O$$

2. 还原反应

酮酸分子中酮基可以被还原成羟基。

## 三、酮式和烯醇式的互变异构现象

乙酰乙酸乙酯不是一个结构单一的物质，在室温下存在酮式与烯醇式的互变异构：

$$H_3C-\overset{\overset{\displaystyle O}{\|}}{C}-CH_2-\overset{\overset{\displaystyle O}{\|}}{C}-OC_2H_5 \rightleftharpoons$$

92.5%　　　　　　　　　7.5%

上述结构分别叫做乙酰乙酸乙酯的酮式和烯醇式异构体，在室温下，两者之间以一定比例（92.5%酮式和7.5%烯醇式）呈动态平衡存在；彼此互变的速度极快，不能将两者分离。温度低时互变速度变慢。互变异构现象在生物体内比较常见，烯醇式和酮式的含量随化合物的结构不同而不同，一般以酮式比较稳定，但酚是以烯醇式为主要形式，甚至完全为烯醇式。

### 四、重要的羟基酸和酮酸

**1. 乳酸**

又名 2 - 羟基丙酸。对于人的身体来说，乳酸是疲劳物质之一，是身体在保持体温和肌体运动而产生热量过程中产生的废弃物。我们身体生存所需要的能量大部分来自于糖类。血液按照需要把葡萄糖送至各个器官燃烧，产生热量。这一过程中会产生水、二氧化碳和丙酮酸，丙酮酸和氢结合后生成乳酸。如果身体的能量代谢能正常进行，不会产生堆积，将被血液带至肝脏，进一步分解为水和二氧化碳，产生热量，疲劳就消除了。

在病房、手术室、实验室等场所中采用乳酸蒸气消毒，可有效杀灭空气中的细菌，起到减少疾病，达到提高健康之目的；在医药方面广泛用作防腐剂、载体剂、助溶剂、药物制剂、pH 调节剂等；乳酸聚合得到聚乳酸，聚乳酸可以抽成丝纺成线，这种线是良好的手术缝线，缝口愈合后不用拆线，能自动降解成乳酸被人体吸收，无不良后果。尤其是体内手术缝线，免除二次手术拆线的麻烦。这种高分子化合物可做成黏接剂在器官移植和接骨中应用；乳酸可以直接配制成药物或日常保健品使用。

**2. 苹果酸**

又名羟基丁二酸。白色结晶体或结晶状粉末，有较强的吸湿性，易溶于水、乙醇，有特殊愉快的酸味。苹果酸主要用于食品和医药行业。

在各种片剂、糖浆中配以苹果酸可以呈现水果味，并有利于在体内吸收、扩散，它常配入复合氨基酸注射液中，以提高氨基酸的利用率。它的钠盐是治疗肝功能不全特别是治疗高血压症的有效药物。L - 苹果酸钾是良好的钾补充药，它能保持人体水分平衡，治疗水肿、高血压和脂肪积聚症等。

**3. 柠檬酸**

又名 3 - 羧基 - 3 - 羟基戊二酸，枸橼酸。柠檬酸是一种重要的有机酸，无色晶体，常含 1 分子结晶水，无臭，有很强的酸味，易溶于水。其钙盐在冷水中比热水中易溶解，此性质常用来鉴定和分离柠檬酸。结晶时控制适宜的温度可获得无水柠檬酸。在工业、食品业、化妆业等具有极多的用途。

临床上，柠檬酸铁铵是常用的补血药；柠檬酸钠具有防止血液凝固的作用，常用作抗凝血剂。

**4. 水杨酸**

又名邻羟基苯甲酸。水杨酸为白色结晶性粉末，无臭，味先微苦后转辛。水杨酸水溶液的 pH 为 2.4。水杨酸与三氯化铁水溶液生成特殊的紫色。水杨酸是医药、香料、染料、橡胶助剂等精细化学品的重要原料。

在医药工业，水杨酸本身用作消毒防腐药，用于局部角质增生及皮肤霉菌感染。作为医药中间体，用于乙基水杨胺、利尿素、乙酰水杨酸、水杨酸钠、水杨酰胺、格列体脲、氯硝柳胺、水杨酸苯酯、对羟基苯甲酸乙酯、次水杨酸铋、柳氮磺吡啶等药物的生产。

### 5. 丙酮酸

是最简单的酮酸，为无色有刺激性气味的液体。沸点 165℃，易溶于水。在生物体内酶的催化下，丙酮酸还原生成乳酸，乳酸氧化生成丙酮酸。丙酮酸是参与整个生物体基本代谢的中间产物之一。

### 6. $\beta$ - 丁酮酸

无色油状或浆状液体，或晶体。熔点 36 ~ 37℃。能与水、醇任意混合。强酸性。不稳定，热至 100℃分解为丙酮和二氧化碳。有互变异构现象，能与羰基试剂作用，使三氯化铁溶液变红紫色。

$\beta$ - 丁酮酸、$\beta$ - 羟基丁酸和丙酮三者合称酮体。酮体是脂肪酸分解代谢过程中的产物，仅在肝内形成，正常成人 24h 尿内含量分别为 25mg、9mg 和 3mg，因含量少，用一般方法无法检出。当糖类代谢发生障碍时，脂肪的分解代谢增加，所产生的酮体（严重者可使血浆酮体高达 3 ~ 4g/L）超过肝外组织所能利用，即积聚在体内，可引起酸中毒。尿内出现酮体，是代谢性酸中毒的表现。

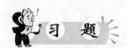

## 习 题

**1. 命名下列化合物**

（1） $(CH_3)_2CH-CH-CH_2-COOH$
　　　　　　　　　$|$
　　　　　　　　$CH_3$

（2）　苯基$-CH_2-CH=CH-COOH$

（3）
$COOH$
$COOH$

（4）　$CH_3-\overset{O}{\overset{||}{C}}-CH_2-COOH$

（5）
$OH$
苯环$-COOH$

**2. 写出下列有机物的结构简式**

（1）苯甲酸　　　　（2）草酸　　　　（3）3 - 羟基丁酸　　　　（4）水杨酸

**3. 完成下列反应方程式**

（1）　$H_3C-$苯环$-COOH + NaHCO_3 \xrightarrow{NaOH}$

（2）　$HOOC-CH_2-COOH \xrightarrow{\triangle}$

（3）　$CH_3CHCH_2COOH \xrightarrow{\triangle}$
　　　　　$|$
　　　　　$OH$

（4）$CH_3CH_2COOH + Br_2 \longrightarrow$

4. 用化学方法鉴别下列化合物

（1）甲醛、甲酸和乙酸

（2）乙二酸、丙二酸和丁二酸

（3）对甲基苯甲酸、邻羟基苯甲酸和对羟基苯乙酮

5. 推断结构式

某化合物 A（$C_4H_6O_3$）具有以下性质：①可与 $NaHCO_3$ 反应；②微热则放出 $CO_2$ 气体生成化合物 B（$C_3H_6O$），B 可使亚硝酰铁氰化钠和氢氧化钠溶液显鲜红色；③在酶的作用下加氢生成化合物 C（$C_4H_8O_3$）。试写出 A、B、C 的结构简式并命名。

# 第九章 胺和酰胺

胺和酰胺是重要的含氮有机化合物。含氮有机化合物种类很多，其中很多与人的生命活动关系密切。不同类型的含氮化合物具有不同的性质，有的是药物的主要成分，有些具有重要的生理功能。

## 第一节 胺

### 一、胺的结构、分类及命名

#### （一）胺的结构

胺可看作氨的烃基衍生物，即氨（$NH_3$）分子中的氢原子被烃基取代而生成的化合物。其通式为：

$$R—NH_2 \text{ 或 } R—NH—R' \text{ 或 } R—\underset{\displaystyle R''}{\underset{|}{N}}—R'$$

官能团分别是$—NH_2$（氨基）、—NH—（亚氨基）、$—\underset{|}{N}—$（次氨基）。

#### （二）胺的分类

(1) 根据分子中烃基的种类不同，可分为脂肪胺和芳香胺两类。

氮原子直接与脂肪烃基相连的称脂肪胺；氮原子直接与芳香环相连的称芳香胺。

(2) 根据氮原子上连接的烃基数目不同，可分为伯胺（连有1个烃基）、仲胺（连有2个烃基）和叔胺（连有3个烃基）。

当氮原子上同时连有4个相同或不同的烃基时，形成季铵化合物。如氯化铵分子中4个氢原子被4个烃基取代形成季铵盐，季铵盐中的卤原子或酸根被氢氧根取代形成季铵碱。

(3) 根据胺分子中氨基数目的不同，分为一元胺和多元胺。

#### （三）胺的命名

脂肪胺命名时，以胺为母体，烃基作为取代基，称为“某胺”。如果取代基相同，用“二”、“三”表示烃基的数目；如果取代基不同，则按次序规则排列。

苄胺（伯胺）

$H_3C—NH—CH_3$

二甲胺（仲胺）

$$CH_3—\underset{\displaystyle CH_3}{\underset{|}{N}}—CH_2CH_3$$

二甲乙胺（叔胺）

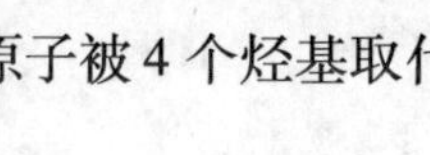

最简单的芳香胺是苯胺（ ![苯环]—NH$_2$ ）。当苯胺苯环上还连有其他取代基时，以苯胺为母体，将取代基的名称写在苯胺前面，并用邻、间、对（取代基只有 1 个时）或阿拉伯数字标明取代基的位置。

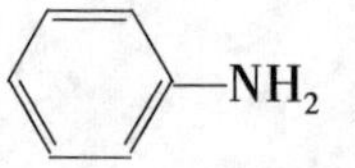

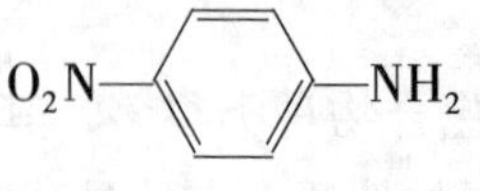

对硝基苯胺（3 - 硝基苯胺）

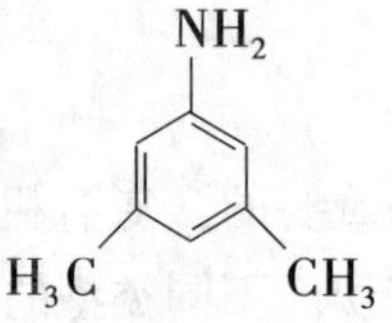

3，5 - 二甲基苯胺

氮原子上同时连有芳香烃基的脂肪烃基时，以芳香胺为母体，脂肪烃基为取代基，将脂肪烃基名称写在母体前面，并在名称前加字母"N"，以表示脂肪烃基连在氮原子上。

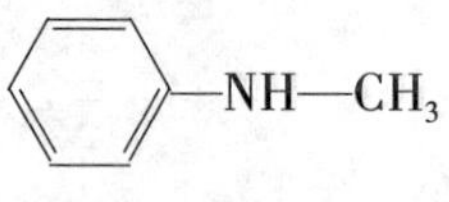

N - 甲基苯胺

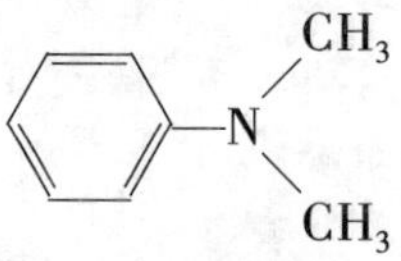

N，N - 二甲基苯胺

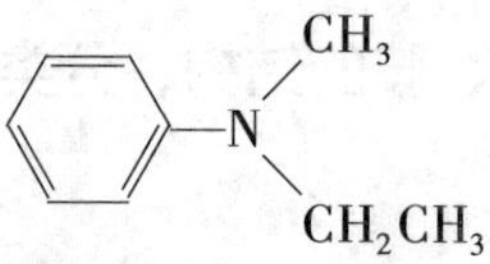

N - 甲基 - N - 乙基苯胺

结构复杂的胺命名时，以烃为母体，氨基作为取代基进行命名。

$$CH_3CH_2CHCH_2CHCH_2CH_3$$
$$\qquad NH_2 \qquad CH_3$$

3 - 甲基 - 5 - 氨基庚烷

季铵盐、季铵碱的命名与铵盐、无机氢氧化物相似。

$$\left[ CH_3 - \underset{CH_3}{\overset{CH_3}{N}} - CH_3 \right]^+ Br^-$$

$$\left[ C_2H_5 - \underset{C_2H_5}{\overset{C_2H_5}{N}} - C_2H_5 \right]^+ OH^-$$

溴化四甲铵

氢氧化四乙铵

多元胺的命名如下：

$$NH_2 - CH_2 - CH_2 - NH_2$$

$$NH_2 - (CH_2)_4 NH_2$$

乙二胺

1，4 - 丁二胺（腐胺）

## 二、胺的性质

### （一）物理性质

低级的胺是气体或容易挥发的液体，有氨的气味或鱼腥味，高级胺为固体。纯粹的芳香胺是无色液体或固体，但由于容易氧化，常常带有一点黄色或者棕色。在接触胺类化合物时要注意安全，因为大多数芳香胺都有一点的毒性，所以应该避免接触皮肤和经口、鼻吸入或食入。

低级的脂肪胺可溶于水，溶解度也随着相对分子质量增加而降低，6 个碳原子以上的胺就难溶解于水或不溶解于水，但它们都能溶解于醇、醚、苯等有机溶剂。氮原子虽有孤对电子，但它的电负性不如氧强，伯、仲、叔胺与水能形成氢键，伯胺和仲胺本身分子间也可以形成氢键，但这些氢键不如醇的氢键强。因此，胺的沸点比同相对分子质量的非极性化合物大，但比同碳数的醇和酸低，同碳数的伯、仲、叔胺中伯胺的沸点最高，叔胺最低，因为叔胺分子间不能形成氢键。

### （二）化学性质

胺的化学性质主要取决于氮原子上的未共用电子对。当它提供电子对给质子（$H^+$）时，胺显碱性，能成盐；当胺作为亲核试剂时，能与酰卤、酸酐等酰基化试剂发生酰化反应，还能和亚硝酸反应。

#### 1. 碱性

胺与氨相似，氮原子上有 1 对未共用电子对（孤对电子），它具有接受质子或提供电子对的能力，因此，胺具有碱性。

$$R\ddot{N}H_2 + H^+ \rightleftharpoons R\overset{+}{N}H_3$$

铵正离子

当胺溶于水中时，可与水中质子作用，发生下列离解反应。

$$RNH_2 + H_2O \rightleftharpoons R\overset{+}{N}H_3 + OH^-$$

受电子效应、空间效应、水的溶剂化效应等多种原因的综合影响，胺的类型不同，碱性大小也不同。各类胺的碱性强弱顺序大致如下：

季铵碱 ＞脂肪胺（仲胺＞伯胺＞叔胺）＞氨＞芳香胺

季铵碱是离子型化合物，是强碱，其碱性强度与氢氧化钠相当。

胺能与酸成盐。芳香胺碱性较弱，只能与强酸成盐，但遇强碱又游离出胺，所以可利用这一性质来提取胺或将胺与非碱性有机物加以分离。胺盐有明确的熔点，可用于鉴定胺。

$$\text{苯}-NH_3 \underset{OH^-}{\overset{HCl}{\rightleftharpoons}} \text{苯}-\overset{+}{N}H_3Cl^- \quad (\text{或} \quad \text{苯}-NH_2 \cdot HCl)$$

氯化苯胺　　　　　　　　苯胺盐酸盐

医药上常将难溶于水的胺类药物制成盐，以增加其水溶性。例如临床上局部麻醉药普鲁卡因，常用其盐酸盐制成注射剂使用。

#### 2. 酰化反应

分子中引入酰基的反应称为酰化反应。能提供酰基的化合物称为酰化剂。常用的酰化剂有酰卤、酸酐等。

$$RNH_2 + R'\overset{\overset{O}{\|}}{C}-X \longrightarrow RNH-\overset{\overset{O}{\|}}{C}-R' + HX$$

(X：卤原子、—OCOR、—OR)

反应时，氨基氮原子上的氢原子被酰基取代。伯胺、仲胺能被酰化，生成 *N*-烷基酰胺。叔胺的氮原子上没有氢原子，不能被酰化。

羧酸衍生物作为酰化剂的活性顺序为：酰卤 > 酸酐 > 酯。由于芳胺氮上电子云密度较小，故仅能与酰卤、酸酐发生酰化反应，不能与酯发生酰化反应。

$$HO-\langle\!\!\rangle-NH_2 + CH_3-\overset{O}{\overset{\|}{C}}-O-\overset{O}{\overset{\|}{C}}-CH_3 \longrightarrow$$

对氨基苯酚

$$HO-\langle\!\!\rangle-NH-\overset{O}{\overset{\|}{C}}-CH_3 + CH_3-COOH$$

对羟基乙酰苯胺

对氨基苯酚具有解热镇痛的作用，但因毒性强，不宜内服。临床上使用其衍生物——对羟基乙酰苯胺（即扑热息痛），则降低了毒性，增强了疗效。

酰胺为易于纯化的结晶，熔点明确，常用酰化反应鉴别胺类。

在某些药物分子中引入酰基后，常可增加药物的脂溶性，利于在体内的吸收，提高或延长其疗效，并可降低药物的毒性。芳香胺的乙酰化最为普遍，氨基很活泼，酰基化后就变得很稳定，酰基相当于起到保护氨基的作用。待反应完毕后，在酸或碱的催化作用下，酰胺能够水解而得到原来的胺。

### 3. 与亚硝酸的反应

不同类型的胺，都可与亚硝酸反应。由于亚硝酸易分解，反应时一般是以亚硝酸钠与酸作用来生成亚硝酸。

（1）伯胺与亚硝酸的反应　脂肪族伯胺与亚硝酸作用先生成极不稳定的重氮盐 $[R-\overset{+}{N}\equiv NCl^-]$，然后立即自动分解放出氮气并生成相应的烯烃、醇和卤代烃等多种产物。

$$R-NH_2 + HNO_2 \longrightarrow R-OH + N_2\uparrow + H_2O$$

因为反应中可定量放出氮气，此反应可用于定性或定量分析。

芳香伯胺与亚硝酸在低温（5℃以下）下作用也生成相应的重氮盐，这种重氮盐在低温下可稳定存在，受热（5℃以上）分解放出氮气。

$$\langle\!\!\rangle-NH_2 \xrightarrow[0\sim5\text{℃}]{NaNO_2/HCl} \langle\!\!\rangle-\overset{+}{N}\equiv NCl^- \xrightarrow[H_2O]{\triangle} \langle\!\!\rangle-OH + N_2\uparrow + HCl$$

氯化重氮苯

（2）仲胺和亚硝酸的反应　脂肪仲胺和芳香仲胺与亚硝酸作用均生成一个 $N$-亚硝基胺。

$$R-NH-R' + HNO_2 \longrightarrow R-\overset{NO}{\overset{\|}{N}}-R' + H_2O$$

$$\langle\!\!\rangle-\overset{CH_3}{\underset{H}{N}} + HNO_2 \longrightarrow \langle\!\!\rangle-\overset{CH_3}{\underset{NO}{N}} + H_2O$$

$N$-亚硝基胺是中性黄色的油状物或固体，大多数不溶于水而溶于有机溶剂，经过酸性水解能生成原来的仲胺，因此这个反应可以用来纯化混有伯胺和叔胺的仲胺。

（3）叔胺和亚硝酸的反应　脂肪叔胺与亚硝酸作用生成不稳定的易溶于水的亚硝酸盐，遇强碱重新游离出叔胺。

$$R_3N + HNO_2 \longrightarrow R_3N \cdot HNO_2 \xrightarrow{NaOH} R_3N + NaNO_2 + H_2O$$

芳香叔胺与亚硝酸在芳香环上发生亚硝化反应，主要在胺基上的对位上引入一个亚硝基，当对位已经被占据后则也可在邻位发生。

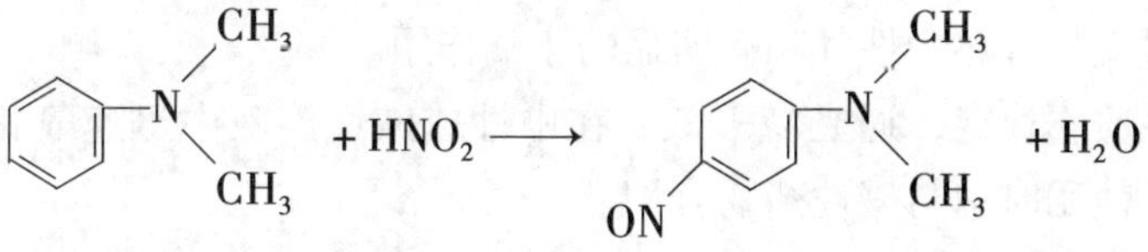

$N,N$-二甲基对亚硝基苯胺

$N,N$-二甲基对亚硝基苯胺在酸性溶液中呈橘黄色，在碱性溶液中显翠绿色。

由于伯、仲、叔胺与亚硝酸反应的产物与现象各不相同的，所以可通过与亚硝酸的反应来区别三种类型的胺。

## 三、重要的胺及其衍生物

### 1. 苯胺（ —NH₂ ）

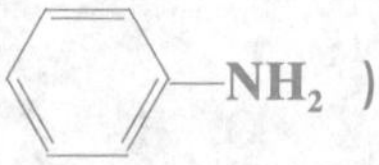

常温下为无色油状液体，沸点 184.4℃ ，具有特殊气味 ，微溶于水易溶于乙醇和醚中。暴露于空气中或日光下变为棕色。可用水蒸气蒸馏，蒸馏时加入少量锌粉，以防氧化。苯胺有毒，易经皮肤吸收。

苯胺与溴水反应，生成 2，4，6-三溴苯胺的白色沉淀 ，此反应可用于苯胺的鉴定。

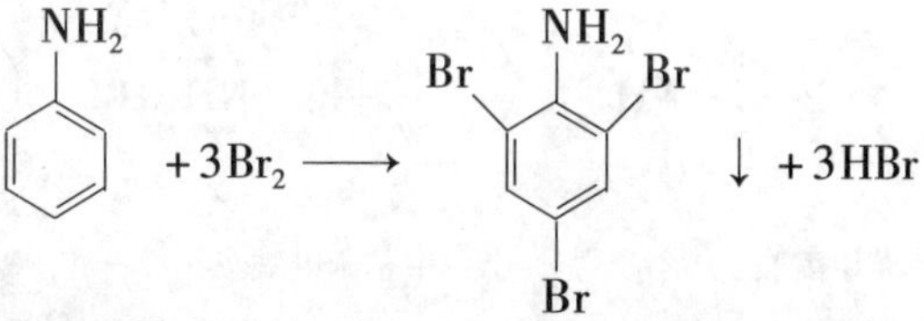

苯胺是最重要的胺类物质之一，主要用于制造染料、药物、树脂，还可以用作橡胶硫化促进剂等。它本身也可作为黑色染料使用。其衍生物甲基橙可作为酸碱滴定用的指示剂。

### 2. 胆碱（ $[HOCH_2CH_2\overset{+}{N}(CH_3)_3]OH^-$ ）

属于季铵碱类化合物，是一种强有机碱，是卵磷脂的关键组成成分，也存在于神经鞘磷脂之中，是乙酰胆碱的前体。在体内参与脂肪代谢，有抗脂肪肝的作用；帮助传送刺激神经的信号，有镇定作用。

乙酰胆碱（ $[CH_3-\overset{O}{\overset{\|}{C}}-O-CH_2CH_2\overset{+}{N}(CH_3)_3]OH^-$ ）是由胆碱和乙酰辅酶 A 在

胆碱能神经末梢合成的，是一种主要的神经递质，具有重要的生理作用。

**3. 肾上腺素**（ HO—，HO— 苯环，上接 CH$_2$、OH、N—CH$_3$ 结构 ）

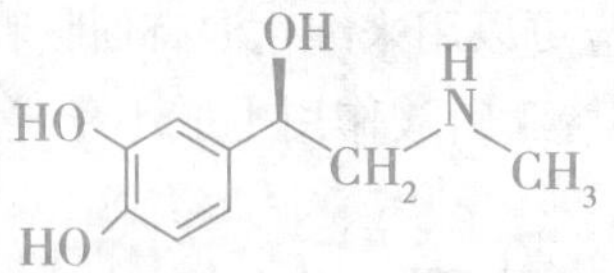

白色结晶性粉末，微溶于水，易溶于盐酸及氢氧化钠溶液中。在应激状态、内脏神经刺激和低血糖等情况下，释放进入血液循环，促进糖原分解并升高血糖，促进脂肪分解，引起心跳加快，是临床上常用的升压药物。又因肾上腺素能使支气管的平滑肌弛缓，所以对支气管痉挛性气喘有明显的止喘作用。

肾上腺素性质不稳定，遇光易失效，在中性或碱性溶液中迅速氧化而呈红色或棕色，活性消失，使用时忌与碱性药物合用。

# 第二节 酰 胺

## 一、酰胺的结构和命名

酰胺是酰基与氨基或烃氨基相连形成的化合物，也可以看作是氨或胺分子中氮原子上的氢原子被酰基取代后生成的化合物。酰胺的通式为：

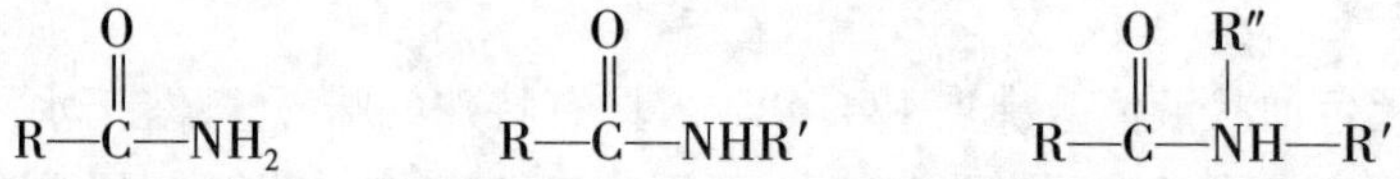

$$R-\overset{\overset{O}{\|}}{C}-NH_2 \qquad R-\overset{\overset{O}{\|}}{C}-NHR' \qquad R-\overset{\overset{O}{\|}}{C}-NH-R'$$

氮原子上没有取代基的简单酰胺，命名时，在酰基的名称后面加"胺"字，称为"某酰胺"。氮原子上连有取代基时，将取代基名称放在酰胺名称前，取代基位置用字母"N"来表示取代基连在氮原子上。

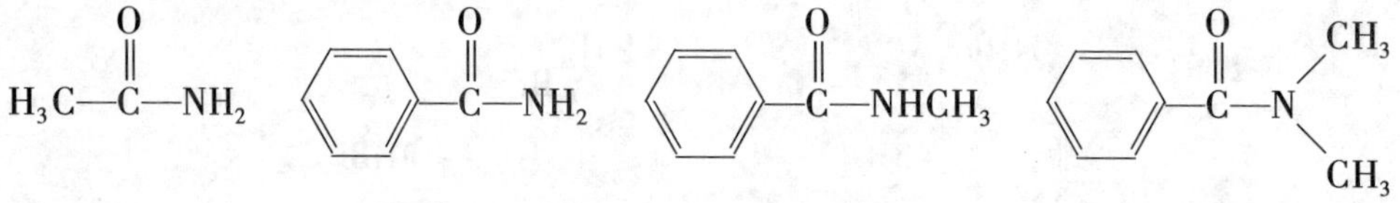

$$H_3C-\overset{\overset{O}{\|}}{C}-NH_2 \qquad \phantom{x} \overset{\overset{O}{\|}}{C}-NH_2 \qquad \overset{\overset{O}{\|}}{C}-NHCH_3 \qquad \overset{\overset{O}{\|}}{C}-N\overset{CH_3}{\underset{CH_3}{}}$$

乙酰胺　　　　　苯甲酰胺　　　　　N–甲基苯甲酰胺　　　　N, N–二甲基苯甲酰胺（DMF）

## 二、酰胺的化学性质

### 1. 酸碱性

酰胺一般是中性化合物，其水溶液不显碱性，也不能使石蕊试纸变色。当两个酰基同时与一个氨基相连时，生成的化合物酰亚胺则表现出明显的酸性，可与 KOH 水溶液成盐。

### 2. 水解反应

在强酸、强碱或酶的催化下，酰胺可以发生水解，加热可以加快水解。

$$R-\overset{\overset{O}{\|}}{C}-NH_2 + H_2O \longrightarrow
\begin{cases}
\xrightarrow[\triangle]{H^+} & R-\overset{\overset{O}{\|}}{C}-OH + NH_4^+ \\
\xrightarrow[\triangle]{OH^-} & R-\overset{\overset{O}{\|}}{C}-OH + NH_3\uparrow \\
\xrightarrow{\text{酶}} & R-\overset{\overset{O}{\|}}{C}-O^- + NH_3\uparrow
\end{cases}$$

了解酰胺水解的特点，对药物剂型的把握具有重要意义。如巴比妥、氨苄青霉素钠结构中具含酰胺键，因此只能制成粉针剂，临床给药时方配成溶液，以避免酰胺键水解。

**3. 与亚硝酸反应**

氮原子上没有取代基的简单酰胺（伯酰胺），能与亚硝酸反应形成相应的羧酸，并放出氮气。

$$R-\overset{\overset{O}{\|}}{C}-NH_2 + HNO_2 \longrightarrow R-\overset{\overset{O}{\|}}{C}-OH + N_2\uparrow + H_2O$$

## 三、重要的酰胺及其衍生物

**1. 尿素 $[CO(NH_2)_2]$**

简称脲。尿素为白色结晶，熔点133℃，易溶于水和乙醇，难溶于乙醚。它是人和哺乳动物体内蛋白质代谢的产物之一，存在于尿液中。从结构上可看做碳酸分子中的两个羟基被氨基取代所形成的化合物，也称碳酰二胺。

$$HO-\overset{\overset{O}{\|}}{C}-OH \qquad\qquad H_2N-\overset{\overset{O}{\|}}{C}-NH_2$$

碳酸 尿素

尿素具有酰胺的基本结构，可在酸、碱或尿素酶催化下水解；也可与亚硝酸反应放出氮气。

受两个氨基影响，尿素具有弱碱性，能与强酸成盐。其硝酸盐和草酸盐难溶于水，易结晶，用此反应可提取尿素和鉴别尿素。

尿素的水溶液中加入浓硝酸，则析出硝酸脲白色沉淀。

$$H_2N-\overset{\overset{O}{\|}}{C}-NH_2 + HNO_3 \longrightarrow H_2N-\overset{\overset{O}{\|}}{C}-NH_2 \cdot HNO_3\downarrow$$

硝酸脲

尿素加热至$150\sim160℃$时，两分子尿素间脱去一分子氨缩合生成缩二脲。

$$H_2N-\overset{\overset{O}{\|}}{C}-NH_2 + H_2N-\overset{\overset{O}{\|}}{C}-NH_2 \xrightarrow{150\sim160℃} H_2N-\overset{\overset{O}{\|}}{C}-NH-\overset{\overset{O}{\|}}{C}-NH_2 + NH_3\uparrow$$

缩二脲

缩二脲为白色固体，难溶于水，可溶于碱溶液。在缩二脲碱性溶液中加入少量硫酸铜溶液，显现紫红色。这个显色反应称为缩二脲反应。凡分子中含有两个或两个以上酰胺键的化合物均能发生缩二脲反应。

### 2. 丙二酰脲

是脲和丙二酰氯或丙二酸酯通过酰化反应生成的化合物。结构上存在酮式和烯醇式的互变异构现象。

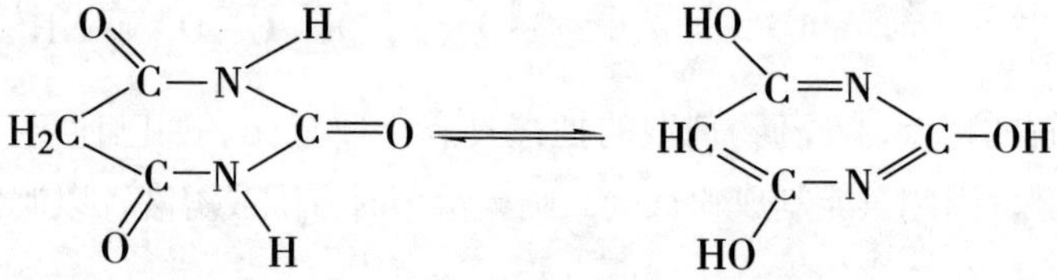

$$\text{酮式} \rightleftharpoons \text{烯醇式}$$

酮式　　　　　　　烯醇式

烯醇式显示较强的酸性，又称巴比妥酸。丙二酰脲本身无药理作用，但亚甲基上的两个氢原子被烃基取代后的衍生物有许多属于镇静安眠药，称为巴比妥类药物。其通式如下。

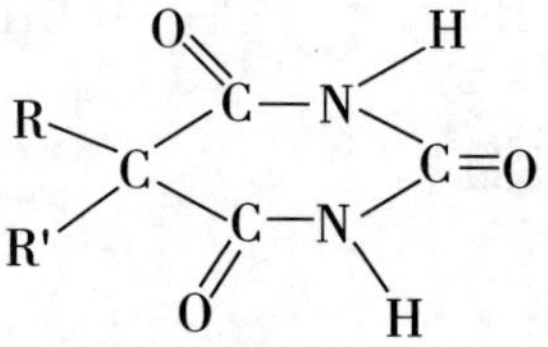

巴比妥类

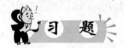

## 习 题

**1. 命名下列化合物**

（1） $[(CH_3)_3\overset{+}{N}CH_2CH_2OH]OH^-$ 　　　（2） $C_2H_5NHCH(CH_3)_2$ 　　　（3） $N(CH_3)_3$

（4） 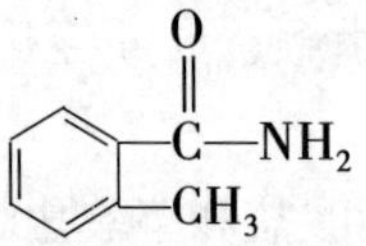 邻甲基苯甲酰胺 $\overset{O}{\overset{\|}{C}}-NH_2$，$CH_3$ 　　　（5） $H-\overset{O}{\overset{\|}{C}}-NHCH_3$ 　　　（6） $H_2NCONH_2$

**2. 写出下列有机物的结构简式**

（1） 苯甲胺 　　　　　　　　　　（2） $N-$甲基$-N-$乙基苯胺

（3） 甲基二乙胺 　　　　　　　　（4） $N-$甲基苯甲酰胺

**3. 完成下列反应方程式**

（1） 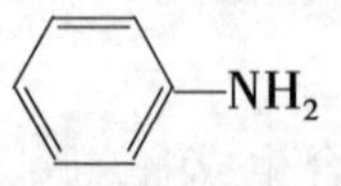 $\bigcirc\!\!\!-NH_2 + CH_3COCl \longrightarrow$

（2） $2H_2NCONH_2 \overset{\triangle}{\longrightarrow}$

（3） $CH_3NH_2 + HCl \longrightarrow$

4. 用化学方法鉴别下列化合物

（1）苯胺、苯酚和苯甲醇

（2）邻甲苯胺、$N$-甲基苯胺、苄醇

5. 推断结构式

某化合物 A（$C_7H_9N$），有碱性，能与强酸成盐。要低温条件下，用亚硝酸钠和盐酸与 A 反应后生成 B，加热 B 生成对甲苯酚，试写出 A、B 的结构，并写出有关反应式。

# 第十章 | 糖 类

糖类是自然界中广泛分布的一类重要的有机化合物。食用的蔗糖、粮食中的淀粉、植物体中的纤维素、人体血液中的葡萄糖等均属糖类。糖类在生命活动过程中起着重要的作用，是一切生命体维持生命活动所需能量的主要来源。

从分子结构上看，糖类是多羟醛或多羟酮及其脱水缩合产物。

根据能否水解及水解后生成产物的情况不同，糖类化合物一般分为三类：单糖、低聚糖和多糖。

（1）单糖 最简单的糖，不能被水解为更小的糖分子。结构上为多羟醛或多羟酮。

（2）低聚糖 又称寡糖，酸性条件下水解产物为 2～10 个单糖分子。即低聚糖是由 2～10 个单糖分子缩聚而成的物质。

（3）多糖 酸性条件下水解产物为 10 个以上单糖分子。即多糖是由 10 个以上单糖分子缩聚而成的物质。

糖类一般常根据其来源用俗名，如来自葡萄汁中的葡萄糖、来自甘蔗汁中的蔗糖及来自乳汁中的乳糖等。

## 第一节 单 糖

根据单糖分子中含醛基或酮基，单糖可分为醛糖和酮糖；根据碳原子数目，单糖可分为丙糖、丁糖、戊糖、己糖等。自然界的单糖主要是戊糖和己糖。与生命活动关系最密切的单糖是葡萄糖（己醛糖）、果糖（己酮糖）、核糖（戊醛糖）。

### 一、单糖的结构

#### （一）葡萄糖

**1. 开链结构**

葡萄糖的化学式 $C_6H_{12}O_6$，其结构式为：

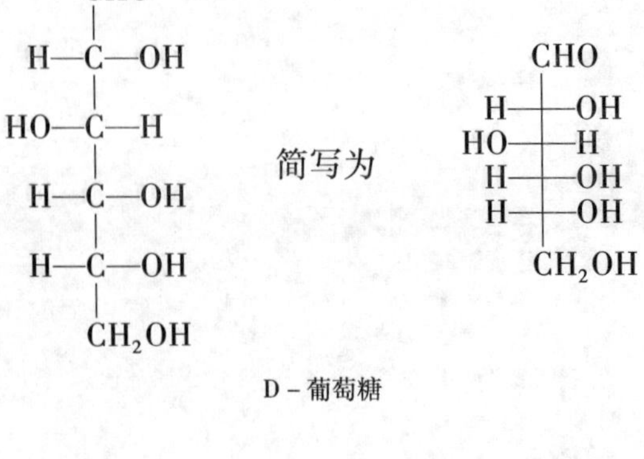

D－葡萄糖

**2. 环状结构**

葡萄糖开链的醛式结构不能解释一些性质和现象，如葡萄糖与品红亚硫酸试剂不显色；葡萄糖的变旋现象；1mol 葡萄糖只能与 1mol 醇作用，反产物无还原性，并具有类似缩醛的性质。

现已研究证实：葡萄糖在溶液中开链醛式结构含量极少，主要以环状结构存在。开链结构和环状结构之间可以相互转化。

环状结构的表示方法常见的有氧环式和哈沃斯式。

（1）氧环式　$C_1$ 的醛基和 $C_5$ 的羟基发生反应形成环状半缩醛，$C_1$ 上新生成的半缩醛羟基也称为苷羟基。苷羟基与氢原子在空间上有两种不同的排列方式，苷羟基在右侧的为 $\alpha$ – 葡萄糖，在左侧的为 $\beta$ – 葡萄糖。

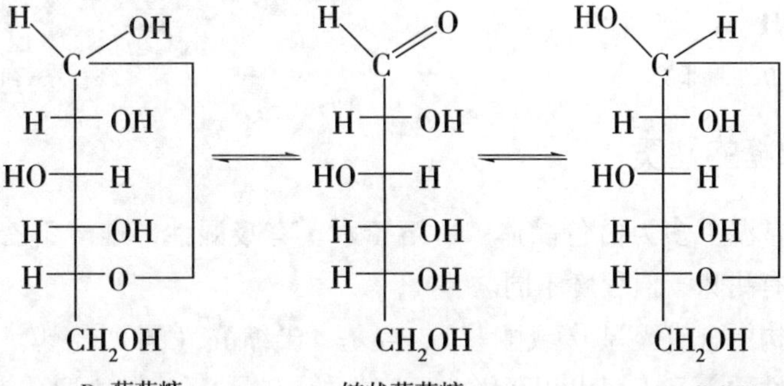

| | α –D–葡萄糖 | 链状葡萄糖 | β–D–葡萄糖 |
|---|---|---|---|
| 平均含量 | 约36% | <0.02% | 约64% |

（2）哈沃斯式　哈沃斯式可以更真实地表示分子的空间环状结构。把六元环写成四氢吡喃的结构，直接将开链的投影式写成哈沃斯式。因此 D – 葡萄糖又称为 D – 吡喃葡萄糖。

哈沃斯式中，苷羟基与羟甲基在异侧的称为 $\alpha$ – 葡萄糖，苷羟基与羟甲基在同侧的称为 $\beta$ – 葡萄糖。

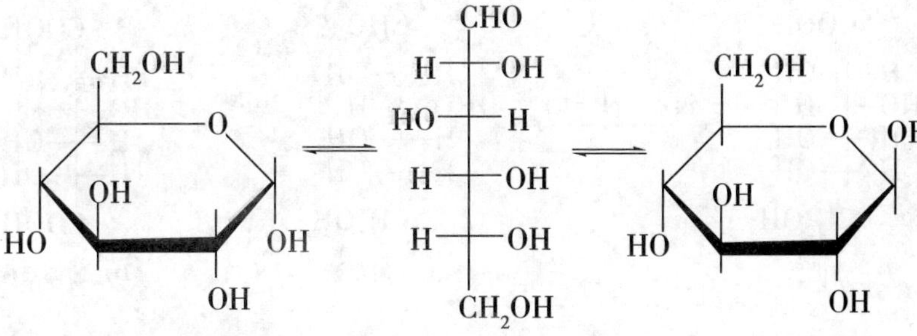

α –D–吡喃葡萄糖　　　　　　　　　　　β–D–吡喃葡萄糖

**（二）果糖**

果糖的化学式 $C_6H_{12}O_6$，与葡萄糖是同分异构体。果糖也有链状结构和环状结构。

环状结构中，$C_2$ 的酮基能和 $C_5$ 或 $C_6$ 的羟基发生反应形成五元氧环式（呋喃型）或六元氧环式（吡喃型）的半缩酮结构。$C_2$ 上新生成的羟基也称为苷羟基。

果糖的开链式、哈沃斯式及其平衡体系表示如下：

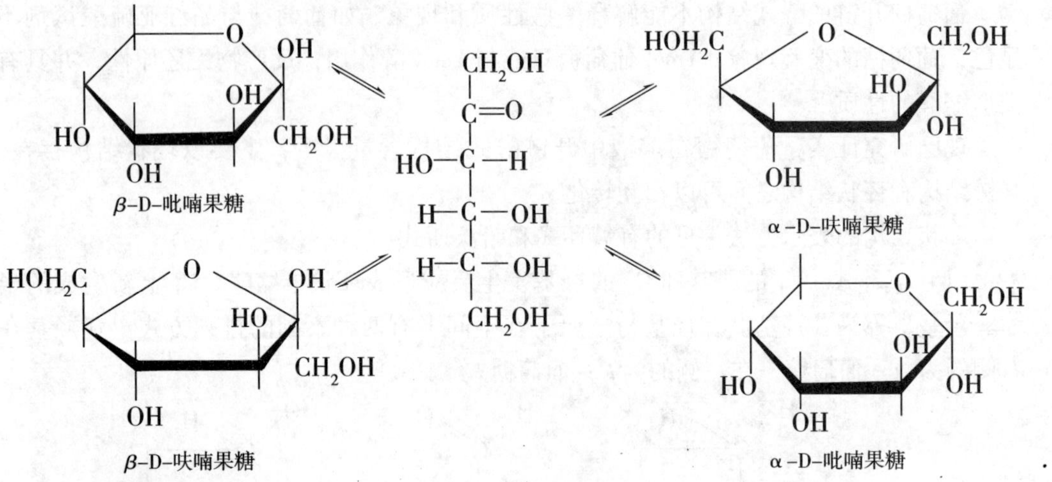

β-D-吡喃果糖　　　　　　　　　　α-D-呋喃果糖

β-D-呋喃果糖　　　　　　　　　　α-D-吡喃果糖

## 二、单糖的性质

单糖在常温下多为白色晶体，可溶于水，有吸湿性，难溶于乙醇、乙醚等有机溶剂。单糖都有甜味，但程度不同。

单糖结构中含有醛基（或酮基）、羟基、半缩醛（酮）羟基，在化学反应中既表现出各自的性质，又表现出相互影响而产生的一些性质。其主要化学性质如下。

### （一）氧化反应

单糖都能被多种氧化剂所氧化，尤其是醛糖，并且氧化醛糖的氧化剂不同，氧化产物也不同。

葡萄糖与硝酸、溴水的反应中，硝酸是强氧化剂，葡萄糖氧化为葡萄糖二酸。溴水氧化性较弱，只能氧化为葡糖酸（葡萄糖酸）。在体内特定酶的作用下，可氧化为葡糖醛酸（葡萄糖醛酸）。

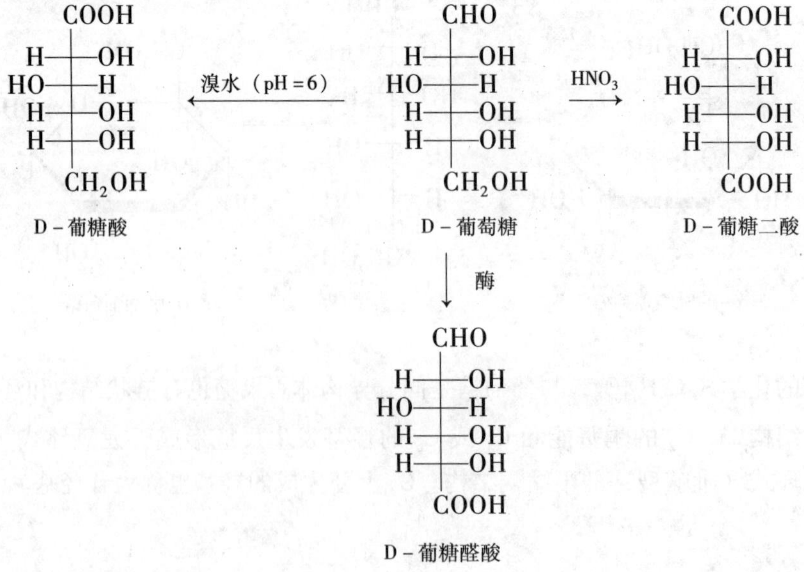

D-葡糖酸　　　　　　　D-葡萄糖　　　　　　　D-葡糖二酸

D-葡糖醛酸

酮糖则不能被溴水氧化，可用溴水来鉴别醛糖和酮糖。

单糖还可以被弱碱性氧化剂（托伦试剂、斐林试剂、班氏试剂）氧化。

$$单糖 + Ag^+（配离子）\xrightarrow[\triangle]{OH^-}复杂氧化产物 + Ag\downarrow$$

托伦试剂

$$单糖 + Cu^{2+}（配离子）\xrightarrow[\triangle]{OH^-}复杂氧化产物 + Cu_2O\downarrow$$

斐林试剂、班氏试剂

班氏试剂中含有硫酸铜、碳酸钠及枸橼酸钠。其优点是比较稳定，可事先配制而直接使用。临床检验中常利用其检验尿糖含量。

凡能被托伦试剂、斐林试剂或班氏试剂氧化的糖称为还原糖；反之，称为非还原糖。所有单糖都具有还性，都是还原糖。

## （二）成苷反应

单糖的环状结构中含有半缩醛（酮）羟基比较活泼，可以与羟基化合物（如醇或酚）作用缩去 1 分子水而成苷（曾称甙）。例如，葡萄糖和甲醇作用可生成 $\alpha-D-$ 甲基葡糖苷和 $\beta-D-$ 甲基葡糖苷，它们分别由 $\alpha-D-$ 葡萄糖或 $\beta-D-$ 葡萄糖的半缩醛羟基与甲醇的羟基缩去 1 分子水而生成。

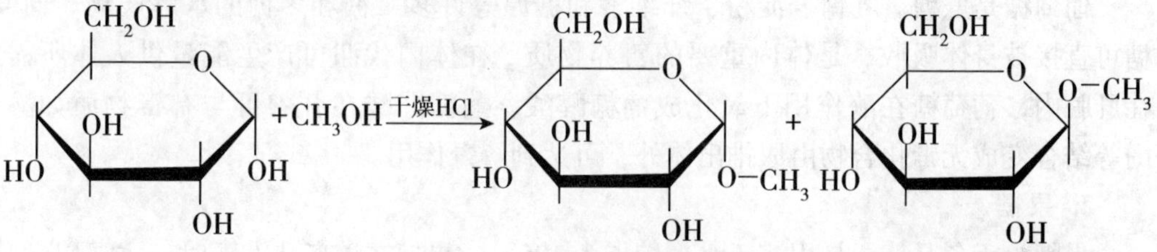

D-葡萄糖　　　　　　$\alpha$-D-甲基葡糖苷　　　　　　$\beta$-D-甲基葡糖苷

糖苷分子包括糖的部分和非糖部分，其中非糖部分称为糖苷配基。例如甲基葡糖苷中的甲基（—CH$_3$）就是糖苷配基。糖苷的两部分是通过"糖苷键"而连接起来的。糖苷由于分子中无半缩醛（酮）羟基，所以无还原性。在酸性溶液或酶作用下，糖苷键易水解断裂生成糖和糖苷配基。

糖苷广泛存在自然界，很多糖苷有明显的药理作用，常为中草药的有效成分之一。

## （三）成酯反应

单糖分子中含有多个羟基，能与羧酸或无机含氧酸反应生成酯，其中最重要的是磷酸酯，它是体内许多代谢过程的中间产物，在生命活动中具有重要作用。

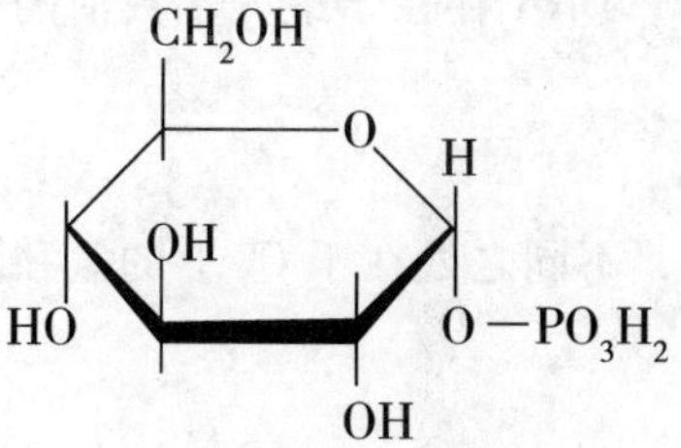

$\alpha$-D-吡喃葡萄糖-1-磷酸酯　　　　　　$\alpha$-D-吡喃葡萄糖-6-磷酸酯

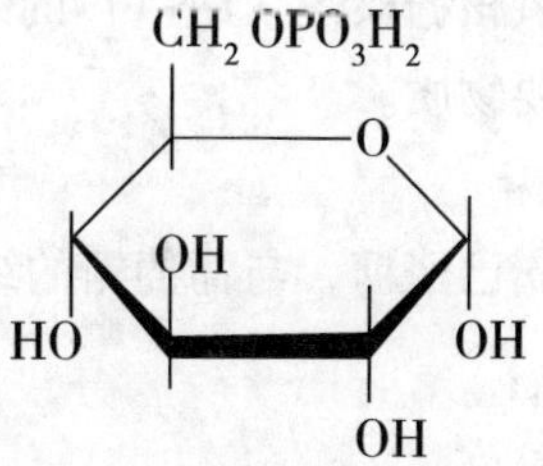

## （四）颜色反应

**1. 莫立许（Molisch）反应**

在糖的水溶液中加入 α – 萘酚的醇溶液，然后沿着试管壁再缓慢加入浓硫酸，不得振荡试管，此时在浓硫酸和糖的水溶液交界处能产生紫红色。

此反应反应灵敏，糖类均能发生，常用于糖类和其他有机物的鉴别。

**2. 塞利瓦诺夫（Seliwanoff）反应**

在醛糖和酮糖中加入塞利瓦诺夫试剂（间苯二酚的盐酸溶液），加热，酮糖能产生鲜红色，而醛糖则显色不明显。

此反应常用于醛糖和酮糖的鉴别。

## 三、重要的单糖

**1. 葡萄糖**

无色晶体或白色结晶性粉末，熔点 146℃，易溶于水，难溶于乙醇，有甜味。加热可使溶解度增加，冷却热的糖浆可获得非常浓的溶液。人体血液中的葡萄糖叫做血糖。正常人血糖含量为 3.9 ～ 6.1mmol/L。当血糖浓度超过 9 ～ 10mmol/L 时，糖可随尿排出，出现糖尿现象。而血糖浓度过低，则引起低血糖病。

葡萄糖是蔗糖、乳糖、淀粉、纤维素和糖原等许多二糖和多糖的水解产物。葡萄糖可直接被身体吸收，是体内重要的营养物质，在体内代谢可产生能量供人体所需。在肝脏内，葡萄糖在酶作用下氧化成葡糖醛酸，葡糖醛酸在肝中可与有毒物质如醇、酚等结合变成无毒化合物由尿排出体外，可达到解毒作用。

**2. 果糖**

果糖为无色晶体，易用溶于水，熔点为 105℃。果糖在游离状态下时，主要以吡喃环形式存在；在结合状态时，则多以呋喃环形式存在。果糖是最甜的单糖。

**3. 核糖和脱氧核糖**

核糖（$C_5H_{10}O_5$）和脱氧核糖（$C_5H_{10}O_4$）属于戊醛糖，是核酸的重要组成部分。

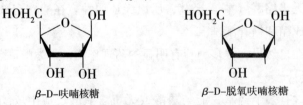

$\beta$–D–呋喃核糖　　　　　　　$\beta$–D–脱氧呋喃核糖

核糖是核糖核酸（RNA）的组成部分，RNA 参与蛋白质及酶的生物合成过程。脱氧核糖是脱氧核糖核酸（DNA）的组成部分，DNA 存在于绝大多数活的细胞中，是遗传密码的主要物质。

**4. 半乳糖**

半乳糖属己醛糖，与葡萄糖的结构相似，不同之处在于 $C_4$ 上的氢和羟基的空间位置不同。

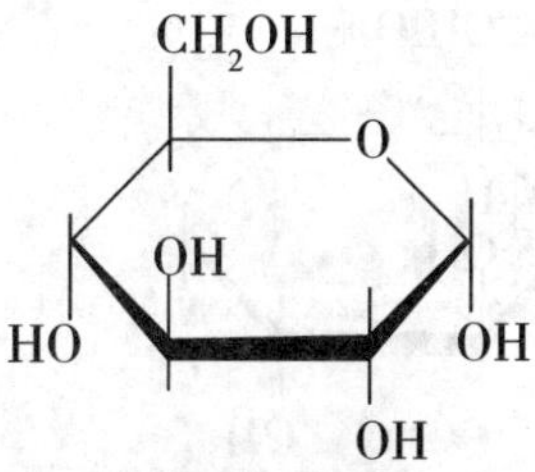

α－D－吡喃葡萄糖 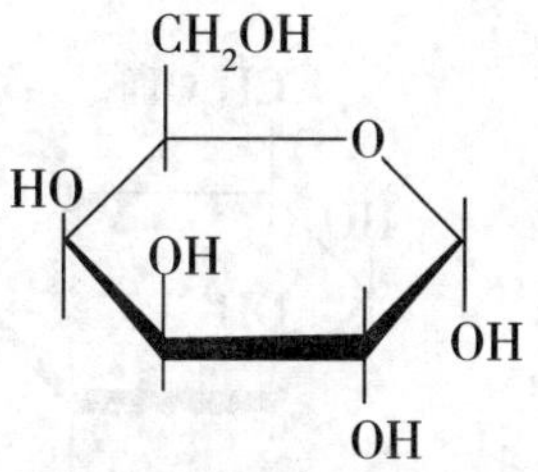　　　　　α－D－吡喃半乳糖

半乳糖与葡萄糖结合成乳糖，存在于哺乳动物和人的乳汁中，脑组织中结构复杂的脑磷酯中也含有半乳糖成分。在酶的催化下半乳糖能转变为葡萄糖。

# 第二节　二　糖

二糖是最重要的低聚糖。从结构上看，二糖是由单糖分子的半缩醛（酮）羟基与另一分子的羟基（醇羟基或半缩醛羟基）脱水缩而成的糖苷。常见的二糖有麦芽糖、蔗糖和乳糖，它们的化学式均为 $C_{12}H_{22}O_{11}$，互为同分异构体。

## 一、麦芽糖

纯净的麦芽糖为白色晶体或结晶性粉末，易溶于水，味甜但不及蔗糖。麦芽糖是饴糖的主要成分，有营养价值，可做糖果，也可做细菌培养基。

麦芽糖是由 1 分子 α－D－吡喃葡萄糖的半缩醛羟基和另 1 分子 α－D－吡喃葡萄糖的 $C_4$ 羟基脱水形成的二糖。

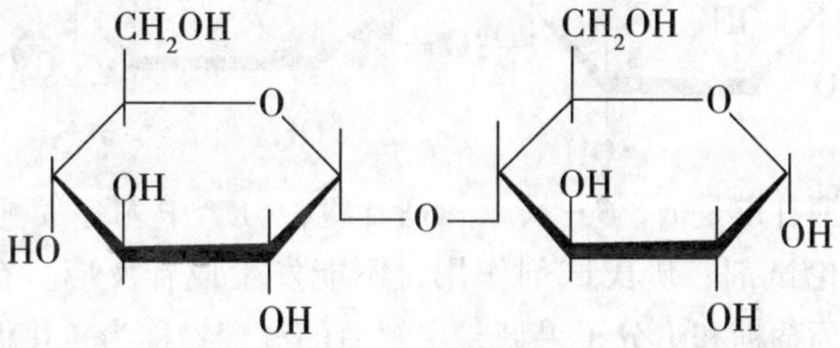

麦芽糖

在麦芽糖的分子中的糖苷键是 α－1，4－糖苷键，分子中还保留了一个半缩醛羟基，因此具有还原性，属于还原性二糖。化学性质与葡萄糖相似，能被氧化剂氧化，也能成苷和成酯，此外，麦芽糖在稀酸或酶作用下，能水解生成两分子葡萄糖。

$$麦芽糖 + H_2O \xrightarrow{H^+ 或酶} 葡萄糖 + 葡萄糖$$

## 二、乳糖

乳糖为白色的结晶性颗粒或粉末，无臭，味微甜。乳糖存在于哺乳动物的乳汁中，是婴儿发育必需的营养物质。在医药上可用作矫味剂和填充剂。

乳糖是由 1 分子 β－D－吡喃半乳糖 $C_1$ 上的 β－苷羟基和另 1 分子 D－吡喃葡萄糖 $C_4$ 羟基脱水形成的二糖。

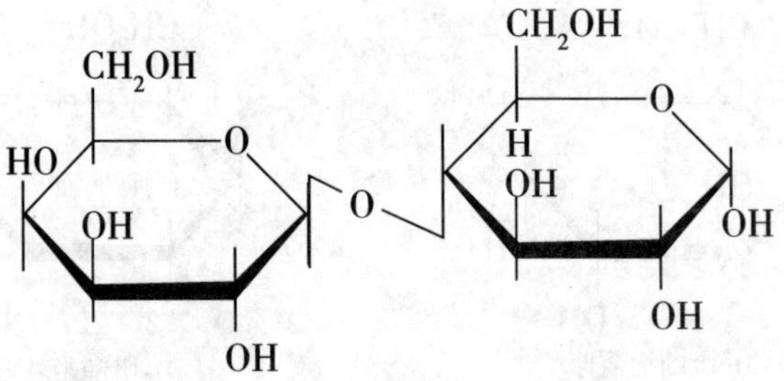

$\beta$-D-半乳糖　　　　　　　D-葡萄糖

乳糖分子中的糖苷键是 $\beta$-1,4-糖苷键,分子中仍保留了一个半缩醛羟基,因此乳糖也属于还原性二糖。化学性质与麦芽糖相似,另外,在稀酸或酶作用下,能水解生成 1 分子葡萄糖和 1 分子半乳糖。

$$乳糖 + H_2O \xrightarrow{H^+ 或酶} 半乳糖 + 葡萄糖$$

### 三、蔗糖

纯净的蔗糖是白色结晶,易溶于水,甜度仅次于果糖。蔗糖是植物中分布最广的二糖,在甘蔗和甜菜中含量较高。在医药上可用作营养剂或矫味剂,常制成糖浆应用。

蔗糖是由 1 分子 $\alpha$-D-吡喃葡萄糖 $C_1$ 上的半缩醛羟基与 1 分子 $\beta$-D-呋喃果糖 $C_2$ 上的半缩醛羟基脱水形成的二糖。

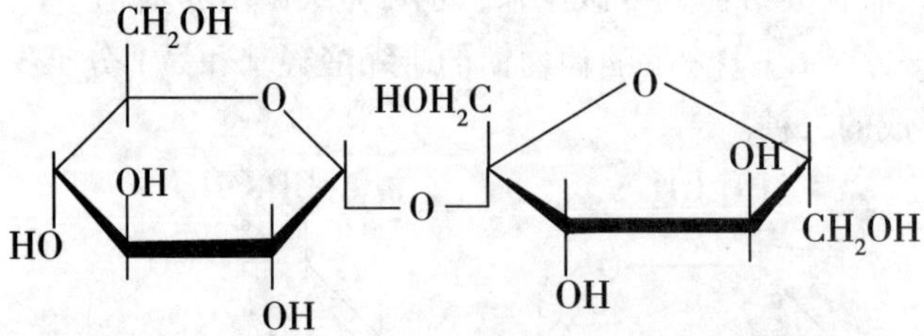

蔗糖分子中的糖苷键是 $\alpha,\beta$-1,2-糖苷键,分子中无苷羟基,因此蔗糖属于非还原糖。不能与托伦试剂、班氏试剂作用,不能发生成苷反应。在稀酸或酶作用下,能水解生成 1 分子葡萄糖和 1 分子果糖,水解后的混合物称为转化糖。

$$蔗糖 + H_2O \xrightarrow{H^+ 或酶} 葡萄糖 + 果糖$$

# 第三节 多　　糖

多糖是由糖苷键结合的糖链,至少要超过 10 个以上的单糖组成的聚合物,可用通式 $(C_6H_{10}O_5)_n$ 表示。由相同的单糖组成的多糖称为均多糖;由不同的单糖组成的多糖称为杂多糖。多糖类一般不溶于水,无甜味,不能形成结晶,无还原性。多糖也是糖苷,所以可以水解,在水解过程中,往往产生一系列的中间产物,最终完全水解得到单糖。

### 一、淀粉

淀粉大量存在于植物的种子和地下块茎中,是人类的三大食物之一。淀粉用淀粉酶水解得麦芽糖，在酸的作用下，能彻底水解为葡萄糖。所以，淀粉是麦芽糖的高聚体。

（一）淀粉的结构

淀粉是白色无定形粉末，由直链淀粉和支链淀粉两部分组成。

**1. 直链淀粉**

又叫可溶性淀粉或糖淀粉，溶于热水呈胶状溶液。一般为由数百至数千个 $\alpha$ - D - 葡萄糖经过 $\alpha$ - 1，4 - 糖苷键连接而成，卷曲为螺旋状，如图 10 - 1。

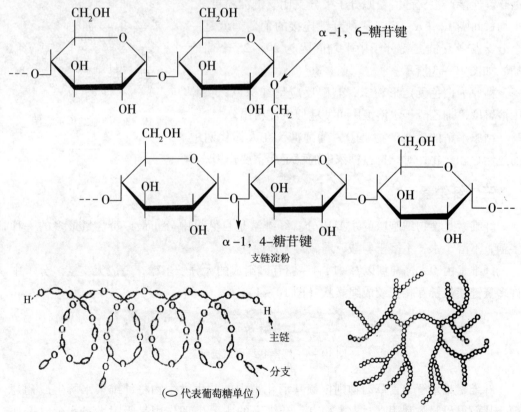

**2. 支链淀粉**

遇热水呈糊状，故称为不溶性淀粉或胶淀粉。由 600 ~ 6000 个 $\alpha$ - D - 葡萄糖通过 $\alpha$ - 1，4 糖苷键及 $\alpha$ - 1，6 糖苷键连接而成，有分支，无规律，约隔 20 个葡萄糖有一分支，每一分支约有 20 余个葡萄糖分子组成，如图 10 - 2。

图 10 - 1　直链淀粉结构示意图　　　　图 10 - 2　支链淀粉结构示意图

## （二）淀粉的性质

**1. 与碘作用**

直链淀粉与碘－碘化钾溶液作用显蓝色或蓝紫色，加热褪色，冷却后颜色复现。支链淀粉遇碘呈紫色或红紫色。

**2. 水解反应**

淀粉在酸或酶作用下可逐步水解，最后得到 D－葡萄糖。

$$淀粉→蓝糊精→红糊精→无色糊精→麦芽糖→葡萄糖$$

淀粉是发酵工业、制药工业的重要原料，在药物制剂中用作赋形剂、黏合剂、崩解剂，在分析化学上，淀粉作为指示剂。

## 二、糖原

糖元又称动物淀粉，由葡萄糖结合而成的支链多糖，是人和动物体内糖的一种储存形式。糖原主要存在于骨骼肌和肝中，其他大部分组织中，如心肌、肾、脑等，也含有少量糖原。低等动物和某些微生物也含有糖原或糖原类似物。

糖原的分子结构与支链淀粉相似。主要由 D－葡萄糖通过 $\alpha-1,4-$ 糖苷键连接组成糖链，并通过 $\alpha-1,6$ 糖苷键连接产生支链。糖原分子中分支比支链淀粉更多，平均每间隔 12 个 $\alpha-1,4-$ 糖苷键连接的葡萄糖就是一个分支点（支链淀粉分子中平均间隔为 20~25 个葡萄糖）如图 10-3 所示。

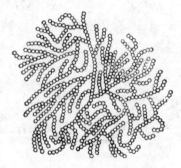

图 10-3　糖原结构示意图

糖原为白色无定形粉末，与碘反应呈红棕色，在醇中溶解度，加乙醇于水溶液中可使糖原沉淀析出。

糖原水解的最终产物是 D－葡萄糖，在人体代谢中通过储存和转化，对维持血糖浓度的稳定起重要作用。

## 三、纤维素

纤维素是植物细胞壁的主要成分。纤维素是自然界中分布最广、含量最多的一种多糖，不溶于水，不溶于弱酸、弱碱，无还原性。

纤维素由 D－葡萄糖以 $\beta-1,4-$ 糖苷键组成的大分子多糖，一般无支链。分子中许多氢键使长链互相扭绞成绳索状（图 10-4）。

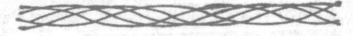

图 10-4　绳索状纤维素链示意

纤维素难水解，食草动物则依赖其消化道中的共生微生物将纤维素水解生成葡萄糖，从而得以吸收利用。对人类而言，纤维素的主要生理作用是吸附大量水分，增加粪便量，促进肠蠕动，加快粪便的排泄，使致癌物质在肠道内的停留时间缩短，对肠道的不良刺激减少，从而可以预防肠癌发生。

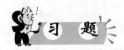

1. 标出下列单糖的是 α 型，还是 β 型

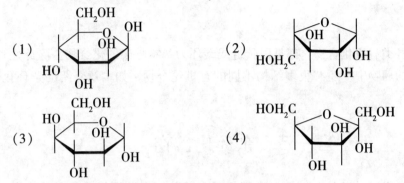

2. 用简单的化学方法区别下列化合物

（1）葡萄糖和蔗糖　　　　　　（2）麦芽糖和蔗糖

（3）蔗糖与淀粉　　　　　　　（4）淀粉与纤维素

3. 下列哪些糖类物有还原性？哪些没有还原性？

（1）葡萄糖　　　　（2）果糖　　　　（3）甲基 $-\beta-$ D $-$ 葡萄糖苷

（4）淀粉　　　　　（5）蔗糖　　　　（6）纤维素

4. 糖苷不能与 Tollens 试剂，Fehling 试剂作用，试解释之。

5. 简述单糖的化学性质。

# 第十一章 | 杂环化合物和生物碱

前面叙及的各类有机化合物，都是以碳链或碳环为基本骨架的化合物。除此之外，自然界和现使用的药物中，还有很多结构不同的有机化合物，如本章介绍的杂环化合物和生物碱。

# 第一节　杂环化合物

完全由碳原子组成的环称为碳环，由碳原子和其他原子共同组成的环称为杂环。分子中含有杂环的化合物称为杂环化合物。杂环上碳原子以外的其他原子称为杂原子，最常见的杂原子有 N、O 和 S 等。前面见到的环醚、内酯、内酐、内酰胺等化合物，虽然分子结构中也含有由 O、N 等原子组成的环，但它们的性质却与相应的开链化合物相似，且既可由相应的链状化合物得到，也可开环变成链状化合物，所以它们不在本章讨论之列。

杂环化合物在自然界的分布非常广泛，其中很多具有明显的生理作用。例如某些抗生素和维生素、血红蛋白中的血红素、绿色植物叶片中的叶绿素等分子结构中，都含有杂环。杂环化合物在医药上亦具有重要地位，诸如磺胺类、呋喃类、吡唑酮类及吡啶类等广泛使用的药物都是杂环化合物。

## 一、杂环化合物的分类和命名

**1. 杂环化合物的分类**

杂环化合物的分类一般按杂环化合物中的杂环母环的组成和结构来分。

（1）单杂环　分子中含有一个杂环的化合物称为单杂环化合物。最稳定的是五元杂环和六元杂环化合物，后面将做介绍。

（2）稠杂环　由两个或多个杂环共用两个或多个原子而稠合形成多环的化合物称为稠环化合物。稠杂环根据稠合的情况不同，分为苯稠杂环和杂环稠杂环。

**2. 杂环化合物的命名**

杂环化合物的命名，应先确定杂环母体的名称，再将取代基的位置和名称写在母体之前。因此，杂环化合物的命名，首先要掌握杂环母环的命名。杂环母环的命名主要有两种方法：第一种是音译法，即按外文名的译音，选用同音汉字，左边加上"口"旁；第二种方法是系统命名法，这种命名方法是将杂环看作是相应的碳环化合物中的碳原子被杂原子替代而成的产物。命名时在原碳环化合物名称前加上杂原子的名称，称为"某杂某"。例如含一个氮原子的六元芳杂环化合物的外文名为 **pyridine**，按音译法命名为"吡啶"，而按系统命名法则将该化合物看作是由苯分子中一个碳原子被氮原子替代而成的，因此命名为"氮杂苯"。

常见的杂环母环见表 11 - 1 所列。

**表 11 - 1　常见的杂环化合物母环**

| 类别 | 母体碳环 | 杂环母环 | | | | |
|---|---|---|---|---|---|---|
| 五元杂环 | 环戊二烯 | 呋喃 | 噻吩 | 吡咯 | 四氢呋喃 | 吡咯啶 |
| | | 吡唑 | 咪唑 | 噻唑 | 噁唑 | 异噁唑 |
| 六元杂环 | 苯 | 吡啶 | 哌啶（六氢吡啶） | | | |
| | | 哒嗪 | 嘧啶 | 吡嗪 | 哌嗪 | |
| | 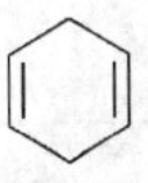 1,4-环己二烯 | 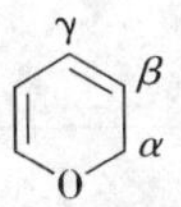 α-吡喃 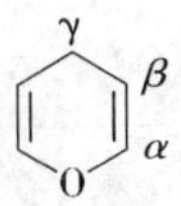 | γ-吡喃 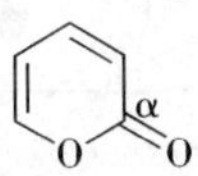 | α-吡喃酮 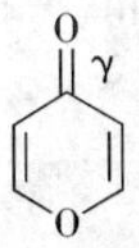 | γ-吡喃酮 | |
| 稠杂环 | 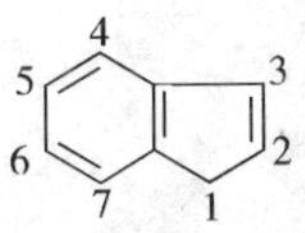 茚 | 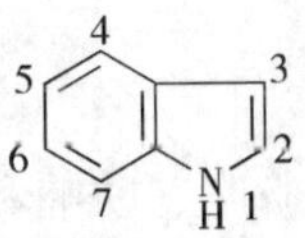 吲哚 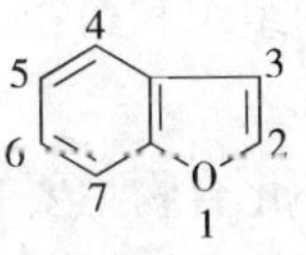 | 苯并呋喃 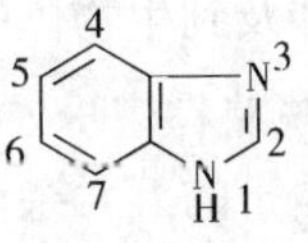 | 苯并咪唑 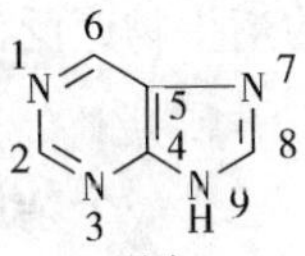 | 嘌呤 | |

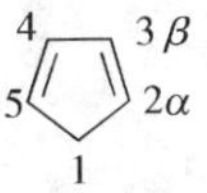

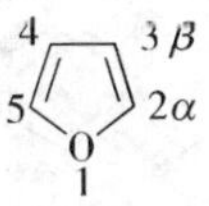

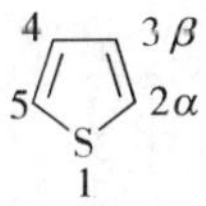

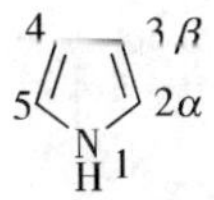

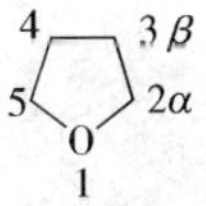

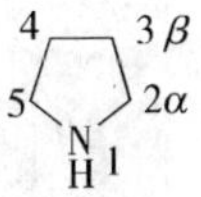

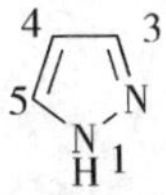

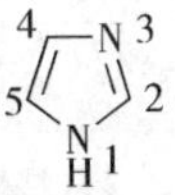

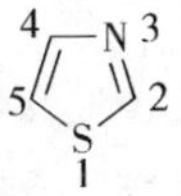

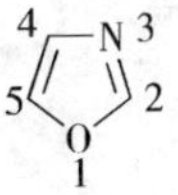

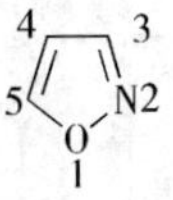

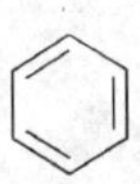

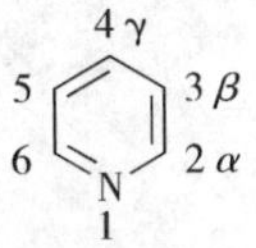

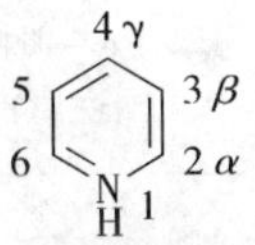

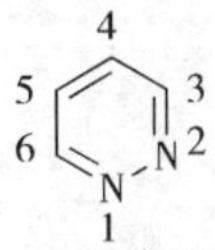

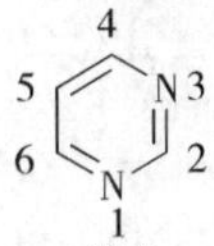

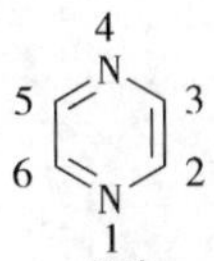

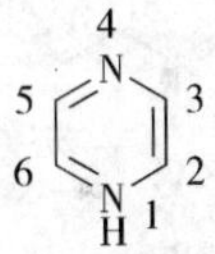

| 类别 | 母体碳环 | 杂 环 母 环 |
|---|---|---|
| 稠杂环 | 萘 | 喹啉　异喹啉<br>苯并吡嗪　喹唑啉　蝶啶 1,3,5,8 - 四氮萘<br>苯并 α - 吡喃酮 (香兰素)　苯并 γ - 吡喃酮 (γ - 色酮)<br>芴　咔唑<br>蒽　吖啶　吩嗪　吩噻嗪 |

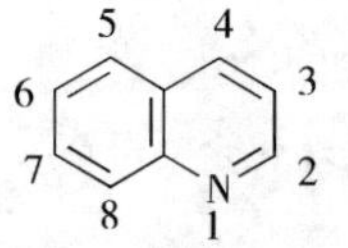

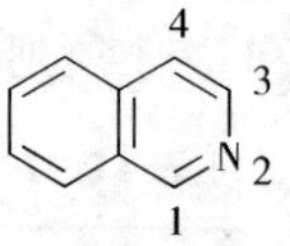

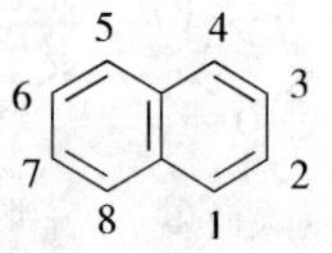

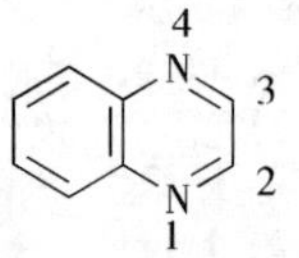

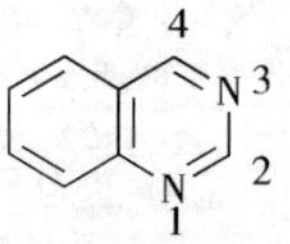

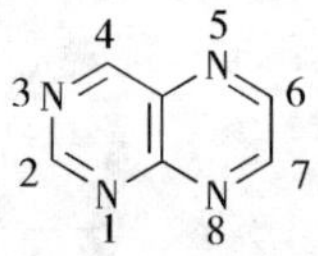

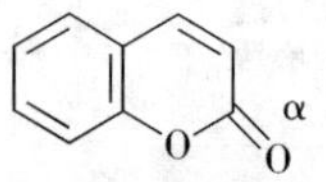

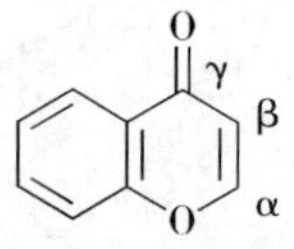

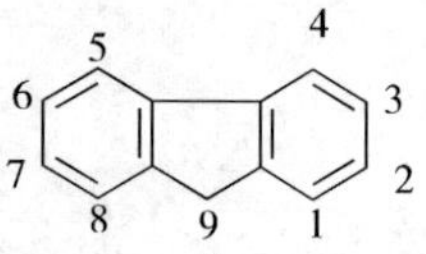

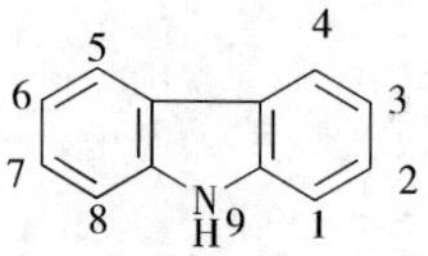

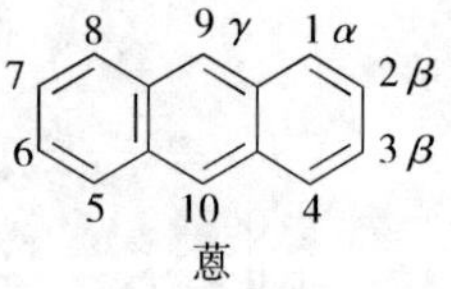

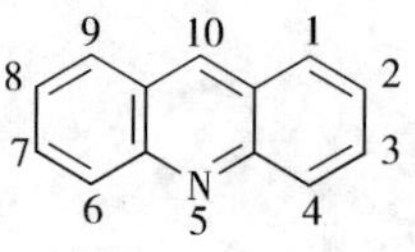

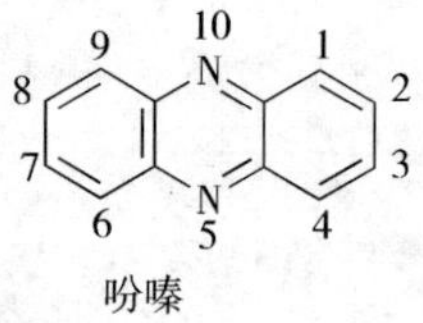

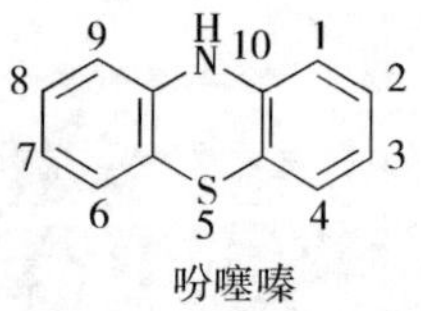

## 二、五元杂环化合物及其重要的衍生物

表 11 - 1 中列出了 10 种五元杂环，其中最常见的是吡咯、呋喃和噻吩，因为它们的衍生物广泛涉及到生物体的组织和药物。

**1. 吡咯、呋喃和噻吩**

含一个杂原子的五元杂环化合物主要有吡咯、呋喃和噻吩。

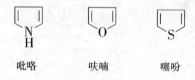

吡咯　　呋喃　　噻吩

以上 3 种五元杂环化合物具有相似的分子结构，4 个碳原子和杂原子都以 $sp^2$ 杂化，环上的 5 个原子各用 2 个杂化轨道与相邻的 2 个原子形成 σ 键构成平面五元环，而每个原子未参加杂化的 p 轨道，都垂直于该平面而相互平行，并两两侧面重叠形成一个环状大 π 键。因杂原子的 p 轨道上有 2 个电子，每个碳原子的 p 轨道上有 1 个电子，则环状大 π 键上共有 6 个电子，这样的环状共轭体系具有像苯分子那样的芳香性，即从分子组成上看是高度不饱和的，但性质上却易于发生饱和烃的特性反应（取代反应）而难于发生不饱和烃的特性反应（加成反应）。

例如以上 3 种五元杂环化合物分子中的杂原子提供了 2 个电子参与形成环状大 π 键，使环上碳原子电子的密度增大，因而亲电取代反应比苯易进行。取代基主要进入杂原子的邻位。

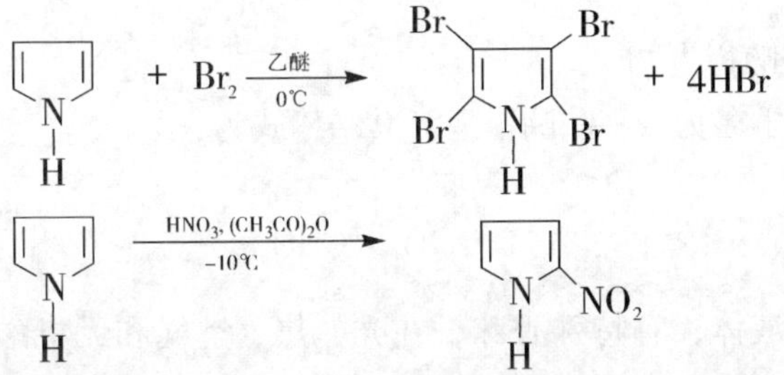

上面 3 种五元杂环化合物和它们的衍生物都具有芳香性，称为五元芳杂环。

**2. 吡咯和呋喃的重要衍生物**

**（1）重要的吡咯衍生物**

血红素：人和高等动物血液中起输送氧气和二氧化碳作用的血红蛋白是由血红素与蛋白质结合而成的，存在于红细胞中。血红素的结构为：

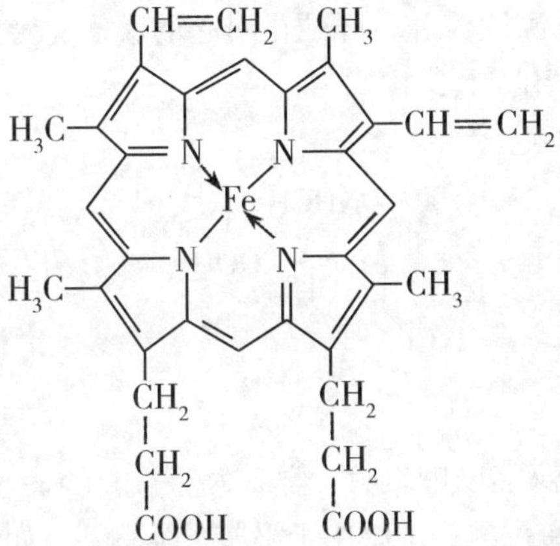

血红素

叶绿素：叶绿素存在于绿色植物的叶片中，与蛋白质结合成叶绿体，直接参与植物的光合作用，使太阳能转变为化学能，将二氧化碳和水在植物体内合成糖类。叶绿素有 a、b 两种，叶绿素 a 为蓝黑色晶体，叶绿素 b 为深绿色晶体，其结构式为：

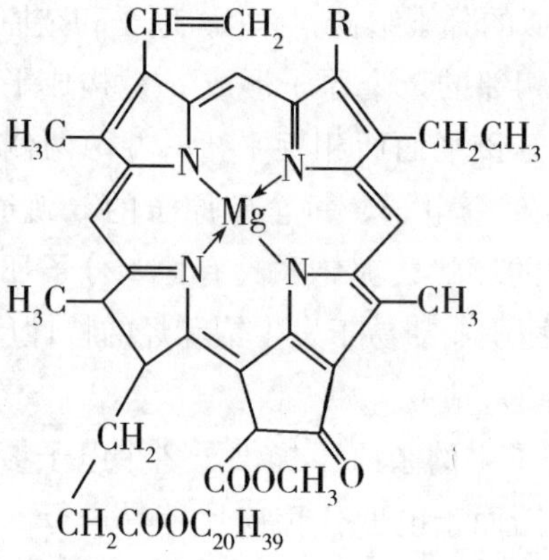

叶绿素a　R = —CH₃
叶绿素b　R = —CHO

叶绿素

（2）重要的呋喃衍生物

糠醛：糠醛的学名为 α - 呋喃甲醛。其结构式为：

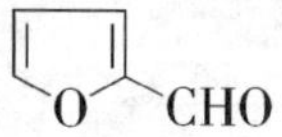

纯糠醛为无色液体，有特殊香味，在光、热、空气和无机酸的作用下很快变成黄褐色。工业品为褐色液体，溶于水，可与乙醇和乙醚混溶。其蒸气与空气可形成爆炸性混合物。糠醛可溶解石油中的含硫物质及环烷烃等，常用作精炼石油的溶剂；还用于合成树脂、电绝缘材料、清漆、呋喃西林等，并用作防腐剂和香烟香料。糠醛可由米糠、棉籽壳、花生壳和高粱秆等农产品用稀酸加热蒸馏，使所含的多糖水解成戊糖，再进一步脱水而成。

呋塞米（速尿）：学名为 2 - 氯 - 4 - （2 - 呋喃甲氨基）- 5 - 羟基苯磺酰胺，是一种强利尿药，主要用于心源性浮肿、肝硬化引起的腹水、肾性水肿、肺水肿等。与降压药合用，可增强降压作用。其结构式为：

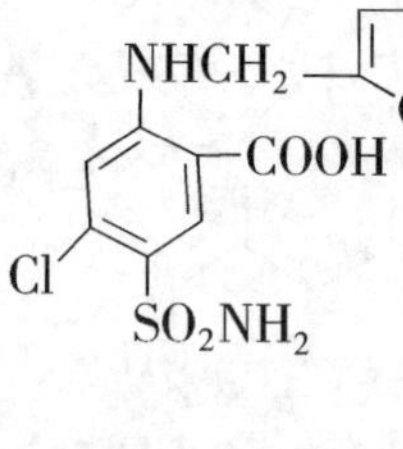

呋喃妥英：呋喃妥英又名呋喃坦啶，学名为 1 - {［5 - （硝基 - 2 - 呋喃基）亚甲基］氨基}- 2，4 - 咪唑烷二酮，主要用于泌尿系统感染，如膀胱炎、肾盂肾炎及尿道炎等。其结构式为：

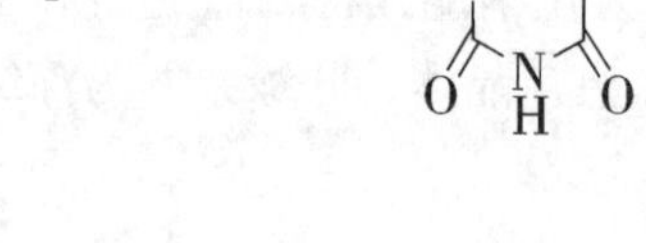

呋喃丙胺：呋喃丙胺学名为 $N$ – 异丙基 – $E$ – $\beta$ – （5 – 硝基 – 2 – 呋喃） 丙烯酰胺，具有抗血吸虫病的作用，对急性血吸虫病的退热作用明显。其结构式为：

$$O_2N \overset{O}{\underset{}{\diagup}} \overset{H}{\underset{H}{C}}=\overset{}{\underset{}{C}}-CONHCH(CH_3)_2$$

## 三、六元杂环化合物及其重要衍生物

### 1. 吡啶

表 11 – 1 中，列出了 6 种六元杂环，其中最重要、最简单的是吡啶。这里仅介绍吡啶及其重要衍生物。吡啶的结构式为：

$$\overset{}{\underset{N}{\bigcirc}}$$

吡啶的结构和苯的结构很相似，5 个碳原子和 1 个氮原子都以 $sp^2$ 杂化，6 个原子都有一个未参加杂化的 p 轨道，且此 p 轨道上又都是 1 个电子，当这 6 个 p 轨道完全处于平行状态时，则可两两相互侧面重叠形成一个环状共轭体系，即环状大 π 键。大 π 键上共有 6 个 π 电子，因此，吡啶也具有芳香性。吡啶分子中的氮原子，最外层的 5 个电子，有 2 个分别在 2 个 $sp^2$ 杂化轨道上，与相邻的 2 个碳原子形成 2 个 C—N σ 键；有一个在未参加杂化的 p 轨道上，参与形成环状大 π 键，剩下 2 个在 $sp^2$ 杂化轨道上，为孤电子对，因此吡啶与吡咯不同，氮原子上不连氢原子。由于此氮原子上的孤电子对具有结合质子的能力，因此，吡啶具有弱碱性，可与无机酸成盐。与苯相似，吡啶也能发生亲电取代反应，取代基进入氮原子的间位。例如：

$$\overset{}{\underset{N}{\bigcirc}} + Br_2 \xrightarrow{300℃} \overset{Br}{\underset{N}{\bigcirc}} + HBr$$

$$\overset{}{\underset{N}{\bigcirc}} \xrightarrow[300℃]{浓HNO_3,浓H_2SO_4} \overset{NO_2}{\underset{N}{\bigcirc}}$$

吡啶为无色或淡黄色液体，具有特殊气味，溶于水、乙醇、乙醚、苯和动、植物油。吡啶是一种很好的有机溶剂，能溶解很多有机化合物和无机盐。

吡啶在医药上用于制维生素和药物。吡啶可从煤焦油中提取。

### 2. 重要的吡啶衍生物

（1）烟酸和烟酰胺  烟酸学名 $\beta$ – 吡啶甲酸，是维生素 B 族中的一种，能促进细胞的新陈代谢，并有血管扩张作用。临床上主要用于防治癞皮病及类似的维生素缺乏症。烟酰胺学名 $\beta$ – 吡啶甲酰胺，是辅酶 I 的组成部分，作用与烟酸相似。

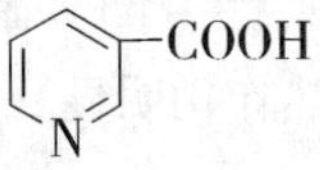

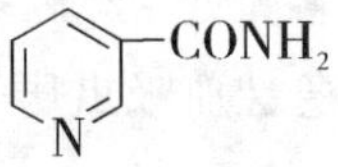

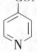

烟酸        烟酰胺

（2）尼可刹米　尼可刹米又名可拉明，学名为 $N$，$N$ – 二乙基 – 3 – 吡啶甲酰胺，为呼吸中枢兴奋药，用于中枢性呼吸和循环衰竭。其结构式为：

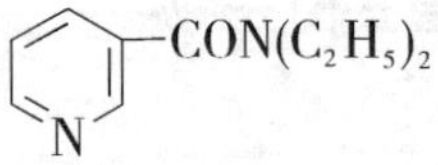

尼可刹米

（3）异烟肼　异烟肼又名雷米封，学名 4 – 吡啶甲酰肼，为抗结核病药。其结构式为：

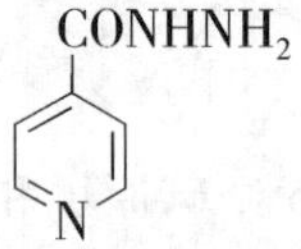

异烟肼

# 第二节　生　物　碱

生物碱是存在于生物体内的、具有碱性和明显生理活性的、结构复杂的有机化合物。很多植物体内存在不同的生物碱，由于它们不同的生理活性，成了多种多样不同疗效的中草药。

## 一、生物碱的存在和分类及命名

**1. 生物碱的存在**

生物碱在植物体内常与酸（如乳酸、枸橼酸、苹果酸、磷酸等）结合成盐，有的以糖苷、有机酸酯和酰胺的形式存在。

**2. 生物碱的分类**

（1）按分子中所含的杂环分类　生物碱就其分子中所含杂环类别，可分为吡啶类生物碱、吲哚类生物碱、喹啉类生物碱等。

（2）按植物来源分类　这是最普通、最常用的分类方法，如石蒜生物碱、长春花生物碱等。

**3. 生物碱的命名**

生物碱的命名，一般按植物来源命名，在植物名称后面加一个碱字；有时也采用国际通用名称的译音。例如烟草中的生物碱叫烟碱，译音名为尼古丁（nicotine），咖啡和茶叶中的生物碱叫咖啡碱或茶碱等。

## 二、生物碱的一般性质

生物碱绝大多数为无色晶体，难溶于水，可溶于乙醇等有机溶剂。大多数生物碱能与丹宁、苦味酸、磷钨酸、磺化汞钾等生物沉淀剂作用，形成难溶的沉淀，大都能与浓硫酸、浓硝酸、甲醛、浓氨水等试剂发生颜色反应。在实际工作中，常用沉淀剂和颜色反应来检验生物碱。

## 三、重要的生物碱

**1. 烟碱**

烟碱又名尼古丁，是存在于烟草中的一种吡啶类生物碱。其结构式为：

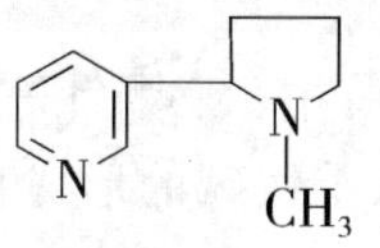

烟碱

烟碱为无色油状液体，沸点246℃，能溶于水和一般有机溶剂。烟碱有毒，少量可使中枢神经系统兴奋，呼吸增强，血压升高。大量则抑制中枢神经，出现恶心、呕吐、头痛，使心脏麻痹以致死亡。

**2. 咖啡碱**

咖啡碱又称茶碱，是咖啡和茶叶中含有的生物碱，属于嘌呤类生物碱。其结构式为：

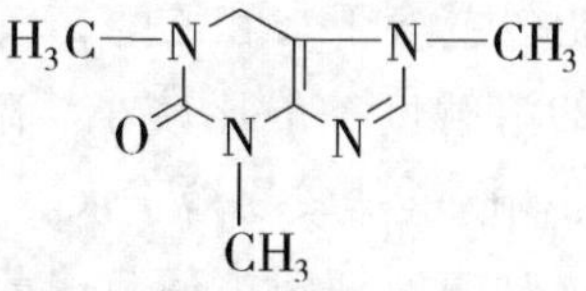

咖啡碱

咖啡碱为白色针状晶体，有苦味，能溶于热水，具有弱碱性，可与酸作用生成较稳定的盐。咖啡碱有兴奋中枢神经和利尿的作用，临床上用于呼吸衰竭及循环衰竭的解救和利尿剂。

**3. 麻黄碱**

麻黄碱是中药麻黄的主要有效成分。其结构式为：

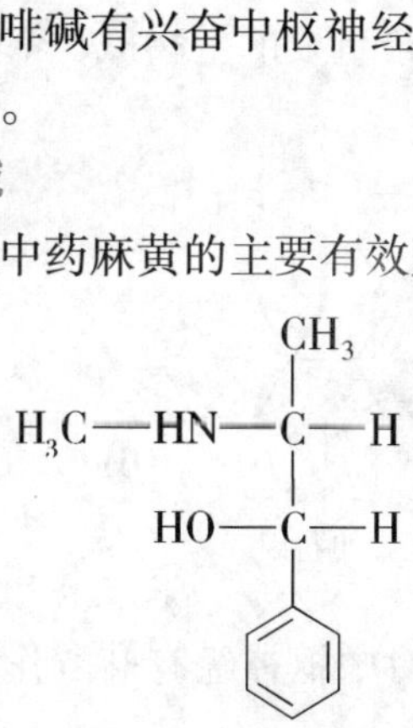

（＋）麻黄碱 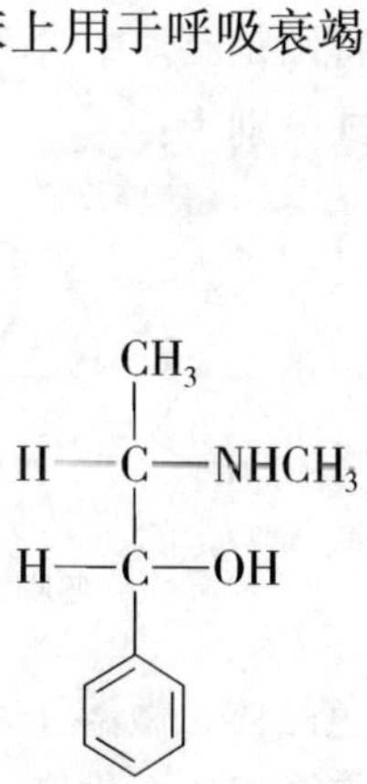　　　　　　（－）麻黄碱

游离的麻黄碱为无色蜡状固体或结晶形固体颗粒，无臭。常见的多含有半分子结晶水，熔点为40℃，易溶于水或乙醇，可溶于三氯甲烷、乙醚及苯。其水溶液具有碱性，能与无机酸或强有机酸结合成盐。

麻黄碱属于芳胺类，氮原子连在苯环的侧链上，不含杂环，因此与一般生物碱的性质不完全相同。如游离的麻黄碱有挥发性，在水和有机溶剂中均能溶解，与多种生物碱沉淀剂不易产生沉淀等。

麻黄碱有类似肾上腺素的作用，能扩张支气管，收缩黏膜血管，兴奋交感神经，增高血压等。临床上常用其盐酸盐治疗支气管哮喘、过敏性反应、鼻黏膜肿胀和低血压等。

### 4. 小檗碱

小檗碱又名黄连素，是黄连、黄柏、三颗针等中草药的主要有效成分，属于异喹啉类生物碱。游离的小檗碱主要以季铵碱的形式存在，在植物中常以盐酸盐的形式存在。

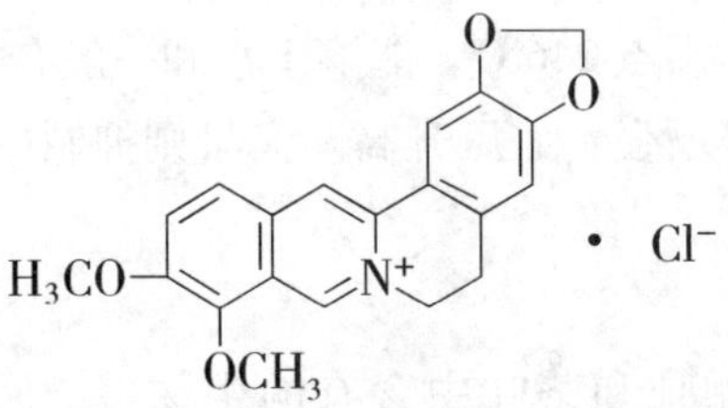

盐酸小檗碱

小檗碱为黄色针状结晶，能缓慢溶于水和乙醇，较易溶于热水和热乙醇，几乎不溶于乙醚。其无机盐类在水中的溶解度一般比较小。硝酸盐和氢碘酸盐极难溶于水，盐酸盐也只微溶于水，硫酸盐和枸橼酸盐较易溶于水。

小檗碱有显著的抗菌作用，对痢疾杆菌、葡萄球菌、链球菌均有抑制作用。临床上常用其盐酸盐来治疗细菌性痢疾和肠炎。

### 5. 吗啡和可待因

吗啡和可待因是鸦片中含有的20多种生物碱中最重要的生物碱，都属于异喹啉衍生物。其结构式分别为：

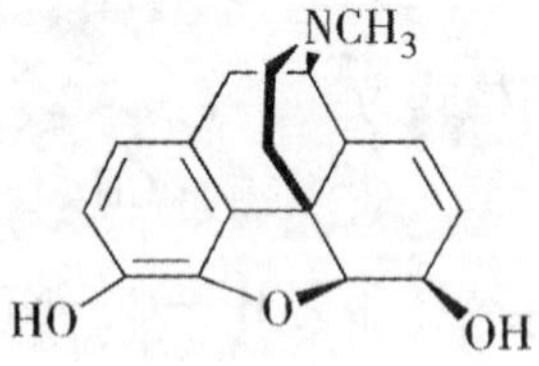

吗啡 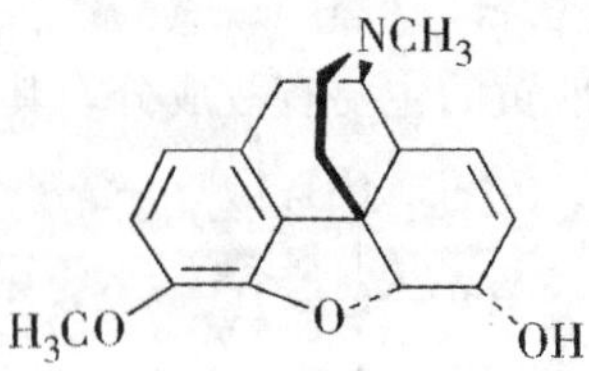　　　　　　　　　　可待因

吗啡是白色晶体，微溶于水，水溶液有苦味。对中枢神经有麻醉作用，有极快的镇痛效力，但经常服用会成瘾。医药上常用盐酸吗啡。

可待因是吗啡的甲基醚，是甲基取代吗啡分子中酚羟基上的氢原子而成。可待因与吗啡具有相同的生理作用，可以镇痛，医药上用的是磷酸可待因，主要用作镇咳剂。

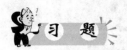
习  题

1. 解释下列名词

（1）杂环化合物　　　　　（2）芳杂环

（3）稠杂环　　　　　　　（4）生物碱

2. 写出下列化合物的结构式

（1）吡咯　　　　　　（2）吡啶　　　　　　（3）2 - 溴呋喃

（4）3 - 硝基吡啶　　　（5）糠醛　　　　　　（6）烟碱

3. 吡咯和吡啶都是含氮芳杂环化合物，为什么它们的酸碱性却不同？

# 第十二章 | 脂类和甾族化合物

脂类是生命活动的必需物质，广泛存在于人体和动植物的组织中。甾族化合物是具有明显生理活性的一类物质，有的是疗效较强的药物，有的则是剧毒物质。

## 第一节 脂 类

脂类包括油脂和类脂。油脂是动植物体内存在的物质；类脂是指在结构或性质上与油脂类似的化合物。

### 一、油脂

油脂是高级脂肪酸与甘油所形成的酯，根据高级脂肪酸饱和程度的不同，又把饱和程度较小的高级脂肪酸甘油酯称为油，是植物油的主要成分，在常温下为液态；把饱和程度较大的高级脂肪酸甘油酯称为酯，是动物脂肪的主要成分，常温下为固态或半固态。

#### （一）油脂的结构和命名

**1. 油脂的结构**

无论是植物油或动物脂肪，都是高级脂肪酸的甘油酯，具有相似的分子结构。油脂的结构可用如下通式表示：

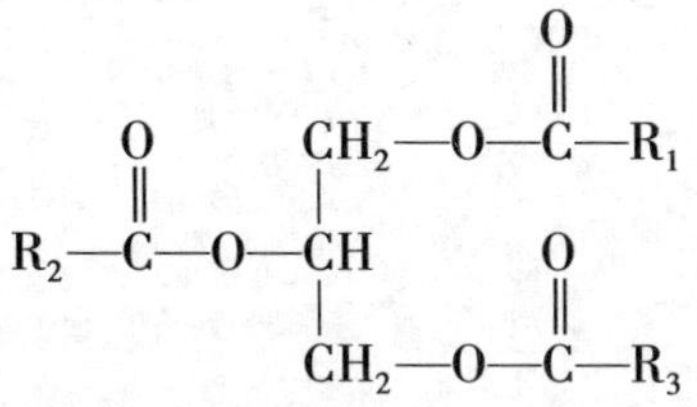

$$\begin{array}{c}
\qquad\qquad\qquad\qquad O\\
\qquad\qquad\qquad\qquad \|\\
\quad O \qquad CH_2-O-C-R_1\\
\quad \|\\
R_2-C-O-CH \qquad O\\
\qquad\qquad\qquad\quad \|\\
\qquad CH_2-O-C-R_3
\end{array}$$

若 $R_1$、$R_2$ 和 $R_3$ 都相同，称为单甘油酯；$R_1$、$R_2$、$R_3$ 不同，则称为混甘油酯，天然油脂大都为多种混甘油酯所组成的混合物。

油脂中高级脂肪酸的种类很多，但绝大多数是含偶数碳原子的直链羧酸，碳原子数一般都在 12~20 个之间，尤以 16 个和 18 个为多；有饱和脂肪酸，也有不饱和脂肪酸。饱和脂肪酸中，以软脂酸和硬脂酸分布最广；不饱和脂肪酸中，最常见的是烯酸，以油酸、亚油酸、亚麻酸和桐油酸分布最广。油脂中重要的高级脂肪酸见表 12 -1。

表 12 – 1　油脂中的重要高级脂肪酸

| 类别 | 名　称 | 结　构　式 |
|---|---|---|
| 饱 | 月桂酸（十二酸） | $CH_3 (CH_2)_{10} COOH$ |
| 和 | 豆蔻酸（十四酸） | $CH_3 (CH_2)_{12} COOH$ |
| 脂 | 软脂酸（十六酸） | $CH_3 (CH_2)_{14} COOH$ |
| 肪 | 硬脂酸（十八酸） | $CH_3 (CH_2)_{16} COOH$ |
| 酸 | 花生酸（二十酸） | $CH_3 (CH_2)_{18} COOH$ |
| 不 | 棕榈油酸（9 – 十六碳烯酸） | $CH_3 (CH_2)_5 CH = CH (CH_2)_7 COOH$ |
| 饱 | 油酸（9 – 十八碳烯酸） | $CH_3 (CH_2)_7 CH = CH (CH_2)_7 COOH$ |
| 和 | 亚油酸（9，12 – 十八碳二烯酸） | $CH_3 (CH_2)_4 CH = CHCH_2 CH = CH (CH_2)_7 COOH$ |
| 脂 | 亚麻酸（9，12，15 – 十八碳三烯酸） | $CH_3 CH_2 CH = CHCH_2 CH = CHCH_2 CH = CH (CH_2)_7 COOH$ |
| 肪 | 花生四烯酸（5，8，11，14 – 二十碳四烯酸） | $CH_3 (CH_2)_4 (CH = CHCH_2)_4 (CH_2)_2 COOH$ |
| 酸 | 桐油酸（9，11，13 – 十八碳三烯酸） | $CH_3 (CH_2)_3 (CH = CH)_3 (CH_2)_7 COOH$ |

　　多数脂肪酸在人体内可以合成，但亚油酸、亚麻酸和花生四烯酸等少数脂肪酸在人体内不能合成，而营养上又是不可缺少的，必须由食物供给，故称其为营养必需脂肪酸。

**2. 油脂的命名**

　　单油脂的命名，是根据脂肪酸的名称，称为"甘油三某酸酯"或"三某脂酰甘油"。注意后者是将某脂酸的酸字改为酰字。

　　例如：

$$
\begin{array}{c}
O \\
\| \\
CH_2OC(CH_2)_{14}CH_3 \\
O \quad | \\
\| \quad | \\
CH_3(CH_2)_{14}C-O-C-H \\
\quad | \quad O \\
\quad | \quad \| \\
CH_2OC(CH_2)_{14}CH_3
\end{array}
$$

命名为：甘油三软脂酸酯

或　三软脂酰甘油

　　混甘油酯命名时，应分别标出脂肪酸的名称，并分别用 α、β、α′ 标明每种脂肪酸的位次。

　　例如：

$$
\begin{array}{c}
O \\
\| \\
CH_2OC(CH_2)_{14}CH_3 \\
O \quad | \\
\| \quad | \\
CH_3(CH_2)_{16}C-O-CH \\
\quad | \quad O \\
\quad | \quad \| \\
CH_2OC(CH_2)_7CH=CH(CH_2)_7CH_3
\end{array}
$$

命名为：甘油 α – 软脂酸 – β – 硬脂酸 – α′ – 油酸酯

或　α – 软脂酰 – β – 硬脂酰 – α′ – 油酸甘油

3. 油脂的性质

纯净的油脂无色、无味、无臭，但因天然油脂含有色素和维生素等其他物质，因而常有颜色和各自特有的气味。油脂的相对密度均小于1，难溶于水，易溶于三氯甲烷、丙酮、乙醚和苯等有机溶剂。因为天然油脂为混合物，所以没有固定的沸点和熔点，只能标出熔点范围，如猪油的熔点范围是36～46℃。

油脂的化学性质不活泼，在一定条件下可发生以下反应。

(1) 水解和皂化　在酸、碱和酶的催化作用下，油脂可发生水解反应，生成甘油和相应的高级脂肪酸。油脂在碱性条件下水解，生成高级脂肪酸盐和甘油。高级脂肪酸的钠盐（或钾盐）就是肥皂。因此，油脂在碱性条件下的水解反应，称为皂化。例如：

$$\underset{\text{三硬脂酰甘油}}{C_3H_5(C_{17}H_{35}COO)_3} + 3NaOH \xrightarrow[250℃]{\text{共煮}} \underset{\substack{\text{硬脂酸钠}\\\text{(肥皂)}}}{3C_{17}H_{35}COONa} + \underset{\text{甘油}}{C_3H_5(OH)_3}$$

日用化工厂就是利用这个反应用饱和程度较大的动物油脂生产肥皂，甘油是其副产物。

(2) 加成　不饱和的高级脂肪酸甘油酯，其分子中的碳碳双键可与氢气、卤素单质等发生加成反应。如：

$$\underset{\text{甘油三油酸酯}}{C_3H_5(C_{17}H_{33}COO)_3} + 3H_2 \xrightarrow[250℃]{Ni} \underset{\text{甘油三硬脂酸酯}}{C_3H_5(C_{17}H_{35}COO)_3}$$

通过催化加氢，可使液态的油变为固态或半固态的脂肪，因此油脂的加氢又称为油脂的硬化。油脂硬化后，不易被空气氧化变质，也便于贮存和运输。用催化加氢的方法，还可把一些不能食用的油和油库的油脚等废油，变成动物油脂，用于生产肥皂。

(3) 酸败　油脂存放过久，或因保存不当，会发生变质，产生难闻的气味，这种现象称为油脂的酸败，俗称变"哈"。油脂的酸败，是由于空气中的氧、水分和微生物的作用，使油脂中不饱和脂肪酸中的双键被氧化成过氧化物，进一步分解或氧化产生具有臭味的低级醛和羧酸等化合物。酸败的油脂有刺激性并有毒，不可食用。为了防止酸败，油脂应放在密闭的容器中，置于阴凉、干燥的地方贮存。

(4) 干性　不饱和程度较大的油，在空气中放置，会生成一层干燥而有韧性的薄膜，称为油脂的干性。桐油是最好的干性油，因此，给木制的小船、脚盆和木桶等长期与水接触的家具晒干后打上一层桐油，干化后形成一层不透水的膜，可保护木器。

## 二、类脂

类脂也广泛存在于生物体内，是生理上很重要的化合物，也是构成人体组织器官的重要成分，含量恒定。重要的类脂有糖脂、磷脂和蜡等，下面各举一例说明之。

### 1. 糖脂

糖脂一般为白色蜡状物，不溶于乙醚而易溶于苯、丙酮及热乙醇。糖脂是动物细胞膜的重要成分。红细胞膜表面的糖脂使血液有不同的血型；此外，糖脂在神经传导过程和组织免疫方面也起着重要的作用。

糖脂是含糖、脂肪酸和鞘氨醇的类脂，常与磷脂共同存在。它主要存在于脑和神经组织中，例如脑中的脑苷脂就是一种重要的糖脂。脑苷脂水解后产生鞘氨醇、$\beta$-半乳糖和脂肪酸。$\beta$-半乳糖脑苷脂的结构式为：

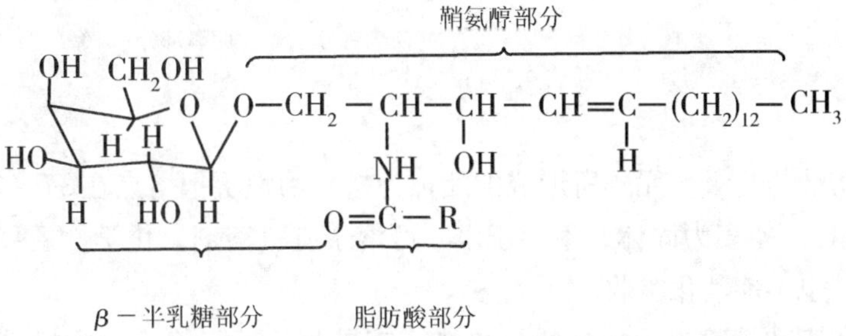

### 2. 磷脂

磷脂是一类含有磷酸基团的类脂化合物。它是构成动植物细胞的重要成分之一，主要存在于脑和神经组织、骨髓、心、肝、肾等器官中，蛋黄、植物的种子及胚芽和大豆中都含有丰富的磷脂。根据组成不同，磷脂可分为磷脂酰胆碱、磷脂酰乙醇胺及鞘磷脂等。下面简单介绍磷脂酰胆碱。

磷脂酰胆碱又称卵磷脂。它也是一种复杂的甘油酯，甘油分子中的 2 个羟基分别与高级脂肪酸结合，另一个羟基通过酯键与磷酸结合，磷酸又通过酯键与胆碱结合。根据磷酸与甘油结合的位置不同，磷脂酰胆碱有 $\alpha$ 型和 $\beta$ 型两种异构体，自然界存在的是 $\alpha$ 型。磷脂酰胆碱分子中一般含有 1 分子饱和脂肪酸和 1 分子不饱和脂肪酸，不饱和脂肪酸连在甘油分子中的第 2 号碳原子上。由于胆碱具有碱性，磷酸基具有酸性，结果在磷脂酰胆碱分子内形成带正电荷和负电荷的两性离子。

磷脂酰胆碱的新鲜制品为无色蜡状固体，极易吸收，以胶体状态在水中扩散，不溶于丙酮，易溶于乙醚、乙醇及三氯甲烷。磷脂酰胆碱在空气中放置易变黄色或棕色，这是因为其分子中的不饱和脂肪酸在空气中被氧化，形成棕色或黄色过氧化物的缘故。

自然界存在的磷脂酰胆碱是几种异构体的混合物，主要是组分中的脂肪酸不同。常见的脂肪酸有软脂酸、硬脂酸、油酸、亚油酸及花生四烯酸等。胆碱是一种含氮的有机化合物，属于强碱性的季铵碱类。它在人体内与脂肪的代谢有密切关系，可促使油脂迅速生成磷脂，防止脂肪在肝内大量存积，能防治脂肪肝。

$\alpha$-磷脂酰胆碱（$\alpha$-卵磷脂）的结构式为：

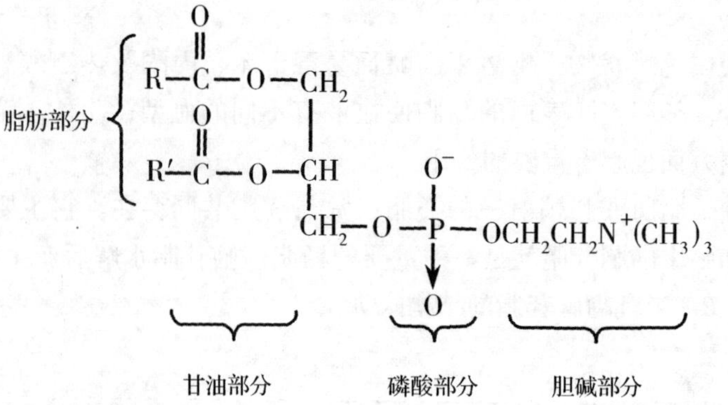

$$
脂肪部分
\begin{cases}
R-\overset{\displaystyle O}{\overset{\|}{C}}-O-CH_2 \\
R'-\overset{\displaystyle O}{\overset{\|}{C}}-O-CH \\
CH_2-O-\overset{\displaystyle O^-}{\underset{\underset{O}{\downarrow}}{P}}-OCH_2CH_2N^+(CH_3)_3
\end{cases}
$$

甘油部分　　　　磷酸部分　　胆碱部分

### 3. 蜡

由高级脂肪酸与高级一元醇所形成的酯称为蜡（习惯上把熔点在 37～100℃ 范围内的物质统称为蜡）。蜡多为固体，不溶于水，可溶于有机溶剂，化学性质稳定，不能皂化，不易水解，也不能消化吸收。

蜡广泛存在于动植物界，如蜂蜡、虫蜡、鲸蜡及羊毛脂等为动物蜡，棕榈蜡则为植物蜡。

蜂蜡（$C_{15}H_{31}COOC_{30}H_{61}$）又名黄蜡，存在于蜂巢中，熔点 62～65℃。

虫蜡（$C_{25}H_{51}COOC_{26}H_{53}$）又名白蜡，是一种树木寄生虫（白蜡虫）的分泌产物，为我国西南特产，熔点 80～83℃。

鲸蜡（$C_{15}H_{31}COOC_{16}H_{33}$）存在于鲸鱼脑部的油中，熔点 42～47℃。

巴西棕榈蜡（$C_{25}H_{51}COOC_{30}H_{61}$）存在于巴西棕榈树的树叶中，熔点 83～90℃。

羊毛脂是硬脂酸、软脂酸或油酸等与胆固醇所组成的酯，为淡黄色软膏状物，不溶于水，但可与 2 倍量的水均匀混合。

蜡可用于制蜡纸、润滑油、防水剂、光泽剂以及药用基质。

## 第二节　甾族化合物

甾族化合物是广泛存在于动植物组织中的一类重要的化合物，常简称为"甾体"。甾族化合物分子结构的共同之处是分子中都含有"甾环"。

甾环由一个环戊烷并多氢菲的母核和 3 个侧链组成。其碳架结构和编号为：

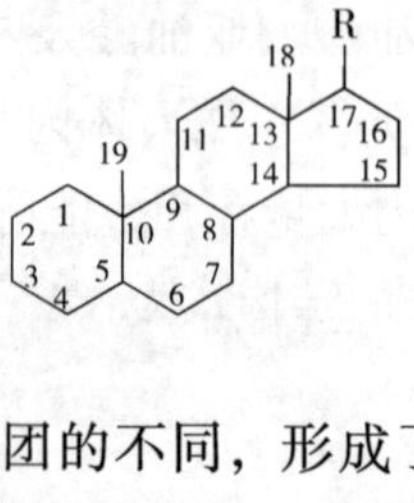

由于甾环或 3 个侧链上所连基团的不同，形成了一个庞大的系列，因此甾族化合物结构复杂、种类繁多。一般把甾族化合物分为甾醇类、胆甾酸、甾体激素和强心苷 4

类，并根据其来源命名。

## 一、甾醇类

甾醇为一类不饱和的醇类，在甾环的第 3 号碳原子上连有羟基，第 5 号和第 6 号碳原子之间为双键。广泛存在于动植物组织中，根据其来源，分为动物甾醇和植物甾醇两类。

### 1. 胆甾醇

胆甾醇常称胆固醇，因最初是从胆石中发现的固体醇而得名。其结构式为：

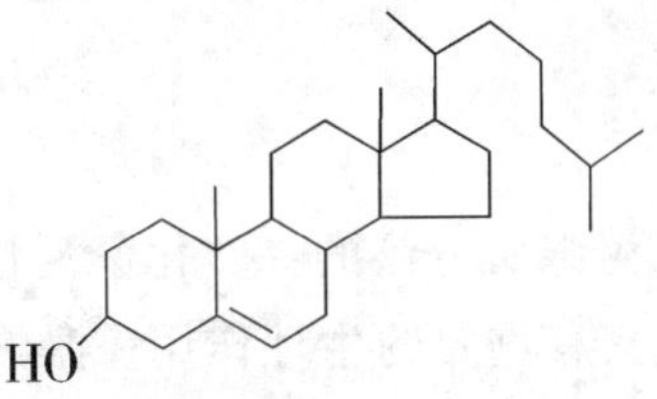

胆甾醇

胆甾醇通过羟基与脂肪酸形成胆甾醇酯而广泛存在于人及动物的血液、肝、肾、脑及神经组织中，蛋黄中含量较多。它为无色或略带黄色的晶体，熔点 148℃，难溶于水，易溶于乙醚、三氯甲烷、热乙醇等有机溶剂。

将胆甾醇溶于三氯甲烷中，再加乙酐和浓硫酸，溶液逐渐由浅红色变为蓝色，最后变为绿色，颜色的深浅与胆甾醇的浓度有关。这是甾族母核的颜色反应，可作为强心苷、甾体皂苷等甾族化合物的定性检验反应。

### 2. 麦角甾醇

麦角甾醇是一种植物甾醇，存在于酵母和某些植物中，是合成维生素 $D_2$ 的原料。其结构式为：

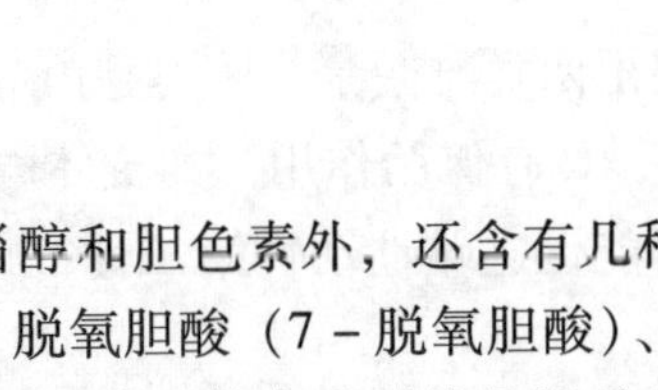

麦角甾醇

## 二、胆甾酸

动物胆汁中除了含有胆甾醇和胆色素外，还含有几种结构与胆甾醇相似的酸，统称为胆甾酸。胆甾酸有胆酸、脱氧胆酸（7 - 脱氧胆酸）、鹅胆酸（12 - 脱氧胆酸）和石胆酸（7，12 - 二脱氧胆酸）4 种。其中重要的是胆酸和脱氧胆酸。胆甾酸在胆汁中多与甘氨酸（$H_2NCH_2COOH$）或牛磺酸（$H_2NCH_2CH_2SO_3H$）通过酰胺键结合成甘氨胆甾酸或牛磺胆甾酸，这些结合胆甾酸总称为胆汁酸。胆汁酸在小肠内的碱性条件下，大部分形成盐。胆汁酸盐是良好的乳化剂，其生理作用是使油脂乳化，并使其在肠中易水解而被吸收。临床上常用的利胆药胆酸钠，就是甘氨胆酸钠与牛磺胆酸钠的混合物。

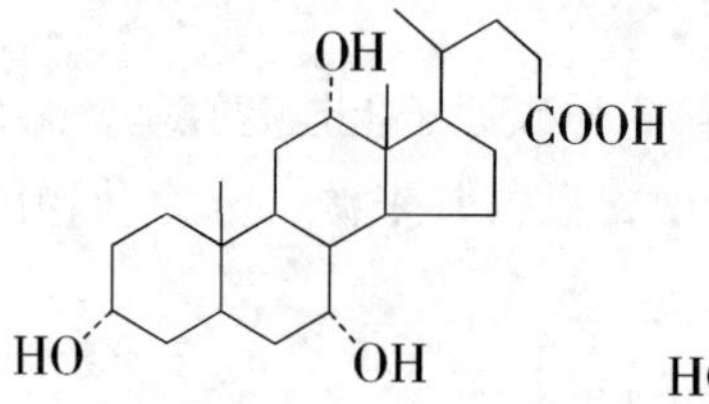

胆　酸 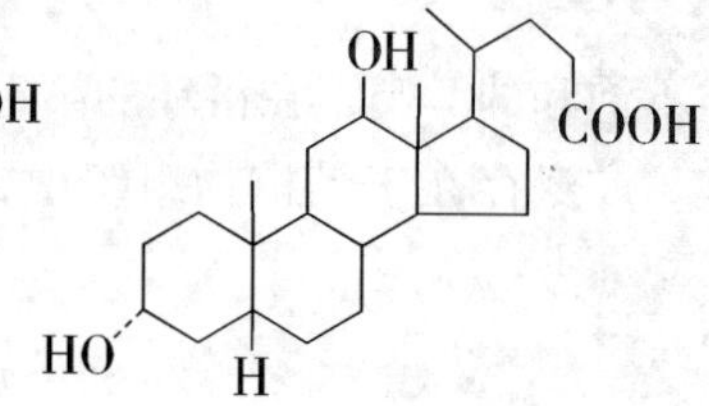　　　　　　　　　　　脱氧胆酸

## 三、甾体激素

激素是动物体内各种内分泌腺所分泌的一类化学活性物质。它们能直接进入血液和淋巴液中，虽数量很少，但具有重要的生理作用。激素根据分子组成的不同，可分为含氮激素和甾体激素两类。甾体激素又根据来源和生理功能的不同，分为性激素和肾上腺皮质激素两类。

### 1. 性激素

性激素分为雄激素和雌激素两类，是性腺（睾丸或卵巢）所分泌的物质，具有促进性器官形成及第二性特征（如声音、体形等）发育的作用。它们的生理作用很强，少量就能产生极大的影响。

（1）雄激素　雄激素由睾丸产生，具有促进雄性动物的发育、生长及维持雄性特征的作用。雄激素中活性最强的是睾丸素，它在消化道内易被破坏，口服无效，虽能制成油剂供肌内注射，但作用也不持久。因此临床上多用甲基睾丸素及睾丸素酯，前者由于甲基的空间位阻作用在体内不易被氧化，性质较稳定，可供口服。后者的油剂供肌内注射，可延长作用时间。睾丸素的结构式为：

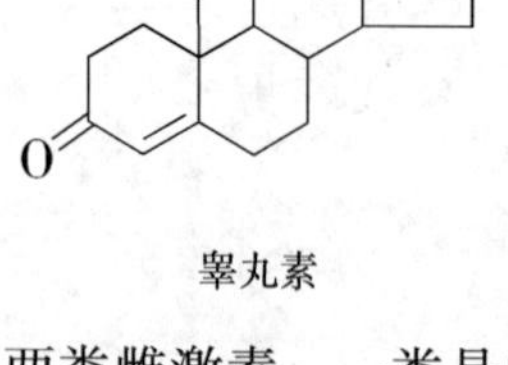

睾丸素

（2）雌激素　卵巢中分泌出两类雌激素：一类是由卵泡排卵后形成的黄体产生的激素，称为黄体激素或孕激素，具有保胎作用，如黄体酮等；另一类是由成熟的卵泡产生的激素，称为卵泡激素，能促进雌性动物第二性征的发育和性器官的最后形成，如 $\beta$ - 雌二醇等。

黄体酮是自然界存在的黄体激素，有维持妊娠等黄体激素的活性，主要作用是促进子宫和乳腺的发育，对先兆性流产、习惯性流产、子宫功能性出血及月经失调等有一定疗效。黄体酮的结构为：

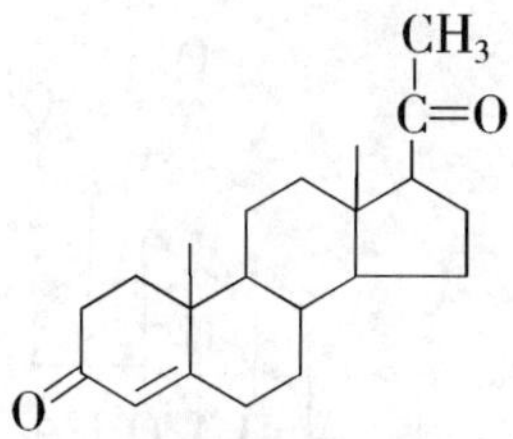

黄体酮

β-雌二醇是自然界中活性最强的雌激素，主要用于治疗卵巢功能不全引起的病症，如更年期障碍、子宫发育不全、月经失调等。β-雌二醇的结构式为：

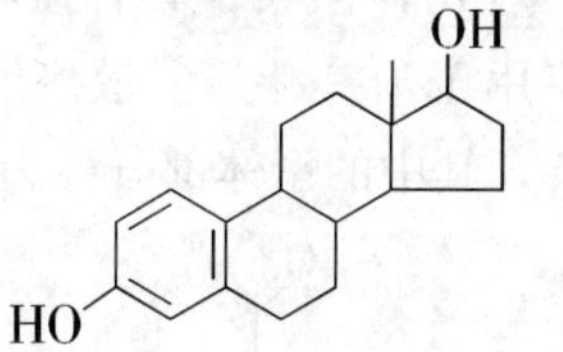

β-雌二醇

### 2. 肾上腺皮质激素

肾上腺皮质激素是由肾上腺皮质部分分泌的一类激素。它们对体内水、盐、糖、脂肪和蛋白质的代谢以及人体的生长发育都具有重要的意义。从肾上腺皮质部分分泌物中提取的肾上腺皮质激素种类很多，例如可的松和氢化可的松等。

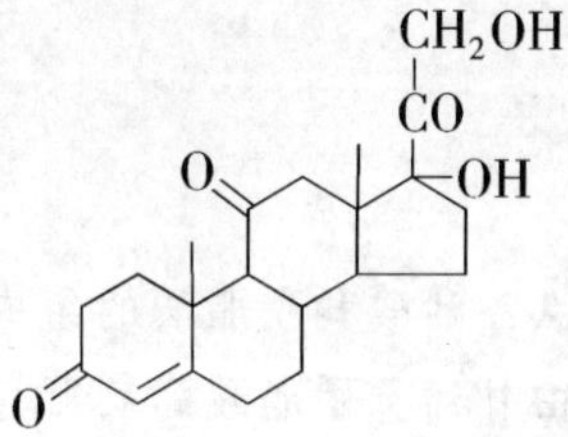

可的松 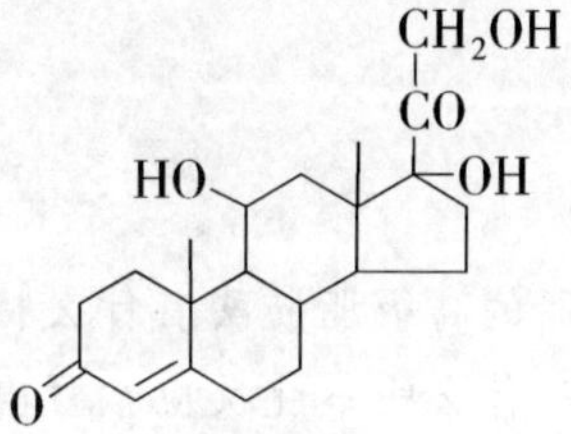　　　　　　　　　　氢化可的松

可的松和氢化可的松等主要影响糖、脂肪和蛋白质的代谢，能将蛋白质分解变为肝糖，以增加肝糖原，增强抵抗力，因此称为糖代谢皮质激素或促糖皮质激素；由于它们还有抗风湿和抗炎作用，所以也称为抗炎激素。

## 四、强心苷和蟾毒

强心苷存在于许多有毒的植物中，特别以玄参科和夹竹桃科植物最为普遍。例如毛地黄叶中含有毛地黄毒苷，羊角拗种子中含有羊角拗苷等。它们能使心跳减慢，强度增加，因此称为强心苷。强心苷临床上用作强心剂，用于心力衰竭和心律紊乱的治疗，但超过安全剂量时，能使心脏中毒而停止跳动。

强心苷结构复杂，其中甾体部分为苷元。毛地黄毒苷元的结构式为：

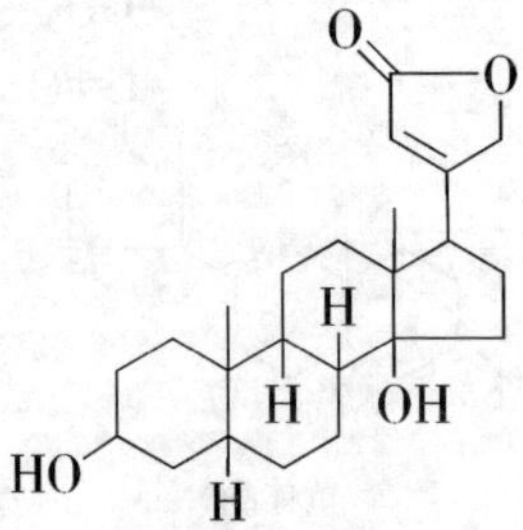

毛地黄毒苷元

蟾毒是蟾蜍的腮腺分泌的一种甾体激素，具有强心、消炎和止痛作用。中药蟾酥就是蟾蜍分泌液的一种制剂，可用于治疗牙痛。散瘀解毒药六神丸中也含有一定量的蟾酥。蟾毒的分子结构比较复杂，其中的甾体部分称为蟾毒苷元。

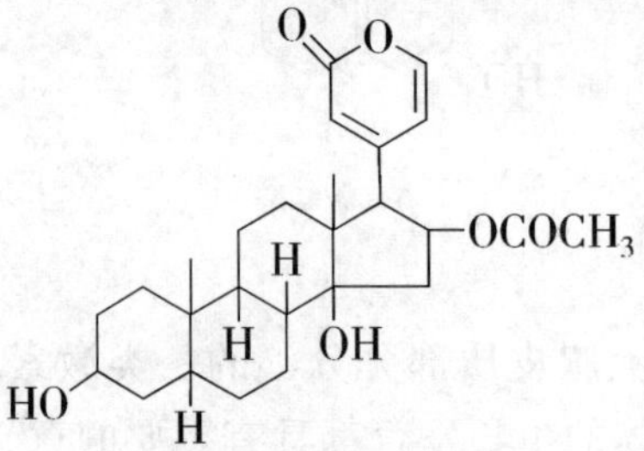

蟾毒苷元

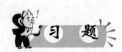 习　题

1. 形成天然油脂的高级脂肪酸有什么特点？油酸和硬脂酸的组成和结构有何不同？
2. 什么叫肥皂？什么叫皂化反应？写出由甘油三硬脂酸酯制肥皂的反应方程式。
3. 什么叫类脂？在人体内类脂有何作用？
4. 写出甾环和胆甾醇的结构式。

# 第十三章 | 氨基酸和蛋白质及维生素

蛋白质和维生素都是人体的重要营养物质。

蛋白质是以氨基酸为基本组成单元的一类高分子化合物。蛋白质普遍存在于生物界，从病毒到人体都含有蛋白质。蛋白质是人体内含量最多的有机物，占人体干重的45%；不同生物含有各具特性、功能不同的多种蛋白质，使生物界千姿百态，千变万化。如大肠埃希菌含有约3000种不同的蛋白质，而人体中约有10万种蛋白质。蛋白质几乎参与机体的一切生理活动，并起着关键作用。

维生素是机体维持正常代谢功能所必需的、含量低微的一类低分子有机化合物。

## 第一节 氨 基 酸

### 一、氨基酸的结构、分类和命名

#### 1. 结构

分子中既含氨基又含羧基的一类复合官能团化合物称为氨基酸。自然界的蛋白质经水解所得到的氨基酸均为 $\alpha$ - 氨基酸，其结构通式如下：

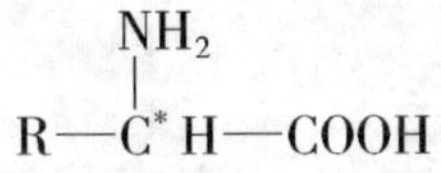

$$\begin{array}{c} NH_2 \\ | \\ R—C^*H—COOH \end{array}$$

不同的氨基酸其 R 不同。自然界的氨基酸大多为 L - $\alpha$ - 氨基酸。

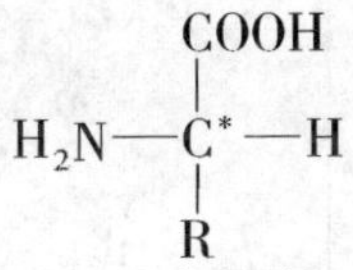

$$\begin{array}{cc} COOH & COOH \\ | & | \\ H_2N—C^*—H & H—C^*—NH_2 \\ | & | \\ R & R \\ L-\alpha-氨基酸 & D-\alpha-氨基酸 \end{array}$$

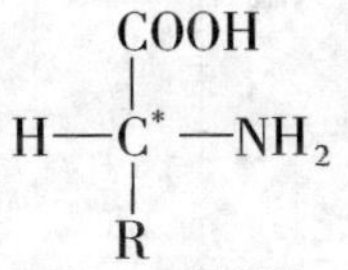

#### 2. 分类

根据结构通式中 R 的不同，氨基酸可分为脂肪族氨基酸、芳香族氨基酸和杂环氨基酸三大类。

根据氨基酸分子中氨基和羧基相对数目的不同，氨基酸又可分为三类：分子中氨基和羧基数目相同的为中性氨基酸；分子中氨基数多于羧基数的氨基酸为碱性氨基酸；分子中羧基数多于氨基数的氨基酸为酸性氨基酸。碱性氨基酸显碱性，酸性氨基酸显酸性，但中性氨基酸不是显中性，而是显弱酸性，原因是羧基的电离能力稍大于氨基。

　　自然界有 300 多种不同的氨基酸，但构成蛋白质的氨基酸主要有 20 种，可称其为蛋白质氨基酸（表 13 - 1），除此以外的氨基酸，包括自然界的和人工合成的，均称为非蛋白质氨基酸。从营养学角度出发，人们又将蛋白质氨基酸分为营养必需氨基酸（8 种，表 13 - 1 中标有 * 号者）和营养非必需氨基酸（12 种）。必需氨基酸在人体内不能合成或合成量不足，必须依靠食物来供给；非必需氨基酸虽然也为体内蛋白质合成所必须，但人体可将糖等物质转化而成，不一定需要食物提供；另外，在婴幼儿体内，精氨酸尤其是组氨酸合成量常不足，有时要靠食物补充，故称之为半必需氨基酸。

表 13 - 1　组成蛋白质的 20 种氨基酸

| 名称 | 缩写符号 | | | 结构式 | 等电点 |
|---|---|---|---|---|---|
| | 中文 | 英文 | 字母代号 | | |
| 甘氨酸　glycine（氨基乙酸） | 甘 | Gly | G | $CH_2-COOH$<br>｜<br>$NH_2$ | 5.97 |
| 丙氨酸　alanine（α - 氨基丙酸） | 丙 | Ala | A | $CH_3CHCOOH$<br>｜<br>$NH_2$ | 6.02 |
| 缬氨酸*　valine（α - 氨基异戊酸） | 缬 | Val | V | $CH_3CH-CHCOOH$<br>｜　　｜<br>$CH_3$　$NH_2$ | 5.96 |
| 亮氨酸*　leucine（α - 氨基异己酸） | 亮 | Leu | L | $CH_3CHCH_2CHCOOH$<br>｜　　　｜<br>$CH_3$　　$NH_2$ | 5.98 |
| 异亮氨酸*　isoleucine（α - 氨基 - β - 甲基戊酸） | 异亮 | Ile | I | $CH_3CH_2CH-CHCOOH$<br>｜　　｜<br>$CH_3$　$NH_2$ | 6.02 |
| 天冬氨酸　aspartic acid（α - 氨基丁二酸） | 天 | Asp | D | $H_2N-CHCOOH$<br>｜<br>$CH_2COOH$ | 2.77 |
| 天冬酰胺　asparagine（α - 氨基丁酰氨酸） | 天酰 | Asn | N | $H_2N-C-CH_2-CH-COOH$<br>‖　　　　｜<br>$O$　　　$NH_2$ | 5.41 |
| 谷氨酸　glutamic acid（α - 氨基戊二酸） | 谷 | Glu | E | $H_2N-CHCOOH$<br>｜<br>$CH_2CH_2COOH$ | 3.22 |
| 谷氨酰胺　glutamine（α - 氨基戊酰胺酸） | 谷酰 | Gln | Q | $H_2N-C-CH_2CH_2-CH-COOH$<br>‖　　　　　　｜<br>$O$　　　　　$NH_2$ | 5.63 |
| 赖氨酸*　lysine（α、ε - 二氨基己酸） | 赖 | Lys | K | $CH_2CH_2CH_2CH_2CHCOOH$<br>｜　　　　　　｜<br>$NH_2$　　　　$NH_2$ | 9.74 |

续表

| 名称 | 缩写符号 | | | 结构式 | 等电点 |
|------|------|------|------|--------|--------|
| | 中文 | 英文 | 字母代号 | | |
| 精氨酸　arginine<br>（α－氨基－δ－胍基戊酸） | 精 | Arg | R | $H_2N-C-NH-CH_2CH_2CH_2CHCOOH$<br>　　　$\|$　　　　　　　　　$\|$<br>　　　$NH$　　　　　　　　$NH_2$ | 10.76 |
| 丝氨酸　serine<br>（α－氨基－β－羟基丙酸） | 丝 | Ser | S | $CH_2CHCOOH$<br>　$\|$　$\|$<br>　$OH$　$NH_2$ | 5.68 |
| 苏氨酸*　threonine<br>（α－氨基－β－羟基丁酸） | 苏 | Thr | T | $CH_3CH-CHCOOH$<br>　　　$\|$　　$\|$<br>　　　$OH$　$NH_2$ | 5.60 |
| 半胱氨酸　cysteine<br>（α－氨基－β－巯基丙酸） | 半胱 | Cys | C | $CH_2CHCOOH$<br>　$\|$　$\|$<br>　$SH$　$NH_2$ | 5.05 |
| 甲硫（蛋）氨酸*　methionine<br>（α－氨基－γ－甲硫基丁酸） | 甲硫或蛋 | Met | M | $HC_3-S-CH_2-CH_2-CH-COOH$<br>　　　　　　　　　　　　　$\|$<br>　　　　　　　　　　　$NH_2$ | 5.74 |
| 苯丙氨酸*　phenylalanine<br>（α－氨基－β－苯基丙酸） | 苯 | Phe | F | $CH_2CHCOOH$<br>　　　　$\|$<br>　　$NH_2$ | 5.46 |
| 酪氨酸　tyrosine<br>（α－氨基－β－对羟苯基丙酸） | 酪 | Tyr | Y | $HO-$〇$-CH_2CHCOOH$<br>　　　　　　　$\|$<br>　　　　　$NH_2$ | 5.68 |
| 脯氨酸　proline<br>（α－羧基四氢吡咯） | 脯 | Pro | P | 〇$-COOH$（吡咯烷）$N\atop H$ | 6.30 |
| 色氨酸*　tryptophan<br>[α－氨基－β－（3－吲哚基）丙酸] | 色 | Try 或 Trp | W | $CH_2CHCOOH$<br>　　　$\|$<br>　$NH_2$（吲哚） | 5.89 |
| 组氨酸　histidine<br>[α－氨基－β－（4－咪唑基）丙酸] | 组 | His | H | $CH_2CHCOOH$<br>　　　$\|$<br>　$NH_2$（咪唑） | 7.59 |

**3. 命名**

氨基酸的系统命名法以羧酸为母体，以氨基为取代基，其主链碳原子以阿拉伯数字或希腊字母 $\alpha$，$\beta$，$\gamma$，$\delta$……标示。但对于一些常见氨基酸则往往根据其特殊的结构、性质、来源，以"某氨酸" 作为其俗名，如丙氨酸因分子结构中含 3 个碳原子而得名；甘氨酸因有甜味而得名；天冬氨酸因来源于植物天冬而得名。

## 二、必需氨基酸的摄取和补充

不同蛋白质分子中所含氨基酸的种类和数目各不相同。含有 8 种必需氨基酸的蛋白质称为完全蛋白质。大多数动物蛋白质，如牛奶中的酪蛋白和存在于肉、鱼、蛋中的某些蛋白质为完全蛋白质。而多数植物蛋白质为不完全蛋白质。例如米类蛋白质中缺乏赖氨酸和苏氨酸；玉米中的蛋白质缺乏赖氨酸和色氨酸；豆类蛋白质中甲硫氨酸的含量很低而赖氨酸较多。因此，我们必须合理饮食，以利于必需氨基酸的充分补给。

目前，氨基酸已广泛应用于临床，尤其是对于那些低蛋白血症、不能摄食、严重腹泻、失血、烧伤及手术后的患者，更应及时补充氨基酸。如口服氨基酸结晶混合口服制剂，该制剂由 8 种必需氨基酸按 1∶1 的比例配以一些非必需氨基酸，这样可以更好地促进机体蛋白质的合成和患者的康复。有的在中、西药物中分别加入一定量的必需氨基酸结晶制剂，甚或配成高营养氨基酸混合滴注液，供大手术后的外科患者和大面积烧伤、重症肝炎患者补液及作为手术前的支持治疗制剂，其临床效果很好。

## 三、氨基酸的性质

氨基酸均为固体，熔点较高，一般在 200～300℃ 之间，易溶于水，但难溶于有机溶剂。

氨基酸具有氨基和羧基的一般性质。同时，由于两基团相互作用和影响，还具有一些特殊性质。

**1. 两性电离和等电点**

氨基酸分子中，羧基为酸性基团，可以给出质子，氨基是碱性基团，可以接受质子，两者相互作用而成盐，称之为内盐。

$$\underset{\underset{NH_2}{|}}{RCHCOOH} \longrightarrow \underset{\underset{NH_3^+}{|}}{RCHCOO^-}$$

内盐

内盐分子中同时含有正离子和负离子，故称为两性离子。由于氨基酸在晶体状态时以内盐的形式存在，所以氨基酸较难挥发，熔点高，易溶于水而难溶于有机溶剂。

氨基酸遇强酸时，分子中的羧基负离子与 $H^+$ 结合成羧基（—COOH），于是电中性的两性离子变成了正离子，在电场中向负极移动；氨基酸遇强碱时，分子中的铵离子（—$NH_3^+$）给出质子，于是两性离子变成了负离子，在电场中向正极运动；若某氨基酸在适当酸碱性溶液中几乎全部以两性离子形式存在，在电场中既不向正极也不向负极定向运动，则该溶液的 pH 称为该氨基酸的等电点，以 pI 表示。氨基酸在溶液中的存在形式与溶液 pH 变化可以用下面的反应式来表示。

$$R-\underset{\underset{NH_2}{|}}{CH}-COOH$$

$$R-\underset{\underset{NH_2}{|}}{CH}-COO^- \underset{OH^-}{\overset{H^+}{\rightleftharpoons}} R-\underset{\underset{NH_3^+}{|}}{CH}-COO^- \underset{OH^-}{\overset{H^+}{\rightleftharpoons}} R-\underset{\underset{NH_3^+}{|}}{CH}-COOH$$

负离子 两性离子 正离子

溶液 pH > pI 溶液 pH = pI 溶液 pH < pI

由于各种氨基酸的结构不同，因此它们的等电点也各不相同。中性氨基酸等电点为 $5.0 \sim 6.0$；酸性氨基酸为 $2.7 \sim 3.2$；碱性氨基酸为 $9.0 \sim 10.7$。中性氨基酸偏酸性是由于羧基的电离度略大于氨基，因而溶液必须偏酸性才能抑制羧基的电离，促进氨基在水中的电离，使两种基团解离的趋势恰好相等，形成两性离子。

在等电点时，氨基酸的溶解度最小。利用此性质，并根据不同氨基酸的等电点不同这一原理，可以分离纯化氨基酸。

### 2. 脱水成肽

在酸或碱的作用下，2 个氨基酸分子受热按如下方式脱水可形成二肽。

$$H_2N-\underset{\underset{R_1}{|}}{CH}-\underset{O}{\overset{O}{C}}\underline{-OH+H}-NH-\underset{\underset{R_2}{|}}{CH}-COOH \xrightarrow{H^+ 或 OH^-} H_2N-\underset{\underset{R_1}{|}}{CH}-\overset{O}{C}-NH-\underset{\underset{R_2}{|}}{CH}-COOH+H_2O$$

二肽分子中的酰胺键称为肽键，二肽分子的自由氨基和羧基还可以与别的 $\alpha$ - 氨基酸通过肽键不断缩合。由 $2 \sim 10$ 个氨基酸通过肽键缩合而成的小分子肽（二肽至十肽）称为寡肽，由 $11 \sim 50$ 个氨基酸通过肽键缩合而成的大分子肽（十一肽至五十肽）称为多肽，一般把五十一肽及其以上的高分子肽称为蛋白质。肽分子中保留游离氨基的一端叫 N 端，保留游离羧基的一端叫 C 端。在书写肽的结构式时，一般将 N 端写在左边，而 C 端写在右边。多肽的命名是以 C 端氨基酸作为母体，其他氨基酸残基从 N 端开始，依次叫某氨酰，放在母体名的前面。例如：

$$H_2N-\underset{\underset{CH_3}{|}}{CH}-\overset{O}{C}-NH-CH_2-COOH$$

丙氨酰甘氨酸（简称丙甘二肽）

$$HOOC-\underset{\underset{NH_2}{|}}{CH}-CH_2-CH_2-\overset{O}{C}-NH-\underset{\underset{\underset{SH}{|}}{CH_2}}{CH}-\overset{O}{C}-NH-CH_2-COOH$$

$\gamma$ - 谷氨酰半胱氨酰甘氨酸（简称谷胱甘肽）

或写成 $\gamma$ - Glu - Cys - Gly，中文可写成 $\gamma$ - 谷 - 胱 - 甘

多肽类物质在自然界存在很多，它们在生物体中各起不同作用。例如神经垂体中的缩宫素是由 8 种、9 个氨基酸组成的肽类激素，临床上用于促进分娩和产后止血等；存在于心脏和肺的激素——心钠素，又称 α - 心房肽，是一种 28 肽，具有强大的利尿、利钠、扩张血管、降低血压、改善心律、加强心肌营养等生理作用；胰岛素是一种由 16 种、51 个氨基酸组成的多肽类激素，为糖的正常代谢所必须。我国科学工作者于 1965 年人工合成了含有 51 个氨基酸单位、与天然产品完全相同的牛胰岛素，这是一项具有世界先进水平的卓越成就，它使人类在认识生命、揭开生命奥秘的伟大历程中又前进了一大步。

# 第二节　蛋　白　质

## 一、蛋白质的组成、分类和结构

蛋白质是由氨基酸通过肽键连接而成的高分子化合物。

**1. 组成**

蛋白质的组成元素主要有 C、H、O、N、S，有些蛋白质还含 P、Fe、I、Mn、Zn 等元素。天然蛋白质中各元素的含量如下。

C：50% ~55%　　H：6.0% ~7.3%　　O：19% ~24%　　N：13% ~19%　　S：0 ~4%

由于含氮量比较固定，且大多数蛋白质的含氮量近似为 16%，即生物样品中，每克氮相当于 6.25g 蛋白质。测出生物样品中的含氮量，就可以算出其蛋白质的大致含量。

样品中蛋白质的质量百分含量 = 6.25 × 样品中氮的质量百分含量

式中，6.25 为蛋白质系数。

**2. 分类**

蛋白质的种类很多，分类方法主要有以下 3 种。

（1）根据蛋白质的化学组成的不同，分为单纯蛋白质和结合蛋白质。单纯蛋白质全部由氨基酸组成，其水解产物全部为氨基酸，如蛋清蛋白。结合蛋白质除氨基酸残基外，还含有糖、脂肪、色素等辅基。根据辅基的不同，结合蛋白质又可分为核蛋白、脂蛋白、色蛋白、糖蛋白、磷蛋白和金属蛋白。

（2）根据蛋白质的分子形状和空间结构的不同，分为纤维蛋白（如丝蛋白、角蛋白）和球蛋白（如酪蛋白、蛋清蛋白）。

（3）根据蛋白质的功能不同，分为酶蛋白、调节蛋白、运输蛋白等。

**3. 结构**

蛋白质的结构非常复杂，分为 4 个层次，即一级结构、二级结构、三级结构、四级结构。这里仅做简单介绍，详细内容将在后续课程《生物化学》中学习。

（1）一级结构　蛋白质分子多肽链中各氨基酸残基的连接方式（主要是肽键，故称肽键为蛋白质的主键）和排列顺序叫蛋白质的一级结构。氨基酸的排列顺序是决定蛋白质特性的最重要因素，若排列顺序稍有改变，则蛋白质的功能随之改变。

（2）二级结构　多肽链由于氢键的引力而卷曲盘旋形成的螺旋状结构和折叠结构，称为蛋白质的二级结构，包含 α 螺旋和 β 折叠等。

（3）三级结构　二级结构的多肽链在二硫键、酯键、氢键、盐键、疏水键等副键的作用下进一步卷曲折叠所形成的层状、球状或纤维状等复杂的立体结构，称为蛋白质的三级结构。

（4）四级结构　蛋白质的一级、二级、三级结构一般为一条多肽链在空间的排列，而四级结构是指由两条或两条以上具有三级结构的多肽链在副键的作用下相互缔合的结构。每一个具有三级结构的多肽链称为一个亚基。在蛋白质分子中，亚基的立体排布、亚基间的相互作用的方式与接触部位的布局称为蛋白质的四级结构。四级结构不包括亚基内部的空间结构。蛋白质分子中亚基数一般为偶数，少则 2～10 个，多的可达上千个。

蛋白质分子的形状、大小、表面性质及其他理化性质和生理功能都是由其内部结构决定的。虽然组成蛋白质的 α - 氨基酸只有 20 种，但由于不同蛋白质中所含氨基酸的种类、数目不同，氨基酸的排列顺序和方式又多种多样，加上多肽链盘旋折叠的情况不一，所以自然界存在着种类繁多、各具特殊生理功能的蛋白质。

## 二、蛋白质的性质

蛋白质分子中含有游离的氨基和羧基，因此具有与氨基酸相似的性质。但由于蛋白质属于高分子化合物，所以又具有高分子化合物的某些特性。

### 1. 两性电离和等电点

与氨基酸一样，蛋白质也可以发生两性电离，形成两性离子。在酸性环境中，它得到质子，形成正离子；在碱性环境中，它给出质子，形成负离子。若调节溶液的 pH，使蛋白质几乎全部以两性离子形式存在，其分子静电荷为零，在直流电场中既不向正极运动，也不向负极运动，此时溶液的 pH 称为该蛋白质的等电点，以 pI 表示。

$$\begin{array}{ccccc} NH_3^+ & & NH_3^+ & & NH_2 \\ | & \xrightleftharpoons[H^+]{OH^-} & | & \xrightleftharpoons[H^+]{OH^-} & | \\ P & & P & & P \\ | & & | & & | \\ COOH & & COO^- & & COO^- \end{array}$$

正离子　　　　　两性离子　　　　负离子

溶液 pH ＜ pI　　溶液 pH ＝ pI　　溶液 pH ＞ pI

不同的蛋白质有不同的等电点。表 13 - 2 列出了一些常见蛋白质的等电点。多数蛋白质的等电点接近 5.0。由于人体体液的 pH 约为 7.4，所以体内蛋白质大多以负离子形式存在，并与 $K^+$、$Na^+$、$Mg^{2+}$、$Ca^{2+}$ 等正离子结合成盐，称为蛋白质盐。它与蛋白质可组成缓冲对，在人体内起重要缓冲作用。

表 13 – 2　一些常见蛋白质的等电点（pI）

| 蛋白质 | 来源 | 等电点 | 蛋白质 | 来源 | 等电点 |
|---|---|---|---|---|---|
| 乳清蛋白 | 牛乳 | 5.12 | 胰蛋白酶 | 胰液 | 5 |
| 酪蛋白 | 牛乳 | 4.6 | 胃蛋白酶 | 猪胃 | 2.75～3 |
| 卵清蛋白 | 鸡蛋 | 4.84～4.9 | 丝蛋白 | 蚕丝 | 2～2.4 |
| 血清蛋白 | 马血 | 4.88 | 核糖核酸酶 | | 9.5 |
| 肌球蛋白 | 肌肉 | 7 | 溶菌酶 | | 10.7～11 |

　　蛋白质在等电点时溶解度最小，易沉淀析出，利用该特性及各蛋白质等电点的差异，可以从蛋白质混合溶液中分离出不同的蛋白质。例如从猪胰腺提取胰岛素（pI = 5.30～5.35），可先调节组织匀浆呈碱性，使碱性杂蛋白沉淀析出；再调节 pH 至酸性，使酸性杂蛋白沉淀析出；然后再调节含有胰岛素的上清液 pH 至 5.3，所得蛋白质沉淀即为胰岛素的粗制品。

　　**2. 胶体性质**

　　蛋白质属高分子化合物，其分子颗粒大小在胶体粒子直径范围（1～100nm）内，因此，蛋白质溶液具有胶体溶液的性质，如不能透过半透膜，能在电场中发生电泳等。同时，蛋白质溶液又具有高分子化合物溶液的特性，如很稳定、扩散慢、黏度大，对溶胶具有保护作用等。蛋白质溶液之所以很稳定，是因为其分子表面有许多亲水基，如 — COOH、— NH₂、— CHO、— OH 等，它们强烈吸引水分子，在蛋白质粒子外表形成较厚的水化膜，由于这种水化膜的隔离作用，避免了蛋白质粒子因碰撞而聚集；另外，各蛋白质粒子在 pH 为非等电点的溶液中，带有相同的电荷，相互间存在静电斥力，阻止了蛋白质的凝聚和沉淀。

　　**3. 盐析**

　　在蛋白质溶液中加入一定量的电解质（如硫酸钠、硫酸铵等），蛋白质便以沉淀形式析出，这种现象称为蛋白质的盐析。其原因是加入电解质，既能中和蛋白质颗粒所带的电荷，又能破坏蛋白质颗粒表面的水化膜，从而使其凝聚。蛋白质的盐析是一个可逆过程，在一定条件下，盐析出的蛋白质又可以溶于水，并恢复原来的生理活性。

　　蛋白质发生盐析所需盐的浓度称为蛋白质的盐析浓度。不同蛋白质的盐析浓度不同。例如球蛋白在半饱和硫酸铵溶液中即可析出沉淀，而清蛋白却要在饱和硫酸铵溶液中才能析出沉淀。因此，在混合蛋白质溶液中，逐渐增大盐的浓度，不同蛋白质就会逐一从溶液中析出，得以分离。这种分离操作方法称为分段盐析。在临床上，利用分段盐析可以测定血清清蛋白和球蛋白的含量，借以帮助诊断某些疾病。

　　**4. 变性**

　　蛋白质的性质由其结构决定。在某些物理或化学因素的作用下，蛋白质的结构被破坏，致使其理化性质和生物活性发生改变，这种现象称为蛋白质的变性。引起蛋白质变性的因素很多，如高温、高压、紫外线、超声波、剧烈振荡和搅拌等物理因素；强酸、强碱、重金属盐、有机溶剂等化学因素。

　　蛋白质的变性分为可逆变性和不可逆变性。若变性作用对诸如盐键、疏水键和氢键等副键的破坏程度不是很大，取消变性因素时，这些副键与蛋白质的空间结构及特性仍可恢复，则该种变性称为可逆变性。若变性作用使副键大量破坏，并涉及到二硫键等较稳定的化学键时，蛋白质难以恢复原有的结构和性质，则此种变性称为不可逆变性。蛋白质的凝固就是不可逆变性的表现。

　　蛋白质的变性原理已在医学实践中广泛应用，如用乙醇、高温、紫外线等进行消毒灭菌；用热凝法检查尿蛋白；用放射性同位素治疗癌症等。在保存激素、疫苗、酶类和血清等制剂时，为防止其失去生物活性，应避免其变性。

　　**5. 颜色反应**

　　蛋白质分子中的肽键和带有特殊基团的氨基酸残基能与某些试剂作用，生成有色化合物。利用蛋白质的这一性质，可对其进行定性鉴定和定量测定。

　　（1）缩二脲反应　和分子中含 2 个或 2 个以上肽键的其他化合物一样，蛋白质在碱性溶液中与硫酸铜溶液作用，呈现出紫色或紫红色，且颜色随蛋白质含量的增加而加深，医学上利用这一性质来测定血清蛋白质的含量。

　　（2）黄蛋白反应　蛋白质分子中氨基酸残基带苯环的与浓硝酸作用呈现出黄色，再加碱则变为橙色。这就是皮肤上沾浓硝酸会变黄的原因。

# 第三节　维　生　素

## 一、维生素的概念与分类

　　**1. 概念**

　　维生素是维持机体生命活动不可缺少的一类小分子化合物，是人体不可缺少的营养素，它们的特点如下。

　　（1）维生素必须由食物供给，因为其大部分不能在体内合成或者合成量太少，不能满足机体需要。

　　（2）机体对维生素的需要量很少但不可缺少，缺少时会产生维生素缺乏症。

　　（3）和其他营养物质不同，维生素在体内，既不能供给能量，又不构成组织成分。但许多维生素，特别是 B 族维生素是酶的辅酶成分，在调节物质的代谢中具有重要的作用。

　　**2. 分类**

　　维生素的种类很多，按化学结构的不同分为脂肪族、芳香族、杂环和甾类。一般按溶解性不同分为脂溶性维生素和水溶性维生素两大类。

　　重要的脂溶性维生素有维生素 A、维生素 D、维生素 E、维生素 K 等。

　　重要的水溶性维生素有维生素 C、维生素 $B_1$、维生素 $B_2$、维生素 $B_6$、维生素 $B_{12}$、维生素 PP、泛酸、叶酸、生物素等。

## 二、水溶性维生素

水溶性维生素均溶于水，摄入量达饱和后，多余部分随尿排出。因而在体内很少蓄积，不会因蓄积而中毒；又因为在体内不储存，所以必须从食物中摄取。

### 1. 维生素 C

维生素 C 又称抗坏血酸，是分子中含 6 个碳原子的不饱和多羟基内酯化合物，其 $C_2$ 和 $C_3$ 烯醇式羟基上的氢，不仅可以解离出 $H^+$，也可以氢原子形式释放。因此，维生素 C 既有较强酸性，又有较强还原性。

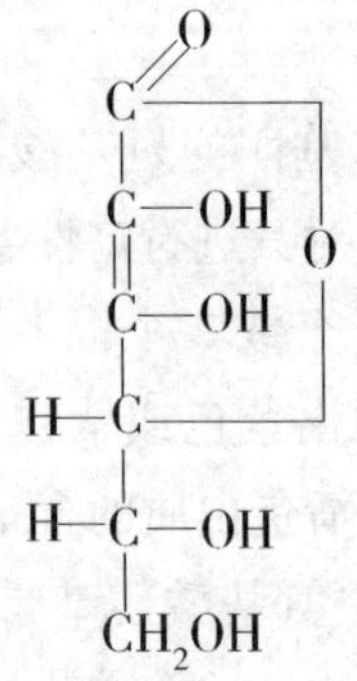

维生素 C

维生素 C 存在于各种蔬菜和水果中。它为无色晶体，味酸，易被热、光和某些金属离子（$Cu^{2+}$、$Fe^{3+}$ 等）破坏。

维生素 C 参与体内很多氧化还原反应，如促使叶酸变为四氢叶酸、使 $Fe^{3+}$ 还原为 $Fe^{2+}$，从而促进肠道内铁的吸收。它还能提高免疫功能，增强机体抗癌能力，增强机体抗感染和解毒功能，促使胶原蛋白和组织细胞间质的合成。缺乏维生素 C 时，毛细血管通透性和脆性增强，易出血，而致坏血病。临床上，维生素 C 可用于治疗坏血病、急慢性中毒、贫血、克山病、心肌炎、慢性肝炎、创伤愈合不良等。维生素 C 对人体很重要，但长期大量使用会引起维生素 C 中毒，导致疲乏、呕吐、荨麻疹、腹痛、尿道结石等。

### 2. 维生素 $B_1$

维生素 $B_1$ 又名抗脚气病维生素，分子中有含硫的噻唑环和含氮的嘧啶环，亦称硫胺素。

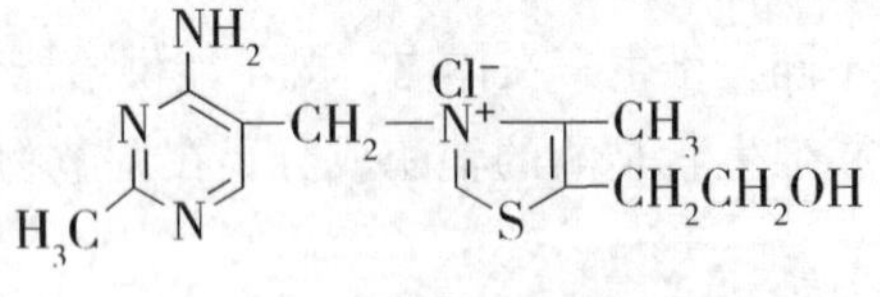

维生素 $B_1$（硫胺素）盐酸盐

维生素 $B_1$ 存在于米糠中，在粗米、粗面粉、酵母和大豆中含量较多，中草药防风、车前子、槟榔中也含有不少。它为无色片状固体，在碱性环境中易被破坏，酸性环境中稳定。

维生素 $B_1$ 在体内形成焦磷酸硫胺，参与丙酮酸脱羧酶系的辅酶组成，为糖代谢所必须。它还能抑制胆碱酯酶活性，使乙酰胆碱促进胃肠蠕动和消化液分泌的作用增强。维生素 $B_1$ 用于维生素 $B_1$ 缺乏症和各种疾病的辅助治疗，如脚气病、周围神经炎、消化不良、心肌炎、慢性腹泻、慢性乙醇中毒及甲状腺功能亢进等。正常成人维生素 $B_1$ 的需要量每日为 $1.0 \sim 1.5mg$。米面加工过细可造成其大量丢失。发热、外伤、妊娠或哺乳、糖类摄入量增加或代谢率增加等，均应增加维生素 $B_1$ 的供给。

**3. 维生素 $B_2$**

维生素 $B_2$ 又称核黄素，是 D - 核醇与 6，7 - 二甲基异咯嗪的缩合物。

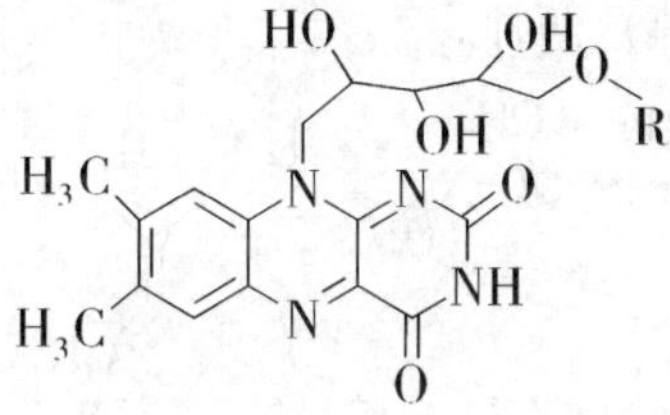

维生素 $B_2$

当 R 是普通 H 原子时为维生素 $B_2$，其在体内的有效浓度仅能保持 6h，当 R 是 $-CO(CH_2)_{10}CH_3$ 时为长效维生素，其在体内的有效浓度可保持 $60 \sim 90d$。

维生素 $B_2$ 存在于绿色蔬菜、黄豆、稻谷、小麦、酵母、肝、心及乳类中。它为橘黄色针状晶体，在酸性溶液中稳定，在碱性溶液中或受光照射时易被破坏。

维生素 $B_2$ 为体内黄素酶的辅基。黄素酶在生物氧化还原中发挥递氢作用，参与糖、蛋白质和脂肪的代谢，还能维持正常视觉功能。当维生素 $B_2$ 缺乏时，会引起唇炎、舌炎、口角炎、眼角膜炎、阴囊皮炎等。成人维生素 $B_2$ 的每日需要量为 $1.2 \sim 1.5mg$。

**4. 维生素 $B_6$**

维生素 $B_6$ 又称抗皮炎维生素，在自然界有 3 种存在形式：吡哆醇、吡哆醛和吡哆胺，均为吡啶的衍生物，三者可以相互转化。

维生素 $B_6$ 存在于小麦、豆类、谷物的外壳中，鱼、肉、肝、蛋黄内含量也较多。它是无色晶体，对酸较稳定，在碱溶液中易被破坏，对光敏感。

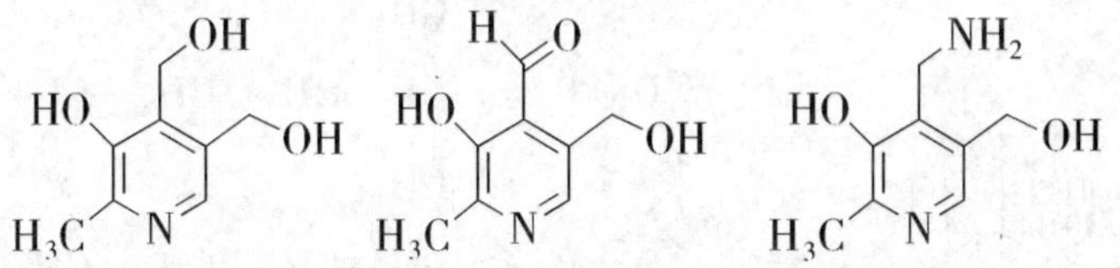

吡哆醇　　　　　　　吡哆醛　　　　　　　吡哆胺

维生素 $B_6$ 通过参与氨基酸代谢，促进氨基酸的吸收和蛋白质的合成；还可影响脂肪的代谢，降低血中胆固醇含量。此外，还可刺激白细胞的生成，并参与血红素的合成。维生素 $B_6$ 在临床上用于防治因长期大量服用异烟肼所引起的周围神经炎、失眠与不安等；放射治疗、抗癌药、妊娠等引起的恶心，呕吐；白细胞减少症；婴儿惊厥等。

### 三、脂溶性维生素

脂溶性维生素易溶于有机溶剂，不溶于水，在食物中常与脂类共存，并随脂类一同吸收。吸收后的脂溶性维生素在血液中与脂蛋白或特殊的结合蛋白特异性结合运输；

它主要通过胆汁由粪便排出。当胆管阻塞、胆汁酸盐缺乏或长期腹泻造成脂类吸收不良时，脂溶性维生素的吸收也大为减少，甚至会引起缺乏症；当摄入量超过机体需要量时，可在体内，尤其是在肝内储存；若长期摄入量过多则会出现中毒反应。

**1. 维生素 A**

维生素 A 是含有 $\beta$-白芷酮环的不饱和一元醇类，包括维生素 $A_1$（即视黄醇）和维生素 $A_2$（即 3-脱氢视黄醇）两种。

维生素 $A_1$（视黄醇）　　　　维生素 $A_2$（3-脱氢视黄醇）

维生素 A 主要来自动物性食物，以乳制品及蛋黄中含量最多。植物性食物中没有维生素 A，但黄绿色植物中含有的胡萝卜素，在肠壁和肝中能转变为维生素 A，故称其为维生素 A 原。

维生素 A 具有广泛的生理功能。它参与视网膜内杆状细胞中视紫红质的合成，增强视网膜的感光功能；参与间质组织黏多糖的合成；参与机体内许多氧化过程；维持上皮组织的正常功能；促进生长发育。维生素 A 在临床上适用于维生素 A 缺乏症，如干眼病、夜盲症、角膜软化症及皮肤干燥、粗糙等；防治儿童期缺乏维生素 A 所出现的发育不良、生长停滞；烫伤、冻疮及溃疡的局部用药；增强抗癌药的疗效。

**2. 维生素 D**

D 类维生素主要有维生素 $D_2$、维生素 $D_3$、维生素 $D_4$ 和维生素 $D_5$，它们都是类固醇的衍生物，只是侧链有差异。

维生素 D 的结构通式

$$维生素 D_2 \quad R = -\overset{\displaystyle |}{\underset{\displaystyle CH_3}{CH}}-CH=CH-\overset{\displaystyle |}{\underset{\displaystyle CH_3}{CH}}-\overset{\displaystyle |}{\underset{\displaystyle CH_3}{CH}}-CH_3$$

$$维生素 D_3 \quad R = -\overset{\displaystyle |}{\underset{\displaystyle CH_3}{CH}}-CH_2-CH_2-CH_2-\overset{\displaystyle |}{\underset{\displaystyle CH_3}{CH}}-CH_3$$

$$维生素 D_4 \quad R = -\overset{\displaystyle |}{\underset{\displaystyle CH_3}{CH}}-CH_2-CH_2-\overset{\displaystyle |}{\underset{\displaystyle CH_3}{CH}}-\overset{\displaystyle |}{\underset{\displaystyle CH_3}{CH}}-CH_3$$

$$维生素 D_5 \quad R = -\overset{\displaystyle |}{\underset{\displaystyle CH_3}{CH}}-CH_2-CH_2-\overset{\displaystyle |}{\underset{\displaystyle CH_3}{CH}}-\overset{\displaystyle |}{\underset{\displaystyle CH_2CH_3}{CH}}-CH_3$$

维生素 D 都是由相应的维生素 D 原经紫外线照射转变而来。它们的主要功能是促进对钙、磷的吸收，促进骨质更新，使骨骼正常发育，避免佝偻病、软骨病。

**3. 维生素 E**

维生素 E 又称生育酚，是 6-羟基苯并吡喃的衍生物，其通式如下。

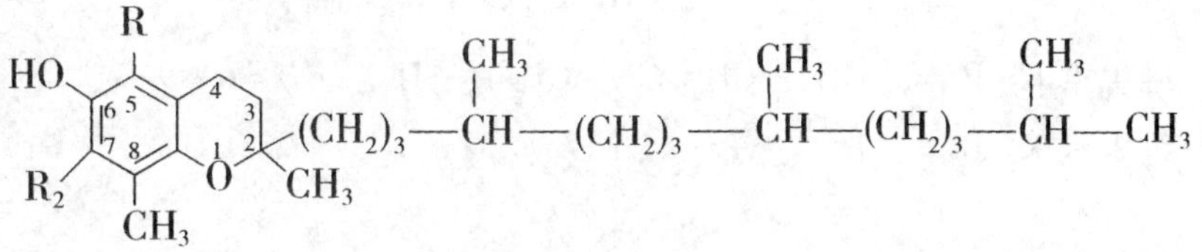

随式中 $R_1$ 和 $R_2$ 的不同，维生素 E 分为 8 种，其中较重要的有 $\alpha$、$\beta$、$\gamma$、$\delta$ 4 种。$\alpha$-生育酚的活性最强。

| 生育酚 | $\alpha$ | $\beta$ | $\gamma$ | $\delta$ |
|---|---|---|---|---|
| $R_1$ | —$CH_3$ | —$CH_3$ | —H | —H |
| $R_2$ | —$CH_3$ | —H | —$CH_3$ | —H |

维生素 E 存在于植物中，特别是植物油中，如玉米油、葵花子油，麦胚油中含量最丰富。它们是淡黄色油状物，对酸、碱和热都较稳定，但易被氧化，可作抗氧剂。维生素 E 对糖、脂肪和蛋白质的代谢都有影响，主要功能是抗氧化、抗衰老、保护生物膜、维持正常的生理功能。临床上，维生素 E 主要用于流产、早产、进行性营养不良症、心脏病防治及抗衰老。

### 4. 维生素 K

维生素 K 又称凝血维生素，是 2-甲基萘醌的衍生物。其中维生素 $K_1$ 和维生素 $K_2$ 是天然维生素。维生素 $K_1$ 存在于猪肝、蛋黄、苜蓿、白菜、菠菜及其他绿色蔬菜中。维生素 $K_2$ 是人和动物肠道细菌合成的。维生素 $K_3$ 和维生素 $K_4$ 是人工合成产物。维生素 K 耐热，但易被光和碱破坏。

维生素 K 的主要功能是促进凝血因子的合成，并使凝血因子转化为凝血酶，而凝血酶可加速血液凝固。缺乏维生素 K 时可引起凝血时间延长，易出血等。维生素 K 还参与细胞的生物氧化过程，增强肠道蠕动和分泌，并有解痉止痛作用。维生素 K 可用于维生素 K 缺乏所致的出血症及肠道蛔虫引起的胆绞痛。

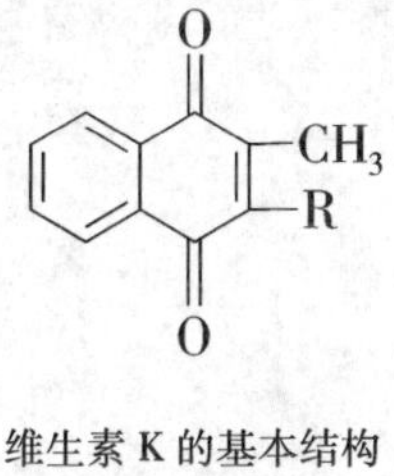

维生素 K 的基本结构 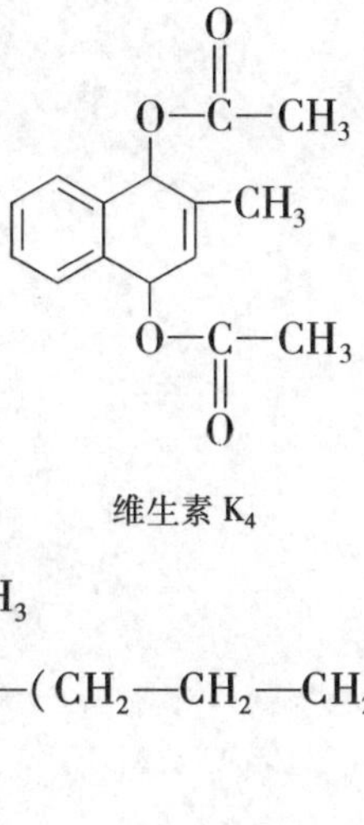　　　　维生素 $K_4$

$$\text{维生素 } K_1 \quad R = -CH_2-CH=C-(CH_2-CH_2-CH_2-CH)_3-CH_3$$

$$维生素 K_2 \quad R = —CH_2—CH=\overset{\overset{\displaystyle CH_3}{|}}{C}—(CH_2)_n—H \qquad n = 6 \sim 9$$

$$维生素 K_3 \quad R = —H$$

## 习 题

1. 组成蛋白质的氨基酸有多少种?

2. 写出下列各氨基酸在相应介质中的主要存在形式。

(1) 甘氨酸在 pH = 3 时　　　　(2) 赖氨酸在 pH = 10 时

(3) 天冬氨酸在 pH = 1 时　　　　(4) 色氨酸在 pH = 9 时

3. 写出丙氨酸和甘氨酸脱水成肽的反应方程式。

4. 酪氨酸 (pI = 4.6) 在 pH = 6 的溶液中将向直流电场的哪极运动? 为什么?

5. 引起蛋白质变性的因素有哪些? 蛋白质变性原理在临床上有何应用?

6. 蛋白质溶液比溶胶稳定的原因是什么?

7. 什么叫维生素? 它们有哪些特点?

8. 维生素如何分类? 各类维生素有何特点?

9. 缺乏什么维生素会引起下列疾病?

(1) 夜盲症　　(2) 佝偻病　　(3) 坏血病　　(4) 脚气病

# 第十四章 | 高分子化合物

高分子化合物是相对分子质量很大，通常都在 1 万以上的化合物。高分子化合物分布很广，与人们生活关系非常密切。根据来源，高分子化合物可分天然高分子化合物和合成高分子化合物两大类。天然高分子化合物如淀粉、棉、麻、丝和毛等。合成高分子化合物是利用石灰石、煤、石油加工产品和农副产品作原料，先制成简单的有机化合物（称为单体），再经聚合反应合成的高分子化合物。合成高分子化合物种类很多，用途广泛，特别是一些具有特殊性能的高分子化合物在生命科学、信息科学、能源技术和航空航天等迅速发展的领域，发挥着极其重要的作用。本章简要介绍高分子化合物的一般知识和人们生活及医学上常用的几种合成高分子化合物。

## 第一节 高分子化合物简介

### 一、高分子化合物的结构

以最简单的合成高分子化合物聚乙烯为例，介绍合成高分子化合物的结构。

聚乙烯的分子结构为：

$$\text{—}\!\!\!\!\left[\!\!\!\!\text{ CH}_2\text{—CH}_2\right]\!\!\!\!\text{—}_n$$

括号内部分为聚乙烯的结构单元，称为链节，伸出括号两边的横线，分别与另两个结构单元相连，如此伸延下去，形成很长的链。$n$ 表示一个高分子由 $n$ 个链节组成，称为聚合度。对于一次合成的同种高分子化合物，$n$ 的数值也不相同，高分子化合物的聚合度是指平均聚合度，因此，高分子化合物的相对分子质量也是一个平均值。

### 二、高分子化合物的命名

合成高分子化合物的命名，分习惯命名法和系统命名法。习惯命名法是在合成该高分子化合物单体的前面加"聚"字，系统命名法比较复杂。如：$\left[\text{CH}_2\text{—CH}_2\right]_n$ 习惯命名法为聚乙烯，系统命名法为聚亚甲基；$\left[\!\!\begin{array}{c}\text{CH}_3\\|\\\text{C—C}\\|\\\text{COOCH}_3\end{array}\!\!\right]_n$ 习惯命名法为聚甲基丙烯酸甲酯，系统命名法为聚［1 –（甲氧基羰基）– 1 – 甲基乙烯］。

# 第二节　重要的合成高分子化合物

高分子化合物用途很广，从人们生活到各行各业，都与其有关，下面介绍几种重要的合成高分子化合物。

## 一、塑料类合成高分子化合物

塑料即具有可塑性的高分子材料。塑料以合成高分子化合物为主要原料，加入增塑剂、稳定剂、润滑剂、着色剂和填料等添加剂，加热加压下制成各种塑料制品，最常用的塑料有如下几种。

**1. 聚乙烯（PE）（类似的还有聚丙烯、聚丁烯等）**

聚乙烯制成的塑料制品，是目前世界上应用最广、用量最大的塑料之一。它既轻又坚韧，无毒，耐腐蚀，长期浸水不腐烂，柔软不易碎裂，可抽丝，在常温下不溶于目前已知的任何溶剂。但耐热性、耐老化性差，透明性较差。

聚乙烯塑料可作食物包装，作化学药品试剂瓶，能织成纺织品，制造日用品，医疗上用作人工髋关节的髋臼、输液容器、各种医用导管、引流管、整形材料和缝合线等。

**2. 聚氯乙烯（PVC）**

聚氯乙烯塑料的优点是：耐酸、碱、盐的腐蚀，不易燃，耐磨、耐油性能好，抗拉强度较好，有良好的热成型性能，不易碎裂，价格低廉；但耐热性、透气性较差。

硬聚氯乙烯塑料可作化工、纺织工业用管道及制成板材供各方面使用；软聚氯乙烯塑料用于工业包装、农业育秧薄膜以及雨衣、台布等。医疗上用作输血袋、输液袋、心导管、体外血液导管、各种医用导管等。

**3. 聚苯乙烯**

透明度高，色泽鲜艳，刚硬、无毒、无味。其缺点是脆性大，冲击强度低，耐油性差，表面硬度低。

广泛用于制造高频绝缘材料、化工设备衬里以及各种文具及日用品，制泡沫塑料，用于防震、防湿、隔音、隔热、包装垫材等。

**4. 酚醛树脂（电木）**

耐热、耐寒性能好，受热不熔化，遇冷不发脆，表面硬度高，耐腐蚀性好，绝缘性能好。缺点是色泽单调，韧性差。

广泛用于制造各种电器和电讯材料，代替金属制作各种耐腐蚀的零件及日常用品。

**5. 聚四氟乙烯（塑料王）（PTFE）**

具有高度的化学稳定性，耐热和耐老化性好，疏水性强，对生物体无不良反应，不受生物体侵蚀，聚四氟乙烯在生物体内不老化及消毒方便，在王水中煮沸也不起变化，电性能和机械性能也很好，俗称塑料王。

用于性能要求高的耐腐蚀管、泵、雷达、高频通讯器材和无线电器材。

医学上可制造各种医疗器具、注射针、缝合针、消毒垫等，还可制外科手术用的皮肤覆盖材料、烧伤创面的覆盖材料、人造皮以及作为膜式人工肺的透析膜等。

**6. 聚甲基丙烯酸甲酯（有机玻璃）（PMMA）**

透光度极好（能透过92%的光线），俗称有机玻璃。质轻，不易破碎，耐烯酸、稀碱、石油和乙醇，介电性能较高。

用于制造光学和照明工具，如航空窗玻璃、汽车玻璃、仪表盘、外科照明灯等。医疗上用作人工颅骨、肢体的人工关节、人工骨骼、补牙材料等。

**7. 环氧树脂（万能胶）**

无臭无味，耐碱和大部分溶剂，对金属和非金属具有优良的黏合力，俗称力能胶。耐热性、绝缘性好、硬度高和柔韧性好。

作陶瓷、玻璃、木材、金属的黏合剂，可制造涂料、增强塑料或浇铸成绝缘制件等。医疗上用作口腔材料、牙齿修补医用胶黏剂，电子显微镜技术中作超薄切片的包埋剂。

**8. 聚砜（包括双酚A聚砜和聚醚砜）**

具有耐酸碱性、热稳定性、抗氧化性、卫生性、透明性和耐触蠕变等优良性能。

用途广泛，可用于制造多种医疗器械，如防毒面具、喷雾器、接触眼镜片的消毒器皿、内视镜零件、人工心脏瓣膜、假牙、人工呼吸器、血压检查管、齿科用反射镜支架、外科容器、注射器等。

**9. ABS树脂**

表面硬度、光亮度高，尺寸稳定性好，吸水性小，可以电镀，耐各种酸、碱的腐蚀，化学稳定性好，无毒、无味；但与冰醋酸和某些植物油等接触会引起开裂。

广泛用于制造电讯器材，汽车、飞机上的零部件，可代替金属制作电镀工件或代替木材作装潢材料。

**10. 聚芳酯**

具优异的透明性、耐热、耐磨、阻燃性及水蒸气屏蔽性。

可用于制造假牙及眼、耳鼻喉科医疗器械。

**11. 聚对苯二甲酸乙二酯**

聚对苯二甲酸乙二酯（PET）在我国的商品名称为涤纶，其纺织品俗名为的确凉。它在室温下具有优良的机械性能，耐磨性仅次于锦纶，耐热性比锦纶高。其抗张强度和抗弯曲强度较大，耐酸（硫酸除外）、耐碱，不溶于许多有机溶剂，吸水性低，介电性能好。它本身无毒，在加工成制品时无需添加增塑剂和其他辅助剂，故安全性高。

可用于制造人工血管。涤纶耐生物老化性能优异，植入机体数年，其强度几乎不变。涤纶还可制作人工喉、人工气管和人工皮肤等。涤纶也可用作药品和食品的包装薄膜。

## 二、纤维类合成高分子化合物

纤维类合成高分子化合物简称合成纤维。是单体通过聚合反应合成线型高分子化合物，再加入添加剂而制得的纤维。常见的合成纤维有以下几种。

**1. 聚酯纤维（包括涤纶、的确良等）**

该纤维强度大、耐磨（仅次于聚酰胺纤维）、富有弹性、不易皱、吸水性小、耐光、耐腐蚀（可耐漂白剂、氧化剂、醇、烃、酮、石油产品及无机酸等），只是耐碱性稍差，不溶于一般有机溶剂，绝缘性好，是很理想的纺织材料。

可用于纯纺或混纺，制成轮胎帘子布、电绝缘材料、传动带、绳索、水龙带和滤布。医疗上用于制作人工血管。

**2. 聚酰胺纤维（包括尼龙、锦纶）**

强度高，有一定弹性、耐磨、耐油、耐腐蚀、耐细菌。最突出的是耐磨性优于其他一切纤维。其缺点是耐光较差，在长期光照下强度下降。

广泛用于制衣、袜、渔网、降落伞、绝缘材料和轮胎帘子布等。

**3. 聚丙烯腈纤维（腈纶，即合成羊毛）**

该纤维外观和性能酷似羊毛，其特点是柔软蓬松，强度比羊毛高 1 ~ 2.5 倍，保暖性及弹性比羊毛好，是优良的天然毛代用品。其耐光性和耐气候性除了含氟纤维外，是一切天然纤维和化学纤维中最好的，但它的耐磨性能不及羊毛好。

其用途是与羊毛混纺成毛纺制品。

**4. 聚四氟乙烯纤维（特氟纶）**

其耐热性、耐化学腐蚀性和介电性好。

主要用作工业过滤材料。

## 三、橡胶类合成高分子化合物

橡胶是一类具有高弹性的网状结构高分子化合物。用合成的方法制得与天然橡胶分子结构相似的合成高分子化合物，称为合成橡胶。合成橡胶具有天然橡胶的基本特性，某些合成橡胶还具有优于天然橡胶的特殊性能。

**1. 异戊二烯橡胶**

由于它的化学组成、分子结构和性能类似天然橡胶，是天然橡胶的最好代用品，故有"合成天然橡胶"之称。它的力学性能及加工工艺性能与天然橡胶非常接近，还具有优良的粘结性能。

广泛用于轮胎制造和其他橡胶制品工业；作轮胎用胶，既可单独使用，也可与其他合成橡胶混用。

**2. 丁苯橡胶**

耐磨、耐自然老化、耐臭氧、耐水、耐热、气密性均比天然橡胶好。缺点是弹性和机械强度较差，黏合性不好。

丁苯橡胶是一种综合性能较好的通用型橡胶，主要用于制造汽车轮胎，还可制成轻质海绵制品。

**3. 氯丁橡胶**

由于氯原子的存在，赋予氯丁橡胶良好的耐油性和其他物理机械性能，除了弹性和耐寒性比天然橡胶差外，耐磨性、耐油性、耐热性、耐燃性、耐化学试剂、气密性、耐臭氧等性能均比天然橡胶好；耐气候性（即耐老化性）特别好。

可代替天然橡胶作一般橡胶使用，还广泛用作海底电缆绝缘材料、化工防腐材料等。

**4. 丁腈橡胶**

是特别耐油的合成橡胶之一。它的耐磨性、耐热性，都比天然橡胶和氯丁橡胶好。缺点是弹性、耐臭氧能力以及多次挠曲性能较差。

主要用于制造各种耐油制品，如胶管、密封垫圈、贮槽衬里等，又由于它的耐热性能良好，可以用于制造运输热物料（140℃以下）的皮带等。

**5. 顺丁橡胶**

具有各种良好的物理机械性能，最突出的是弹性好，耐低温性能特别优越，耐磨性、耐热性和耐老化性都比丁苯橡胶和天然橡胶好。

主要用于制轮胎，可单独使用，也可与天然橡胶或其他合成橡胶掺合使用。

**习　题**

1. 什么是高分子化合物？举例说明之。
2. 高分子化合物结构有何共同特点？举例说明之。
3. 高分子化合物习惯命名法是根据什么来定的？举例说明之。

# 第十五章 | 药物化学

药品，是能用来预防、诊断、治疗疾病的一类物质。现在医院所用的药品，主要来源于化学合成，其次来源于植物、矿物、动物和微生物（如抗生素）。

药品使用适当，可解除病痛，治好疾病；若使用不当，轻则无效，重则使病痛加剧，甚至危害生命。例如，有的患者不按时服药，药效不大，就抱怨药物没有效果，而不知是药物没有达到治疗浓度；有的患者服药过量，造成中毒现象，如毛地黄毒苷的有效治疗剂量与中毒剂量很接近，过量服用则中毒。因此，正确使用药物是一个很重要的问题。

本章将对药物的吸收、药物的结构与药效活性的关系、药物配伍与禁忌等问题从化学的角度做简要介绍。

## 第一节　药物的吸收与排泄

药物之所以能解除病痛，是因为药物与人体内发生病变的部位发生了反应。用药方式主要有口服、注射和外敷等。

### 一、药物的吸收

#### 1. 口服药物的吸收

口服药物有粉剂、片剂、胶囊和中药制剂等，这些药物到达胃肠道后，必须穿过胃肠黏膜细胞才能到达血液。药物在胃肠道中的吸收有三种方式，一种是被动吸收，被动吸收是因细胞膜两边浓度不同而扩散进入血液，一般相对分子质量在 100 以下的 $H_2O$、$O_2$、$CO_2$ 等小分子，可经由细胞膜中的许多小孔扩散而进入血液。而相对分子质量在 100 以上的糖类、氨基酸和人体必需的其他养分，则需由细胞内酶的帮助才能吸收。因细胞膜属脂肪性的，脂溶性的药物就能溶入脂肪性的细胞膜，并从细胞膜的一端转移到另一端，再从细胞膜中溶出，到达血液。所以脂溶性愈高的药物愈易吸收；脂溶性愈低，甚至完全没有脂溶性的药物，则无法由此途径吸收。

药物大都为弱酸性或弱碱性的化合物，药物本身的酸碱性与其周围体液的酸碱度（pH）对药物的吸收影响很大。一般来说，脂溶性药物属于非离子化合物，可以被吸收；而对于离子型的非脂溶性药物，则无法吸收。因胃液是弱酸性的，对弱酸性药物（如水杨酸、巴比妥酸盐等）吸收较好，对弱碱性药物（如奎宁、麻黄素、四乙基胺等）吸收不好。因此，碱化胃液，可减少胃对弱酸性药物的吸收，增加弱碱性药物的吸收。小肠对药物的吸收却不同，因肠液是弱碱性的，对弱碱性药物吸收较好，对弱酸性药物吸收不好。

**2. 注射药物的吸收**

通过静脉注射的药物，可迅速分布到血液中，药效较快。而皮下注射或肌内注射时，吸收的速率则与药物的溶解度和注射处的血流量两个因素有关。对于可溶于与体液类似溶剂的药物则吸收快，对于难溶于与体液类似溶剂的悬浮液或胶体溶液则吸收慢。但是，可运用此原理，延长药物的吸收时间，例如为了延长青霉素的有效时间，将青霉素注射剂制成悬浊液，以减缓吸收。

**3. 外敷药物的吸收**

外敷药物通过皮肤吸收，多用于外伤和软组织急性感染等，其主要作用是消炎止痛，杀菌护肤。

## 二、药物在体内的分布与排泄

药物被吸收到血液后，即与血液中的血浆蛋白质结合，使血液中该药物的浓度比细胞外液要高，而且二者保持一种动态平衡状态，当未结合部分被排出或代谢时，被蛋白质结合的部分则游离出来补充，以保持该药物的疗效，因被蛋白质结合的药物不会像未结合部分那样被排泄或代谢掉。但是，药物与蛋白质的结合是有限的，当达到饱和时，过量的药物可能使毒性增加，影响疗效。另外还有一种情况，当服用一种药物后再服用另一药物时，若后一种药物与蛋白质的结合率比前者要高，后者可使前者与蛋白质结合部分游离出来，使得前服用的药物在血液中的浓度增大，甚至超量，造成不良后果。例如当服用抗凝血药华法林（warfarin）后，该药物大多数与血液中的蛋白质结合，未结合部分不多，若再服用抗高血脂药氯苯丁酯（clofibrate），后者与蛋白质的结合性大于前者，则前者大量游离出来，使其在血液中的浓度突然增加很多，会造成出血不止的危险。这种药物之间的相互作用，是临床上一个值得重视的问题。

药物在体内停留一段时间后，将会被排出体外。有的药物是原型不变地被排出，有的药物是经代谢后再排出。药物经代谢后，一般会降低效力，水溶性增加，易于排泄。药物排泄的主要途径是通过肾后随小便排出体外。肾的功能一是过滤，二是再吸收。对脂溶性药物不易排泄，可在肾中被再吸收，通过代谢变成水溶性高的形式，易于排泄。

# 第二节　药物分子结构与药效活性的关系

不论来源如何，药物基本上都是有机化合物。有机化合物结构复杂，同分异构现象多，除前面叙及的碳链异构、官能团异构和位置异构等构造异构外，还能产生顺反异构和光学异构等立体异构现象。具有立体异构的药物其异构体对生物体的生理作用不同，也就是说，药效是不同的。

## 一、具有顺反异构的药物

**1. 顺反异构**

分子中含有双键（或碳环）的有机化合物，如果双键（或碳环）上两个碳原子各连有两个不同的原子或原子团时，由于键的旋转受到阻碍，使分子中原子或原子团在空间的排列出现两种不同的方式，则可产生两种不同的异构体，即顺反异构体。这种异构现象称为顺反异构。

当有两个相同的基团在双键（或碳环）的同侧时，为顺式；两个相同的基团在双键（或碳环）的异侧为反式。

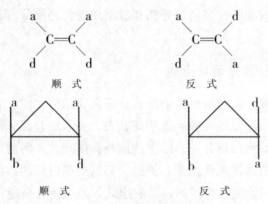

如果在双键的某个碳原子上，连有两个相同的原子或原子团，则不能产生顺反异构。

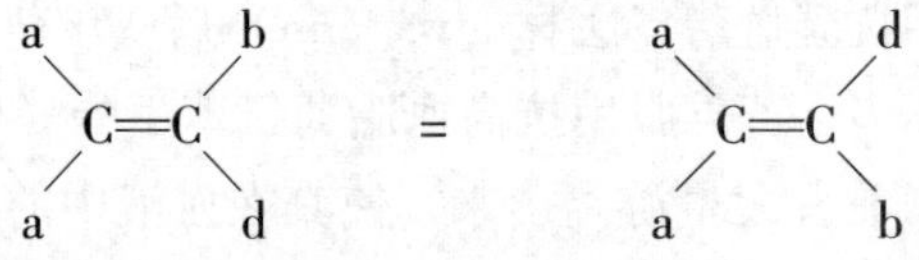

顺反异构体的化学组成和构造相同，但构型不同，是两种不同的物质。这两种物质的化学性质基本相同，但某些物理性质和生理功能不同。例如，2-丁烯有两种顺反异构体。

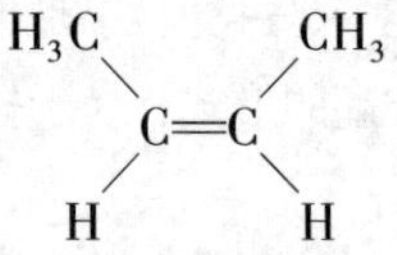

|  | 顺-2-丁烯 | 反-2-丁烯 |
|---|---|---|
| 熔点 | -139.4℃ | -105.4℃ |
| 沸点 | 4℃ | 1℃ |
| 相对密度 | 0.621 | 0.604 |

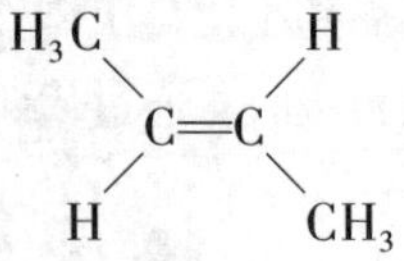

**2. 顺反异构药物的特点**

顺反异构体除某些物理性质不同外，在生理活性和药理作用上也有差别。例如己烯雌酚有顺反两种异构体。

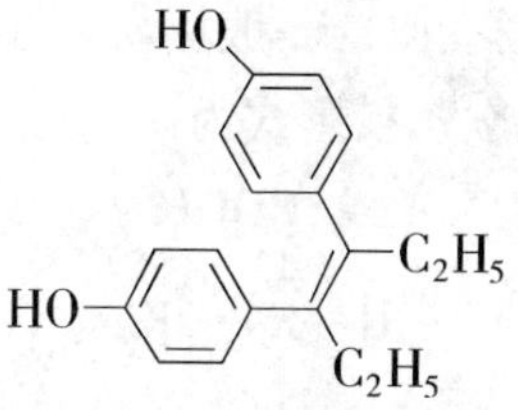

顺 - 己烯雌酚 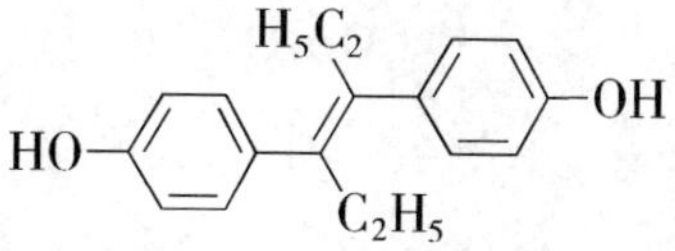　　　　　反 - 己烯雌酚

反 - 己烯雌酚是生理活性较强的雌激素，而顺 - 己烯雌酚的生理活性却很弱。又如维生素 A 分子中的双键全部为反式构型；具有降血脂作用的花生四烯酸，分子中的 4 个双键全部为顺式构型。若上述两种药物中有一个或全部双键的构型发生改变，将导致生理活性降低甚至丧失。

## 二、具有光学异构的药物

### 1. 光学异构

光学异构又称旋光异构或对映异构，也是一种立体异构。产生光学异构的主要条件是分子中含有手性碳原子，即连有 4 个不相同的原子或基团的碳原子。例如乳酸 $\underset{\underset{OH}{|}}{CH_3CHCOOH}$ ，第 2 号碳原子上连有甲基（—$CH_3$）、羟基（—$OH$）、羧基（—$COOH$）和氢原子 4 个不同的原子或基团，则这个碳原子为手性碳原子。这 4 个不同的基团，在手性碳原子四周有两种不同的排列方式，即有两种不同的构型，可用模型或立体结构式表示，如图 15 - 1 和图 15 - 2 所示。

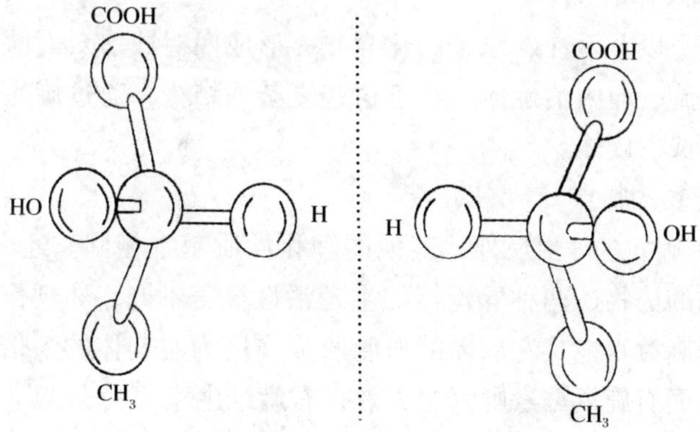

图 15 - 1　两种乳酸的分子结构模型

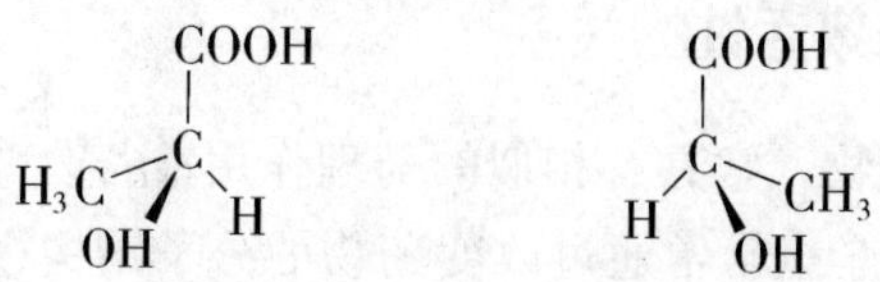

图 15 - 2　两种乳酸的立体结构式

立体结构能正确地表示物质的构型，但书写不便，一般用费歇尔（Fischer）投影式表示。如 15 - 2 图乳酸的两种结构所对应的费歇尔投影式为：

$$
\begin{array}{ccc}
\text{COOH} & & \text{COOH} \\
| & & | \\
\text{HO——C——H} & & \text{H——C——OH} \\
| & & | \\
\text{CH}_3 & & \text{CH}_3 \\
\text{a} & & \text{b}
\end{array}
$$

在书写和观察费歇尔投影式时，都必须想像它是立体构型的投影，式中只有手性碳原子在纸平面上，横向的基团（羟基和氢原子）在纸平面的前面，竖向的基团（羧基和甲基）在纸平面的后面，牢记"横前竖后"四字。若无此规定，费歇尔投影式则失去准确性。

乳酸的两种构型 a 和 b 互为实物与镜像的关系，不能完全重合，因此二者为不同的分子。这好像人的两只手，由于 5 个手指的构型不同，左手和右手互为实物与镜像的关系，二者不能完全重合，故名手性。具有手性的分子称为手性分子。乳酸分子是手性分子，a 和 b 两种异构体的化学性质基本相同，但物理性质有差异。其主要差别为旋光性不同。像乳酸这样具有旋光性的物质，称为旋光性物质。具有 1 个手性碳原子的旋光性的物质，能产生一对旋光异构体。可用旋光仪来测定二者的旋光方向和旋光度。用旋光仪测定两种乳酸的旋光度分别为 +3.8° 和 -3.8°，前者为右旋乳酸，后者为左旋乳酸。人工合成乳酸时，得到的是等量的左旋体和右旋体混合物，由于等量的对映体相混合，旋光度相同，旋光方向相反，旋光性正好互相抵消，不再显旋光性，称之为外消旋体，即含有一个手性碳原子的化合物，有一对外消旋体，也就是一对对映体。

具有两个或两个以上手性碳原子的化合物，形成两对或多对对映体，有的结构还能在一个结构内消旋，即内消旋体。对于这些复杂的结构，通过旋光仪可测定其旋光度，判断为左旋体或右旋体。

### 2. 光学异构药物的特点

光学异构体除旋光方向相反外，其他的理化性质基本相同。经大量的事实证明，一些具有光学异构的药物，两种异构体的生理活性显著不同，药理作用差别较大。例如交感神经兴奋剂麻黄素，其左旋体的血管收缩作用为右旋体的 5 倍以上；左旋氯霉素具有杀菌作用，而右旋氯霉素则完全无效；右旋维生素 C 疗效显著，而左旋维生素 C 却无疗效。

## 三、药物构造与药效活性的关系

同类型化学结构的药物，常具有相似的药理作用，若改变药物结构上的基团，能直接改变药物的效能。药学上常常通过改变药物的分子结构进而观察其结构与药效的关系，即药物分子结构与药效活性的关系。

例如阿司匹林是一种解热、镇痛及治疗风湿病的良药，但是长期服用阿司匹林常有过敏反应及刺激肠胃等副作用。这是因为阿司匹林遇水时发生水解，生成水杨酸和醋酸，而水杨酸对肠胃有副作用。另一方面，阿司匹林在体内发生化学变化产生水杨酸酯，水杨酸酯在肠胃中会改变肠胃黏膜细胞的穿透性，使已分泌在胃腔中的胃酸倒灌回去，若同时服用碳酸氢钠、枸橼酸钠、氢氧化铝等制酸剂，可减轻阿司匹林的副作用。但是这些制酸剂也有导致碱中毒、便秘等副作用。因此，人们寻找通过改变阿司匹林本身分子结构的方法，来直接减低其对肠胃的刺激，降低其副作用。最初是将阿司匹林分子中的羧基变成铝盐或钙盐，继而是将羧基酯化，生成乙酰水杨酸甲酯。前者可作外用药剂；后者为内服药，具有与阿司匹林一样的解热镇痛作用，但对肠胃的刺激减少了许多。这说明同类型化学结构的药物，常具有相似的药理作用，若对药物的结构做一些修改，有时可收到更好的效果，但也有出现不良效果的可能，不能一概而论。

# 第三节　药品调剂时的化学性配伍禁忌

医师在开处方时，往往都同时开出几种药物，各种药物都具有自己的物理化学性质，若同一处方上的药物之间能发生相互作用，或药效相抵触，将会影响医疗效果，这称为配伍禁忌。

## 一、配伍禁忌的种类

### 1. 化学配伍禁忌

处方中两种或多种药物之间能发生化学反应，因而降低药物之功效，或生成有毒的物质，这属于化学配伍禁忌。如碳酸氢钠与酸配伍时，发生化学反应而产生二氧化碳气体，失去了原药物的功效。

常见的化学配伍禁忌有以下几种。

（1）产生沉淀　若硼砂和硫酸锌共在一处方，配制溶液时，硫酸锌与硼砂（四硼酸钠）反应即生成硼酸锌沉淀，不能得到均一的液态试剂。为避免这种现象，可用硼酸代替硼砂，且不影响疗效。又如枸橼酸钠与溴化钙配伍，则产生枸橼酸钙沉淀，改用溴化钠或溴化钾，则可避免。

（2）产生气体　若一处方中，同时有胃散和阿司匹林，胃散含有碳酸氢钠，可与阿司匹林发生反应，产生二氧化碳气体。避免的方法是将二者分开包装。

碳酸盐或酸式碳酸盐与酸配伍时，会产生二氧化碳气体；铵盐与碱配伍会产生氨气；若硝酸盐与酸配伍，会产生一氧化氮和二氧化氮气体。对于会产生气体的配伍，应告诉患者不要振摇，以免产生大量气体。若有酸性药物与碱性药物配伍，应分开包装，或调剂时待其气体放尽后才装入容器内。

（3）变色　当大黄粉与氧化镁配伍时，大黄粉中所含的蒽酯与氧化镁反应，生成暗棕色的化合物，但不影响药效。

又如用作缓泻剂的酚酞，在酸性和中性条件下无色，若与碱性药物配伍，则呈现红色。还有些药物可因氧化或光照发生分解反应而变色。若变色不影响疗效，可事先告诉患者，或用避光容器盛装，或加着色剂避免引起错觉。

（4）氧化还原反应　当水杨酸钠与碳酸氢钠（小苏打）配伍时，碳酸氢钠的碱性可使水杨酸钠氧化成醌而颜色变暗。可加入 0.1% 硫酸氢钠作为抗氧化剂或加入 0.5% 枸橼酸钠作安定剂，以防止水杨酸钠氧化。

药物被氧化可因贮藏环境不当或配伍中有催化氧化作用的药物而引起。为防止药物发生氧化反应，可加入螯合剂如 EDTA（乙二胺四乙酸），以防止其受金属催化而被氧化。对于维生素 $B_1$ 和维生素 $B_2$ 对氧化剂和还原剂都非常敏感的药物，应尽量减少与氧化剂和还原剂配伍。

能发生还原反应的药物较少，但银盐（如硝酸银）、汞盐（如氯化汞）、金盐等不活泼金属的盐类，遇光易被还原成金属态，应避免光照。

（5）消旋化　具有旋光性的有机化合物，在酸性或碱性条件下，发生化学变化，转变成了另一种无旋光性的化合物，称为消旋化。例如左旋性颠茄素在碱性溶液中，很快变成无旋光性的阿托品，旋光性消失，药效活性降低；又如左旋副肾上腺素、左旋麻黄素等，在一定的条件下也会发生消旋化。

（6）黏固结块　因水合作用、聚合作用或产生新结晶，使药物由粉状结成块状，也有可能影响药效。例如氧化镁在散剂或胶囊中常吸收水分和二氧化碳，而变成块状。若处方中同时有氧化镁和碳酸氢钠时，则氧化镁吸水变成氢氧化镁，再与碳酸氢钠反应变成块状的碳酸镁。

（7）凝胶化　某些处方因配伍不当在调配成溶液时，产生凝胶状沉淀，称为凝胶化。如阿拉伯胶分子中的酸性基团与离子性盐类（如铁盐）配伍时，产生凝胶状沉淀。又如火棉胶与苯酚配伍时，也会凝胶化。

（8）生成有毒物质　有些药物在调配时，会相互发生化学反应而生成有毒物质。例如溴化钾（或碘化钾）与甘汞配伍时，会生成有毒的溴化汞（或碘化汞）。

（9）其他变化　有些处方在调配时，外观无明显变化，但疗效受到严重影响。如碳酸氢钠与胃蛋白酶或糖精配伍则无效。维生素 $B_1$ 与碳酸氢钠配伍，维生素 $B_1$ 会分解而失效。

**2. 物理配伍禁忌**

在药品调剂时，若发生吸潮或不溶解等现象，属于物理配伍禁忌。如一处方中有阿司匹林（乙酰水杨酸）、咖啡因（咖啡碱）、苯甲酸钠和非那西丁（N - 乙酰基对乙氧苯胺），而前 3 种药物混合时，产生共溶而潮解，严重影响药效。在发药时，必须分开包装，以免潮解。

**3. 药效配伍禁忌**

同一处方中有几种药理作用相反的药物时，将严重影响药效，这属于药效配伍禁忌。如中枢神经兴奋药不可与中枢神经抑制药同时配伍。吗啡不能与乙醇（酒精）配伍，因乙醇会加强吗啡的刺激作用。

## 二、配伍禁忌的更正

综上所述，由于药物配伍不当，往往会影响药效，甚至造成医疗事故。处方中若发现有配伍禁忌时，应设法避免。配伍禁忌的更正原则有：

（1）咨询原处方医师，商讨更正方法。

（2）变更成分的混合顺序。

（3）改变药物用量。

（4）改变溶剂。

（5）更换处方中的某种药物。

（6）添加制止变色的安定剂或掩饰变色的着色剂。

（7）选加乳化剂，制成乳浊液，防止产生沉淀。

（8）分开调剂或分开包装。

以上更正原则不只惟一选择，有时可同时选用两种或几种方法，以避免配伍禁忌，保证医疗效果。

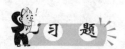 习 题

1. 药物在体内是怎样被吸收的？

2. 给药的方式主要有哪几种，各有何特性？

3. 具有什么结构特征的化合物才能出现顺反异构？写出 2，3 - 二氯 - 2 - 丁烯顺反异构体的结构式。

4. 解释下列名词

（1）手性碳原子 　　（2）手性分子 　　（3）旋光性物质

（4）对映体 　　　　（5）外消旋体 　　（6）消旋化

5. 什么叫化学配伍禁忌？举两例说明之。

# 第十六章 | 生活化学

人类生活与化学这门学科关系十分密切，无论衣、食、住、行哪一方面，都广泛应用化学原理进行生产、管理、调配和治理，以充实和改善生活条件。本章主要讨论食品、环境等方面的问题。

## 第一节 食品化学

凡能给人类提供营养以维持生命活动的食用物质，称之为食品。为了满足人们对食品色、香、味的要求和延长食品的保存时间，又研究出了一些食品添加剂。本章将从人体从食物中摄取的六大营养素和食品添加剂等方面，简述与食品有关的化学知识。

### 一、人体所需的六大营养素

为了满足生命活动所需的能量和促进生长发育，我们每天都必须饮食，从食物中摄取足够的糖类、蛋白质、脂肪、矿物质、维生素和水分这六大营养素。

**1. 糖类**

糖类化合物，本书前面已有较为详细地讲述，其中淀粉是人类每天必不可少的主要食品。淀粉在体内的变化是：

$$(C_6H_{10}O_5)_n + nH_2O \xrightarrow[30\sim35℃]{\text{淀粉酶}} nC_6H_{12}O_6$$

淀粉　　　　　　　　　　　　　　　　葡萄糖

$$C_6H_{12}O_6 + 6O_2 \xrightarrow{\text{酶}} 6CO_2 + 6H_2O + Q$$

葡萄糖　　　　　　　　　　　　　　　能量

通过上述化学变化，淀粉给人类提供了人体活动和生活所需的能量。每克淀粉可提供 15kJ 左右的热能。

**2. 蛋白质**

蛋白质是生命的物质基础，是存在于一切细胞中的生物高分子化合物。人类从食物中摄取蛋白质，供人体组织生长及代谢的需要。含蛋白质高的食品为禽蛋、肉类、大豆、绿藻、奶类及酵母等。

蛋白质在体内水解可得到 20 余种人体所需的 α–氨基酸，也有部分蛋白质在体内氧化提供生命活动所需的能量。每克蛋白质氧化产生的热能与糖类相近。

### 3. 脂肪

脂肪是高能食品，每克脂肪完全氧化可供给 38.9kJ 的热能，为糖类或蛋白质的两倍多。脂肪也是维生素 A、维生素 D、维生素 E、维生素 K 等许多活性物质的良好溶剂，在人体内的脂肪起着维持体温和保护内脏的作用。

### 4. 矿物质

食物内所含的矿物质中的钙和磷为人体的骨骼、牙齿及神经系统正常发育的重要元素；铁为血红素不可缺乏的元素，可防止贫血；碘可防治甲状腺肿大。

含矿物质丰富的食品很多，如奶类、菠菜、海带及海鲜等，分别含有人体所需的各种矿物质。

### 5. 水

水可帮助体内养分的输送、废物的排泄及新陈代谢等一切生命活动的进行，故水是人体所需的重要营养素。

人们除从食物、蔬菜、水果中摄取水分外，每天还需饮水，以补充水分，维持正常的生理功能。

### 6. 维生素

维生素也是人体所需的营养素。维生素对维持身体健康、增强对疾病的抵抗力、保持正常的生理功能及新陈代谢起着重要的作用。缺乏维生素，常常会引起某种疾病，例如缺少维生素 A，会引起夜盲症；缺少维生素 C，会引起坏血病；缺少维生素 E，会引发不孕症及生殖系统组织退化现象等。

人体所需的各种维生素，普遍存在于食物中，特别是蔬菜和水果中，含量丰富。为了从食物中摄取人体所需的各种维生素，不致缺乏某种维生素而引起疾病，应多食用各种蔬菜、水果及其他食物，不要养成偏食恶习。

上面所述的六大营养素在人们的正常饮食中，是可以完全满足的。但是，随着社会的进步、经济的发展和生活水平的提高，人们的饮食也发生了很大的变化。从盼望吃饱到追求吃好，食品生产和加工都发生了很大的变化。例如为了使食品具有更好的风味，常在其中加入一些化学添加剂；为了提高农作物的产量，而使用大量的化肥和农药；为了使家畜家禽长得更快、产蛋量更大更多和防止其生病，而在喂养的饲料中加入抗生素和激素等物质；为了使生产的食品保存期限加长，而在食品中加入一些防腐剂等。如果这些化学物质在食用前未能从食品中完全清除，或是摄入量超过人体所能承受的限度时，轻则产生病变，重则危及生命。这是人们在生产或加工食品和饮用食品时，必须慎重考虑的问题。

## 二、食品添加剂

在食品加工、制造或贮存过程中，为了增加食品的营养，或为满足人们对食品色、香、味的要求，或为延长食品的存放时间，而用添加、混合、浸渍等方法在食品中加入不可单独作为食品来食用的物质，称为食品添加剂，如调味剂、着色剂、保鲜剂、防腐剂、杀菌剂等。

### (一) 调味剂

**1. 味精**

味精学名谷氨酸钠，为无色或白色晶体，易溶于水，微溶于乙醇，与食盐共用时，调味效果更佳。味精还有缓和酸味和苦味的作用，例如某些食品加了糖精后有点苦味，则可加入少许味精缓和苦味。为了保持冷冻鱼肉的鲜度，也可在冷冻前拌上少许味精。但过多使用味精，调味效果适得其反，若空腹时大量食用味精会有头晕现象发生。

**2. 糖精**

糖精学名邻磺酰苯甲酰亚胺，为无色或白色晶体，味极甜，是常用的甜味剂。因糖精难溶于水，市面上销售的糖精均为其易溶的钠盐或钙盐，但碰到胃酸后立即变成糖精，并以此形式从尿中排泄。

食品中添加少许糖精，味甜可口，过多则苦，因糖精本身有苦味。糖精还可用作糖尿病患者的甜味剂，肥胖者的代用糖，在生产清凉饮料、冰淇淋、烘焙食品时，常用糖精作甜味剂。但是，长期食用糖精对消化器官及肾是有害的。

**3. 酸味剂**

常用的酸味剂有枸橼酸、醋酸、苹果酸、酒石酸等。酸味剂除了让食品具有可口的酸味而让人在味觉上产生一种刺激性的快感外，还有香味剂、缓冲剂、保鲜剂和辅助抗氧化剂等功能。

**4. 香料**

人们都喜欢香味，花的芳香、苹果和香蕉的酯香等，都能使人心爽神怡、口味大增，因此香料被广泛使用。

就其用途而言，香料分为食品香料和调和香料两类。食品香料是用于制造糖果、酒类、香烟、饮料等食品以及牙膏等进入口腔的用品，使之具有芬芳味觉。调和香料是用于制备香水、化妆品、外用药品、杀虫剂等产品，以刺激嗅觉的。

食品香料因其来源不同，又分为天然香料和合成香料。天然香料是由植物的花、种子、枝叶、根、皮和动物的分泌物（如麝香、灵猫香）提炼而得。合成香料是以石油化工产品作原料，通过一系列化学反应制得的具有明确化学结构和香味的有机化合物。在制备时，常选择与天然香料组成和结构相同或相似的有机化合物。例如化学方法制备的异戊酸乙酯，具有香蕉的特异香味；桂皮酸具有凤仙花的香气；大茴香醛具有茴香油的山楂子花的香气等。

### (二) 着色剂

为了增加食品的美观，提高人们的食欲，商家在食品加工时，往往使用着色剂，即色素。早先使用于食品的着色剂为天然有机色素，无毒害。但因天然色素的色泽不理想，且来源极少，现多用人工合成的色素来作食品的着色剂。

一些不法厂商，特别是一些私办小作坊，在生产蛋糕、面包、卤肉、卤蛋、腊肉等食品时，将低价的劣质或变质原料，使用化学着色剂，制出外观漂亮的食品，坑害顾客，这是屡见不鲜的事。应该时时想到，着色剂对人体是有害无益的。当食品看起来比实际上好看时，可能那就是危险食品了。

### （三）防腐剂

防腐剂是用来防止由于微生物的污染而致使食物腐败变质的化合物。防腐剂对微生物或霉菌具有杀灭、抑制或阻止其生长的作用，常用于食品、饮料、药物、木材等方面。

常用的防腐剂有硼砂、甲醛（福尔马林）、苯甲酸、乙萘酚、五氯酚钠、对氨基苯磺酰胺等。

对氨基苯磺酰胺是一种对人体无害的防腐剂，因它与细菌所必需的营养素很相似，而使得细菌误食，以抑制细菌的生长，起防腐作用。很多防腐剂是对人有害的，不可随便使用。

### （四）杀菌剂

杀菌剂是对真菌或细菌有杀灭和对孢子产生抑制力的药剂。杀菌剂与防腐剂的区别在于杀菌剂是完全杀死细菌，在短期内杀菌后不应再残存于食物内，而防腐剂只是抑制微生物的生长而没有完全把微生物杀死，故在食物中要维持一定浓度，否则微生物将会继续生长。

常用的食品杀菌剂如2，4-己二烯酸，因它的结构与细菌所喜欢的葡萄糖相似，细菌误食后会缺乏养分而死亡，但2，4-己二烯酸对人体无害。

杀菌剂的种类很多，有无机杀菌剂（如硫黄粉、硫酸铜等）、有机汞杀菌剂（如磺胺汞等）、有机氯杀菌剂（如五氯酚、二氯萘醌等）、酚类杀虫剂（如苯酚、水杨酰苯胺）等，绝大多数杀菌剂是对人体有害的。

## 三、人体必需元素

近代科学证实，构成人体和维持机体正常生命活动的化学元素约25种，称之为人体必需元素。人体必需元素存在于健康的机体中，若缺乏其中某种元素，则人体不能生长或不能维持正常的生命活动。每种人体必需元素在人体内有一个相当恒定的浓度范围，其在人体内的作用不能由别的元素所代替。每种人体必需元素都具有一定的生物功能或对生物功能有直接的影响，并参与机体的新陈代谢过程。若机体缺乏或排除某种元素，则会引起不正常的生理反应，而再摄入后，又可恢复。

### （一）宏量元素与微量元素

根据在人体中的相对含量，人体必需元素分为宏量元素和微量元素两类。宏量元素有 C，H，O，N，Ca，P，S，K，Na，Cl，Mg 等；微量元素有 Fe，Zn，Cu，Br，V，Mn，I，F，Cr，Si，Se，Sn，Mo，Co 等。宏量元素占人体总量的99.95%以上，而微量元素在人体中含量不到0.05%。

### （二）微量元素在人体内的作用

微量元素在机体中虽然含量微小，但它是参与人体代谢、生长、发育过程必不可少的元素，是机体生命过程中在生理、生化作用上具有重要意义的酶、激素、维生素等的组成部分。

微量元素在人体内作用很大，若体内缺乏某种元素，将会引起生理功能及结构异常，发生相应的疾病，但一般不危及生命。下面以几种微量元素为例说明微量元素在人体中的重要作用。

**1. 铁**

铁的二价正离子是人体血液中亚铁血红素的中心离子，铁是人体血液中交换与输送氧气所必需的，也是人体内许多氧化还原体系不可缺少的一种元素。人体缺铁致使氧的运输和供应不良、氧化还原及能量代谢等过程发生紊乱。体内含铁量不足的一般表现为缺铁性贫血和营养性贫血。缺铁还能使机体免疫机制受到损害，易受感染，并引起体内维生素及无机盐代谢紊乱，影响孕妇及婴幼儿的身体健康，使婴幼儿发育不良，甚至造成生化作用异常及形态变异。

为了防治缺铁，应经常食用含铁丰富的食品，如海带、木耳、猪肝、蛋黄、谷物、豆类、菠菜、水果等。

**2. 锌**

锌是人体内多种酶的组成成分，它直接参与蛋白质和核酸的合成，影响细胞的分裂、生长和再生。

孕妇缺锌可导致宫内胎儿生长缓慢、流产、死胎和先天性胎儿畸形。婴幼儿缺锌，可引起厌食、偏食、口腔溃疡、湿疹、发育缓慢、免疫力低下，甚至出现缺锌性侏儒综合征。成人缺锌可引起糖尿病、风湿性心脏病、性功能不全等疾病。

缺锌患者可服用硫酸锌、甘草锌等药物。多食用瘦猪肉、牛肉、猪肝、鱼、核桃、花生和海产品对补锌有益。

**3. 碘**

碘是人体中极为重要的微量元素。健康成人体内含碘平均值约为 30mg，其中一半含在甲状腺内，其余的碘分布在血液、肌肉和组织器官中。甲状腺中的碘形成具有多种重要生理活性的甲状腺激素。甲状腺激素对机体的生长发育以及对体内物质和能量的代谢都有十分重要的影响。人体缺碘，将影响甲状腺激素的合成和分泌，使正常生理过程受到影响而导致疾病。碘缺乏病呈现多种不同的生理改变或疾病形式，最常见的碘缺乏病有地方性甲状腺肿、地方性克汀病和类克汀病。碘缺乏病的主要症状有甲状腺肿大、轻度智力落后（如儿童的计算能力、记忆力、认识能力、抽象思维能力和集中注意的能力较差）、轻微的神经损伤（如听力和语言能力障碍）、体格发育落后。严重的碘缺乏病则造成痴呆、聋哑、侏儒。

碘缺乏病是一种对人类健康造成严重威胁的疾病，分布广泛，患者甚多。根据联合国儿童基金会 1994 年的统计，全世界受碘缺乏病威胁的人口约 16 亿。我国也有 1/3 的人生活在缺碘地区，如果缺碘问题得不到解决，我国将有数千万儿童的智力达不到正常水平，还会出现一大批智力残疾者。

为了防治碘缺乏病，近年来我国广泛使用加碘食盐，对碘缺乏患者使用含碘药物补碘。在日常生活中，多食用含碘较丰富的海带等食物也可补碘。

# 第二节 环 境 化 学

环境是一切生物生存、发展乃至灭亡的空间。从最初的生物在地球上出现到现在，地球的环境已经过几亿年的演化了，而人类在地球上的出现，加速了整个环境的变化。近代，随着人类文明的进步，导致消费的增加，而使环境发生了不可逆的变化，对环境的破坏愈演愈烈。环境的污染，自然资源的用罄，迫使人们开始意识到保护自然环境、维护生态平衡是关系到人类生存的重大问题。

## 一、生态系统与生态环境

### 1. 生态系统

生态系统是指生物与生物、生物与环境之间相互作用达到平衡的一种状态。这种平衡状态，是一种动态平衡。例如人和动物通过饮食摄入糖类、水、蛋白质等营养素，吸入空气，在体内各种酶的作用下通过新陈代谢而变成生命活动所需的能量和促进生长发育，并将废物和二氧化碳排出体外。而绿色植物由根部吸收水分和其他营养成分，从叶片吸入二氧化碳，在阳光的照射和叶绿素作生物催化剂的条件下，发生光合作用，得到并储存糖类，放出氧气。这样，动物的新陈代谢和植物的光合作用，使地球环境中的糖类物质和空气中的氧、二氧化碳的比值基本保持平衡，使整个生态系统基本保持稳定。

### 2. 生态环境

生态系统存在于地球的大气圈、陆地和水圈组成的环境之中，这个环境称为生态环境。如果生态环境中的某些因素发生变化，将会对生态系统造成影响，使生态平衡向着对人类有利或有害的方向移动。例如随着人口的急剧增加，为了建房和扩大耕地而大量砍伐树木，破坏森林，使绿地减少，打破了动物与植物相互之间的生态平衡；随着工业的发展，大量的废水、废气和废渣给周围环境造成严重污染；制冷机具的冷媒以及各种溶剂的使用，也威胁着人类生存的空间环境，甚至捅破了太空中的臭氧层，使地球受到太阳所辐射出的紫外线的侵害等。人类为了生存，必须保护自然环境，维护生态平衡。

## 二、环境污染

环境污染是指生态环境受到干扰，而使某种或某些物质出现不正常的数量，甚至威胁生态系统的生存。环境污染的主要原因是由于工厂的废水、废气、废渣的向外排放和人们的任意抛弃废物。

环境污染可分为生物性污染（如病菌与病媒）、物理性污染（如噪声与振动）和化学性污染三大类，而最普遍、最复杂、最严重的是化学性污染。根据污染的自然环境不同，化学性污染又分成空气污染、水污染和土壤污染。

污染物被排放到环境中后，由于外界的作用和污染物本身的特性，可能扩大污染的范围，因此排放到空气中的污染物，也可能造成水污染或土壤污染，水中的污染物亦可能造成空气污染或土壤污染。污染物在自然界，还会因阳光、温度、湿度、微生物及其他污染物的影响，而使污染复杂化，甚至产生新的污染物，也可能因为生物累积或浓缩作用，造成更大的危害。

## （一）水污染

污染物进入自然界的水中后，可能进行一系列物理、化学和生物作用而影响水质，使水的色、味、酸碱度发生改变；特别是会降低水中溶氧量，导致厌氧菌的大量繁殖，使水腐败。另一方面，水中的污染物进入生物体内，因其不易被代谢而浓度增高，发生生物累积，或因食物链的关系，使污染物的浓度经由营养层的上升而增大。水中污染物的浓度增大，被土壤吸收后，造成对环境品质长期的影响。

随着工业的发展，人口的增加和人口的过度集中，致使排放的废水量与浓度超过了自然水源本身所具有的自净能力，而产生了日益严重的水污染问题。工业废水种类很多，其特性也不同，包括溶解的矿物、毒性化学品和毒性沉积物。某些工业有机废水和家庭废水，如果充分供给氧，可为水中微生物所分解。不可分解的工业废水含有某些盐类和其他化学物质，这些物质进入水中会提高水的酸碱度，有时达到生物不能生存的程度。对生态环境造成重大影响的水污染主要有有毒废水污染、重金属废水污染、病毒污染等。

### 1. 有毒废水污染

某些工业废水和科研单位研制或开发的新物质，因使用或处理不当，造成对生态环境的严重破坏。而大自然的生态系统却无法将之分解利用，日积月累，对生态环境的影响愈来愈大。

例如一些小金矿，都使用氰化钾或氰化钠溶解矿石中的金。其废水中含有极毒的氰化物，且废水量大，流入沟河之后，造成鱼虾等水生动物的死亡，人若食用则危及生命。由于长期生产，将会造成大面积的长期毒害。

### 2. 重金属废水污染

金、银、汞、铅、锑、铬、镉等重金属离子，对生态系统是有毒害的。在开采和冶炼重金属时，特别是用湿法提炼和电镀重金属时，所排废水中含有大量的有害重金属元素。这些重金属元素可与生物系统中的酶或蛋白质紧紧结合，在体内积蓄，再经由食物链的浓缩作用，危害生态系统。

例如电镀厂、炼锌厂及油漆制造厂为含镉废水的主要来源。镉的毒性极高，被镉污染的废水，经农作物、鱼类、饮用水为媒介而积蓄在人体肾，侵害肾功能，造成骨骼变脆、骨骼酥软，导致患者长期痛苦。

又如汞离子，在水中可因微生物的作用而进行生物甲基化作用，生成甲基汞$[(CH_3)_2Hg]$，而更易为生物所累积。有机汞可刺激中枢神经尤其是脑神经；甲基汞在人体积蓄量达25mg时，则知觉失常，达55mg时则有步行障碍，90mg时有听觉障碍，170mg时听觉消失。

**3. 微生物污染**

人和动物的排泄物中，除有一般正常菌群细菌外，还含有致病的细菌或微生物，如传染性肝炎病毒、蛔虫卵、钩虫卵等寄生虫。由于城市中人口密集，彼此间接触频繁，如果污水处理不当，就可能造成大规模的流行病传染。如霍乱乃经由患者的粪便污染饮用水而传播致病。这种情形经常发生在排水沟渠设备不善的地区，但是即使在发达地区，引起肠内疾病的微生物依然可能经由饮水污染；这通常因为都市的废水管道和供水管道距离太近，水管腐蚀破裂，污染就可能发生了。

**（二）空气污染**

空气污染是指空气中各种组分气体含量发生改变和有害气体的释放对生物及环境造成不良影响的现象，主要包括一氧化碳、硫的氧化物、氮的氧化物、碳氢化合物、氟化物、有毒气体和浮尘等对空气的污染。污染物的来源主要为燃烧作用和工业生产过程所产生的气体。

**1. 有害气体污染**

化工厂的电解水车间泄漏的氯气和合成氨车间泄漏的氨气、炼金时释放出的氰化氢，做化学实验时产生的氯化氢、一氧化氮、硫化氢等有害气体，都会对周围环境造成严重影响。

**2. 臭氧层危机**

在赤道附近的上空，由于氧分子受高能辐射而分解为游离的氧原子，氧原子再与氧分子结合生成臭氧。通过大气的运动，臭氧向两极方向移动，在高空形成臭氧层。而臭氧分子又会与游离的氧原子、氯原子、一氧化氮或其他游离物质发生反应使之分解消失。由于这种反复不断的生成和分解，使大气层中臭氧的量维持在一定的均衡状态，并在高空形成一个臭氧层。

科学证明，臭氧能吸收波长 230～350nm 的紫外线，其中波长比 315nm 短的紫外线对生物有害，会伤害生物细胞中的重要遗传物质——脱氧核糖核酸（DNA），也可能造成人体免疫系统和眼睛的伤害，妨碍植物的生长而影响农产品的产量。在生态方面，最令人担心的是对浮游生物藻类等生存于海面附近的生物的影响。这些生物在海洋食物链中非常重要，如果大量死亡，对整个海洋生态系统将会带来深远的不良影响。臭氧层的破坏与气候变化也有关系。臭氧能吸收紫外线，同时将太阳光的能量转变成热能。臭氧减少后，大气温度结构随之变化，可能影响到大气环流结构。

长期以来，世界各国都用氟里昂（即氟氯烷，如一氟三氯甲烷、二氟二氯甲烷、三氟一氯甲烷、1，1，2，2－甲氟－1，2－二氯乙烷等）作电冰箱和其他制冷设备的制冷剂、喷雾器的喷射剂、电子装置的清洁剂和灭火剂等。由于氟里昂非常稳定，在大气层中越积越多，并受紫外线的照射而分解释放出游离的氯原子。氯原子与臭氧反应使臭氧分解变成氧气，这样使臭氧层逐步变薄，甚至穿透出现空洞，破坏了臭氧层。臭氧层的变薄或出现空洞，使有害的紫外线辐射增加，导致皮肤癌的增加，还对人的免疫系统和眼睛造成伤害，对农作物、动物和海生动植物造成一系列的影响，这是人们非常担心的问题，称为臭氧层危机。

据推测，氟里昂和其他对臭氧层起破坏作用的有害化学物质从地面上升到大气层高处，需要 7～10 年时间，而在过去 10 年里这些化学物质的使用还在不断增加，由此造成的损害将日趋严重。

### 3. 温室效应

太阳光中的短波和可见光，通过大气层而到达地球表面后，其中小部分被大气层吸收，大部分被地面吸收。被地面吸收的太阳光一部分使地面温度升高，另一部分以长波的红外线辐射的形式反射回去。由于大气中含有二氧化碳和水蒸气，将一部分的红外线辐射阻挡吸收，没有回到太空。正如温室中玻璃窗能使太阳辐射通过，但能阻止一部分从室内向外辐射的红外线透过玻璃窗，这就造成室内温度高于窗外的温度，故称为温室效应。

由于工业的发展和人口的增加，特别是大量燃烧植物和矿物燃料，使大气中的二氧化碳含量不断地增加，因此温室效应越来越明显。因地表的温度是由吸收的太阳能和反射回去的能量的平衡所控制的，由于二氧化碳的吸收现象，导致地球表面温度上升，同时造成空气中水蒸气含量和云量的改变及两极地带冰帽融解，所以温室效应将会对全球的气候造成一定的影响。

### 4. 酸雨

空气中含有二氧化碳、硫化氢、氯化氢等酸性气体，空气中的氮在高温火焰中会与氧结合生成氮的氧化物，含硫燃料燃烧时产生二氧化硫，氮和硫的氧化物和二氧化碳等酸性气体与云层的水蒸气结合成为硝酸、硫酸、盐酸和碳酸。降雨时，云层中的酸随同降下，使雨水呈现酸性，称为酸雨。据有关报道，一些发达国家的降雨平均 pH 为 4.3～5.6，而美国洛杉矶地区雾中水滴的 pH 为 2.2～4.0。而 pH 低于 5.6 的降雨，称为酸雨。

酸雨对农业、林业、水产资源以至整个生态系统都有危害。特别是对土壤贫瘠地区的水中生物危害更大。不仅酸性本身具有害处，酸化的水还会溶解土壤中的金属氧化物，而释出锌、铁、锰和铝等，这些金属的含量过高时，对水中生物均有剧毒。酸雨妨碍各种植物叶片固定氮并滤取植物叶中的养分。由于酸雨的侵蚀，使自然界的奇峰异石、极有价值的大理石雕塑和建筑物受到破损。

### 5. 浮尘污染

燃油汽车的尾气，是一种严重的污染源。人们为了增加发动机的效率，在汽油中加入四乙基铅，同时为了不阻塞发动机又加入二卤乙烷使发挥作用后的四乙基铅反应生成挥发的二卤化铅从尾气中排出。二卤化铅在空气中形成气溶胶，悬浮于空气中。长期呼吸这种空气，会在人体组织内产生铅积蓄，引起铅中毒现象。铅中毒会造成脑损伤及神经系统、消化系统和造血组织等方面的病变。

燃烧植物和矿物燃料时产生的黑烟及浮尘，会刺激肺及呼吸道。农药中的除草剂和杀虫剂中的六氯酚、防腐剂中的多氯苯基类物质和塑料燃烧的生成物中，常含有多氯联苯，多氯联苯在受热至 200℃ 时，产生剧毒的多氯氧联苯。

以上浮尘污染物经由空气和饮食进入人体后，对神经系统、肝、肺、胃、肠的功能具有破坏力，引起皮肤病、流产以及生育缺陷，而且这些剧毒物质对人体造成的毒害至今无法医治。

### （三）土壤污染

土壤是生态环境中重要的组成部分，因其具有物理、化学和生物三种性能，通过过滤、溶解、吸附、氧化、还原、沉淀、分解、合成等方式，维持一个平衡的自然生态环境。

土壤也是一个自然的废弃物存放和消化场所。一部分废弃物被土壤转化成生态系统中的有用物质，过剩的废弃物则对环境造成污染。

**1. 工业废物**

工业废物对土壤造成的污染是多方面的。有的工业废物中含有重金属残留，如冶金废渣、电镀废水等，给土壤造成重金属污染；有的工业废水具有明显的酸碱性，造成土壤的酸碱度失调；有的工业废物中含有容易分解的固体，使土壤产生耗氧作用，而难分解的固体又会堵塞土壤孔隙。

**2. 家庭垃圾**

早先，人们抛弃的垃圾少，且容易在环境中分解利用。如菜叶、果皮等沤烂作肥，破布、废纸可回收造纸等，因此，当时的生活垃圾对环境造成的污染较小。

今天，随着人口的增加和生活水平的提高，特别是化学合成的日用品、包装盒、包装袋的大量出现，人们抛弃的生活垃圾愈来愈多，愈来愈复杂而且愈来愈难处理，无论是掩埋或焚烧，都会给生态环境造成严重的破坏。

例如一次性塑料饭盒，造价低廉，用后即扔，便给环境造成了难以消除的污染，称之为白色污染。还有塑料袋和坏灯头开关等塑料废弃物、废电池、废尼龙袜等，没有回收利用价值，有些不能燃烧，能燃烧的燃烧时又产生有毒的化学物质，造成二次污染。若将这些生活垃圾掩埋，则要浪费不少土地，而这些东西埋下几年甚至几十年也不发生变化。因此，生活垃圾的处理已成为当今严重的社会问题。

### （四）噪声

音高和音的强度变化混乱，听起来不和谐的声音，称为噪声。

汽车的马达声和喇叭声、机器的隆隆声、金属的敲击声、商场和集市的嘈杂声、大喊尖叫声等，都会对生态环境造成污染，称之为噪声污染。

噪声使人感到烦躁不安，心慌意乱，吃睡不香，多梦易惊醒，长期受噪声干扰，可导致抑郁症、食欲缺乏、消化不良等神经系统和消化系统疾病。

## 三、环境污染的防治

环境污染危害生态平衡，影响人们的正常生活和身体健康。控制和治理环境污染是人们最关心的问题。控制环境污染必须用法律、制度、科学技术等手段来达到目的。例如新办一个工厂，特别是冶炼厂和化工厂，在设计时就必须有废水、废气、废渣的处理措施和配套设备。在投产前必须经环境保护部门检查和检验，达到三废排放标准时，方可正式投产。投产过程中，还要定期检查和不定期抽查，绝不让污染物排放到外界环境中。对三废处理不当，给环境造成污染的单位和负责人，要用法制手段从快从严进行制裁，以此来控制污染源及污染的扩散。

### （一）废水处理

工厂和医院的废水，含有大量的污染物和病菌，需经过处理后才能向外排放。废水处理一般分为初级处理、二级处理和三级处理三个步骤。

初级处理是除去废水中的固体物质，是用物理处理法。二级处理是除去废水中的耗氧物，采用生物处理法。三级处理是采用物理、生物或化学处理方法，除去废水中的重金属、含磷、含硫等有害物质和病菌。

**1. 物理处理法**

（1）沉淀法 将废水引入沉淀池中，让其停顿一段时间，将泥沙、固态无机物和悬浮性有机物除去。去掉悬浮物，让废水从池的上部流出，并定期排干池水，收集下层沉淀，实行进一步处理。

（2）浮除法 将空气压注入废水中，使气泡附着于固体颗粒表面，从而减小颗粒相对密度，而浮于废水表面。这种方法可除去废水中的悬浮固体和矿物油、脂肪、碳氢化合物等。

（3）过滤法 让废水通过一层或多层滤网，将悬浮物和固态物质滤除。

（4）干燥、焚烧 沉淀池的污泥，经干燥后焚烧，以分解有害物质和杀灭病菌。

**2. 化学处理法**

化学处理是将化学试剂加入废水中，通过化学反应，对废水中的有害物质进行处理。

（1）中和法 炼钢厂、造纸厂、电镀厂、炼油厂等工厂的废水，多偏酸性。印染厂、制革厂、日用化工厂等工厂的废水，多偏碱性。对 pH 偏低和偏高的废水，可用中和法来进行调节，控制处理后的水 pH 维持在 7.8～8.0。

（2）吸附法 选用适当的吸附剂，将废水中的清洁剂、杂环化合物、色素等有机化合物除去。常用的吸附剂有活性炭、黏土、白胶泥、骨炭、硅石等。

（3）离子交换法 用离子交换树脂，将废水中的有害离子交换除去。

（4）电解氧化法 对电镀厂的废水，用电解氧化法处理，既除去了废水中的有害重金属离子，又可回收贵金属。

（5）氧化还原法 用氯气、氧气、漂白粉、高锰酸钾、臭氧等作氧化剂；用硫酸亚铁、二氧化硫等作还原剂，将废水中的有害物质氧化或还原成无害物质。例如用氯气处理皮革厂、纺织厂、食品厂的废水，可消毒和减少臭味，用氯气处理医院废水可杀灭病菌，防止硫化氢的生成，减少臭味。用硫酸亚铁处理镀铬厂的废水，能将正 6 价铬离子还原成正 3 价的铬离子，既可减少毒性，又便于回收高价的铬。

（6）混凝沉淀法 分散在废水中的胶状污染物，可用破坏胶体溶液的方法，使胶状污染物变成沉淀而除去。应根据废水的组成选用胶体沉淀剂，常用的胶体沉淀剂有动物胶、淀粉、硫酸铝、硫酸亚铁、盐酸、氢氧化钠、碳酸钠、活性硅藻土等。

**3. 生物处理法**

利用微生物将废水中复杂的有机化合物（如糖类、蛋白质、脂肪等）分解为简单的化合物（如二氧化碳、硫酸盐、硝酸盐、硫化氢、甲烷等），并以此作为微生物自身的食物和能量来源以生成新细胞。

生物处理法分两大类：在有氧的情况下，微生物使有机物分解的过程称为嗜氧作用；微生物在无氧状态下，分解有机物的过程称为厌氧作用。例如活性污泥处理居民区家庭废水，就是利用嗜氧作用分解经初步沉淀后流入曝气槽的废水中的有机化合物的，此法微生物来源于已经发酵的池内污泥，称为活性污泥。而一般废水的消化处理则是利用厌氧微生物，将初步沉淀后流出的废水在缺氧状态下分解其中的有机物质。

**（二）废气处理**

废气中常含有粉尘和有特殊气味或有毒的气体，应在向大气排放前除去这些有害物质。

**1. 除尘**

让废气通过集尘装置，将其中的固体尘埃收集分离。常用的集尘装置有以下几种。

（1）过滤式集尘器　让废气通过装有过滤装置，如用布料、合成纤维、玻璃纤维等做成的滤网，将尘埃滤集排出。

（2）离心分离器　离心分离器又称旋风分离器，由上部为圆筒形下部为圆锥形两部分组成。含尘气体从上部入口以切线方向进入，并在圆筒内旋转而下。到达圆锥部分后，因回旋半径变小，在圆筒与圆锥内形成涡流，由于离心力的作用，固体尘埃沿筒壁沉下，而气流行至锥体下端后，反转上升由分离器顶部中央的出气口排出。离心分离器装置简单，维修容易，除尘效果较好，是常用的除尘装置。

**2. 有害气体的消除**

由于燃料燃烧不完全或因工厂操作不当，可能产生 $CO$、$H_2S$、$SO_2$、$NH_3$ 等具有恶臭味或有刺激性气味的气体。必须采用适当方法将这些有害气体除去。

（1）湿式吸收法　选用适当的液态试剂，在气态和液态的平衡体系中，由液态吸收废气中的某种成分的方法称为湿式吸收法。其主要装置为湿式吸收器。废气从塔的下部进入，向上经过液体吸收剂，让气体与液体充分接触，废气中的有害气体被吸收后，从塔顶排出。

（2）干式吸附法　利用固态吸附剂，将废气中的有害气体吸附在固体表面而使气体净化。常用的吸附剂有活性炭、硅胶、骨炭、硅藻土等。

（3）氧化法　将废气通过燃烧室，使恶臭物质氧化分解为无毒无臭的二氧化碳和水蒸气。或用铬、铂、铱等金属的化合物或氢氧化铝作催化剂，使恶臭气体及甲烷等有害气体催化氧化成二氧化碳和水。

**（三）固体废物的处理**

生活垃圾、工业废渣、废料等固体废物，成分复杂，数量很大，处理困难。首先应将固体废物分类，将可回收利用的物质（如废纸、烂布、热塑性塑料、废金属配件等）回收，对不能回收再生的废物（如废电池、废灯头等）集中另行处理，剩余的废物再做如下处理。

**1. 堆肥法**

堆肥法是利用微生物使废物中的有机物质（如废菜叶、杂草等生活垃圾）发生嗜氧性分解反应，分解为可被农作物吸收的肥料和具有改良土壤功能的物质。

**2. 焚化法**

焚化法是将固体废物进行焚烧，废物中可燃烧的物质燃烧所放出的热量既可破坏废物中的生物毒性物质和有机毒性物质，还可将这些热能进行综合利用；焚烧后的残渣过筛除去砖瓦石块后，是很好的肥料。

但是，用堆肥法和焚化法处理固体废物时，都可产生有害气体或尘埃，对环境造成二次污染，操作时必须考虑这些问题。

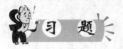 习 题

1. 人体所需的六大营养元素是哪些？每种营养元素在体内的作用如何？

2. 食品添加剂主要有哪些？防腐剂为什么能防腐？

3. 微量元素在人体内有何作用？举例说明之。

4. 臭氧层危机是怎样造成的？有何危害？

5. 常见的空气污染、水污染有哪些？如何防治？

# 第十七章 | 化学实验基本知识

## 一、化学实验的目的

（1）熟悉化学实验的常用仪器并掌握其用途和使用方法。

（2）掌握化学实验的基本方法和基本技能。

（3）培养严谨的科学态度和准确、细致、整洁的良好实验习惯。

## 二、实验室规则

（1）每次实验前要先预习此次实验教材，了解实验内容、步骤、方法和基本原则。

（2）尊重教师指导，严格按操作规程和实验步骤进行实验，未经老师许可，不得擅自更改。

（3）实验时要集中思想，仔细观察，认真记录，注意安全。

（4）注意保持实验台和实验室的整洁。火柴梗、废纸屑、废玻璃等应投入废纸篓；废液、废固体残渣应倾入废液缸；以上物质都不得倒入水槽，以防水管堵塞或腐蚀金属管道。

（5）爱护公物，按规定取用试剂，不浪费药品，小心使用仪器和实验设备。

（6）实验完毕，将玻璃仪器洗净，放回原处。搞好实验台和实验室的整洁工作，关好水电门窗。将实验记录交给指导教师审阅，得到教师允许后，才能离开实验室。

## 三、实验室安全守则和事故救护措施

### 1. 安全守则

（1）实验时严格遵守操作规程，听从教师指导，随时注意实验安全。

（2）对易燃易爆物质的实验要远离火源。有毒和有腐蚀性的药品取用时要高度注意安全，取用后盖好瓶塞放回原处。

（3）实验室内严禁饮食，严禁吸烟。实验完毕，必须洗净双手。

（4）产生有刺激性或有毒气体的实验，必须在通风橱内进行。需闻气体气味时，试管口应离面部 20cm 左右，用手轻轻扇向鼻孔，不能对着管口去闻。

（5）实验室所有仪器药品，不得带出室外，用剩或制得的有毒药品，交给指导教师统一处理。

**2. 实验安全事故的救护措施**

（1）玻璃割伤　先挑出玻璃碎片，轻伤可抹上红药水并包扎。

（2）烫伤　切勿用水冲洗。可在烫伤处用高锰酸钾溶液擦洗，再涂上凡士林、烫伤膏或万花油。

（3）酸（或碱）溅入眼内　立刻用大量水冲洗，再用饱和碳酸氢钠（或硼酸）溶液冲洗，最后再用水冲洗，并立即就医。

（4）吸入刺激性或有毒气体　吸入氯气、氯化氢气体时，可吸入少量乙醇和乙醚的混合蒸气使之解毒。吸入硫化氢气体而感到不适时，立即到室外呼吸新鲜空气。

（5）毒物进入口内　可将 10ml 5% 硫酸铜溶液加入到一杯温开水中，内服后，用手指伸入咽喉部，促使呕吐，然后立即送往医院。

## 四、化学药品取用规则

**1. 液体试剂的取用规则**

（1）从滴瓶中取用试剂时，滴管不准接触使用容器的管壁，以免沾污。滴管放回原瓶时，不得放错，不准用其他滴管或自己的滴管到瓶中吸取试剂。

（2）从小口瓶中倒取试剂时，先将瓶塞倒放在桌面上，以免弄脏。手拿小口瓶倒试剂时，瓶上的标签应朝向手心，逐渐倾斜瓶子，让试剂沿管壁慢慢流入试管中，或沿干净的玻璃棒缓慢注入烧杯。取出所需量后，用干净的滤纸吸干瓶口的流出试液，注意瓶塞不能换错。

（3）用量筒或移液管定量取用试剂时，过量的试剂不能倒回原瓶，应倒入指定的容器内。

**2. 固体试剂的取用规则**

（1）取用固体试剂时要用干净的角匙，用过的角匙必须洗净擦干后才能再使用，以免沾污试剂。

（2）取出试剂后要立即盖紧瓶盖，不得盖错盖子。

（3）定量称取固体药品时，多余的药品不能倒回原瓶，可放在指定容器中。固体试剂一般可以用干净的纸或表面皿盛药品称量。具有腐蚀性、强氧化性或易潮解的固体试剂，应使用干净的表面皿或称量瓶盛试剂称量。

（4）有毒药品应在教师指导下取用。不能将药品洒落在实验台和地面上。

## 五、化学实验常用仪器

化学实验常用仪器主要是玻璃仪器，其次还有配套使用的一些装配仪器。表 17-1 中列出了一些常用仪器的名称、规格、用途和使用注意事项。

表 17 – 1　化学实验常用仪器

| 仪　器 | 规　格 | 用　途 | 注意事项 |
|---|---|---|---|
| 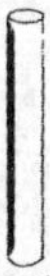 试管 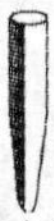　离心试管 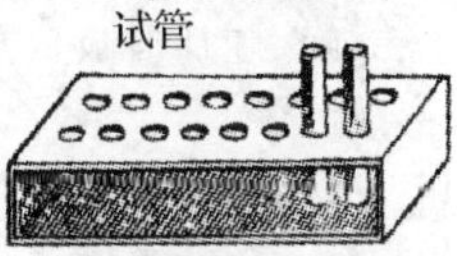　试管架 | 试管多数以口径×长度表示之 试管分硬质试管、软质试管、普通试管、离心试管 试管架有木质和铝质的 | 是最常用的仪器，少量试剂的反应容器，便于操作和观察 离心试管还可用于定性分析中的沉淀分离 试管架放试管用 | 试管可直接用火加热。硬质试管可以加热至高温加热后不能骤冷，特别是软质试管更易破裂 |
| 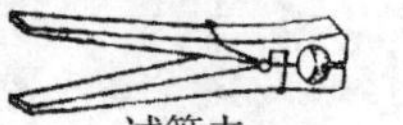 试管夹 | 由木材和钢丝制成 | 加热试管时夹试管用 | 防止烧焦 |
| 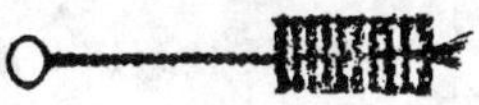 毛　刷 | 以大小和用途表示。如试管刷、滴定管刷等 | 洗刷玻璃仪器 | 小心刷子顶端的铁丝撞破玻璃仪器 |
| 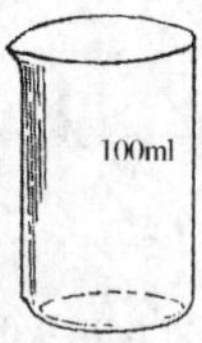 烧　杯 | 以容积（毫升，ml）大小表示 | 用作反应物量较多时的反应容器。反应物较易混合均匀 | 加热时应放置在石棉网上，使受热均匀 |
| 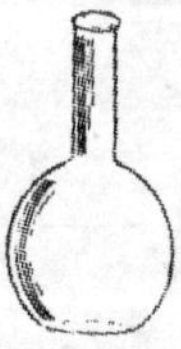 平底烧瓶 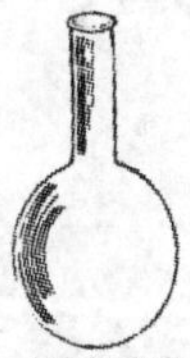　圆底烧瓶 | 以容积（毫升，ml）表示大小 | 反应物多，且需长时间加热时，常用它作反应容器 | 加热时应放置在石棉网上，使受热均匀 |
| 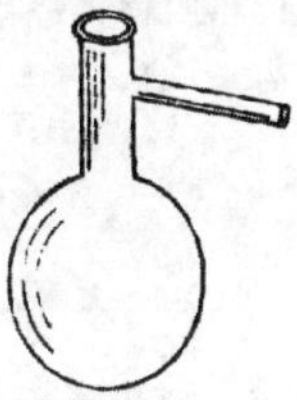 蒸馏烧瓶 | 以容积（毫升，ml）表示大小。 | 用于液体蒸馏，也可用于少量气体的发生 | 加热时应放置在石棉网上，使受热均匀。装配时，注意不要折断支管 |
| 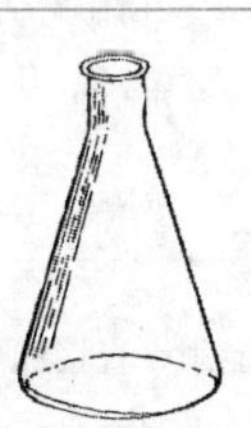 锥形瓶 | 以容积（毫升，ml）表示大小 | 反应容器。振荡很方便，适用于滴定操作 | 加热时应放置在石棉网上，使受热均匀 |

| 仪 器 | 规 格 | 用 途 | 注意事项 |
|---|---|---|---|
| 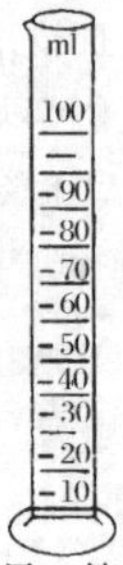 量 筒 | 以所能量度的最大容积（毫升，ml）表示 | 用于量度一定体积的液体 | 不能加热。不能用作反应容器。量度体积时以液面的弯月形最低点为准 |
| 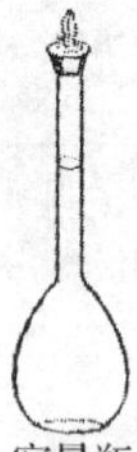 容量瓶 | 以刻度以下的容积（毫升，ml）表示 | 配制一定体积的溶液时用。配制时液体弯月面的下线与刻度线相切 | 不能加热。瓶塞是配套的，不要打碎，不能互换 |
| 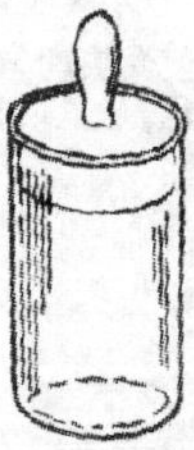 称量瓶 | 以外径（毫米，mm）×高（毫米，mm）表示，分"扁形"和"高形"两种 | 在准确称取一定量的固体时用。特别是称取易吸潮的物体时适用 | 不能直接用火加热。盖子和瓶子是配套的，不能互换 |
| 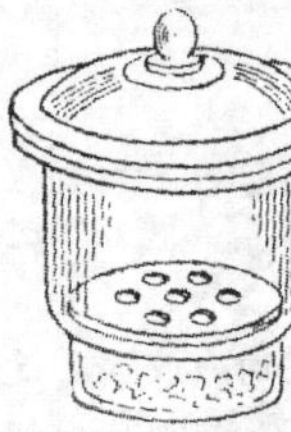 干燥器 | 以外径（毫米，mm）大小表示，分普通干燥器和真空干燥器 | 下部放干燥剂，可保持样品或产物的干燥 | 防止盖子滑动打碎。红热的东西待稍冷后才能放入 |
| 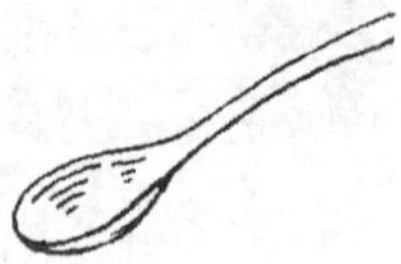 药 勺 | 由牛角、瓷或塑料制成，现多数是塑料的 | 取固体药品用。药勺两端各有一个勺，一大一小。根据用药量大小分别选用 | 取用一种药品后，必须洗净，并用滤纸屑擦干后，才能取用另一种药品 |
| 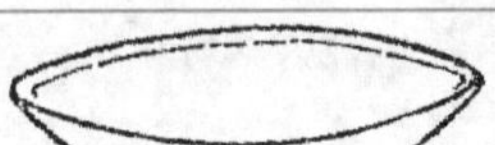 表面皿 | 以口径（毫米，mm）大小表示 | 盖在烧杯上，防止液体蒸发和杂物进入 | 不能用火直接加热 |

续表

| 仪 器 | 规 格 | 用 途 | 注意事项 |
|---|---|---|---|
| 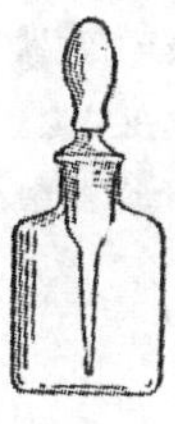 滴瓶 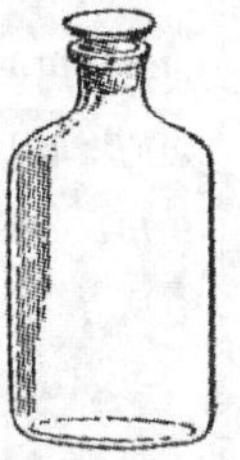　细口瓶 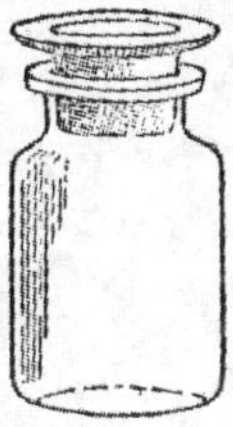<br>广口瓶 | 以容积（毫升，ml）大小表示 | 广口瓶用于盛放固体药品。滴瓶、细口瓶用于盛放液体药品。不带磨口塞子的广口瓶可用作集气瓶 | 不能用火加热。瓶塞不要互换。不能盛放碱液，以免腐蚀塞子。取用药品时瓶塞应倒放，以免沾污 |
| 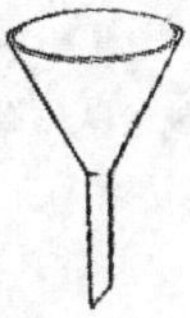 漏斗 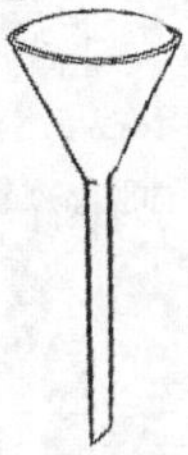　长颈漏斗 | 以口径（毫米，mm）大小表示 | 用于过滤等操作。长颈漏斗特别适用于定量分析中的过滤操作 | 不能用火直接加热 |
| 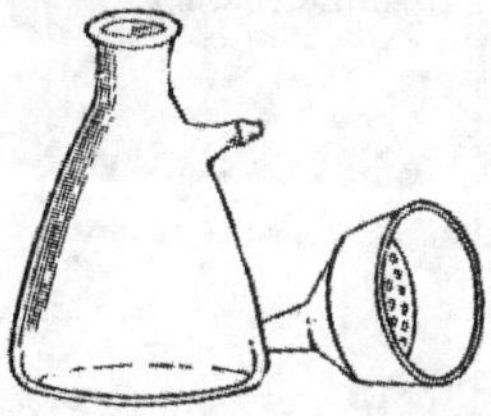 吸滤瓶　布氏漏斗 | 布氏漏斗为瓷质，以容量（毫升，ml）或口径大小表示。吸滤瓶以容积大小表示 | 两者配套使用于无机制备中晶体或沉淀的减压过滤。利用水泵或真空泵降低吸滤瓶中压力时将加速过滤 | 滤纸要略小于漏斗的内径，才能贴紧。先开水泵，后过滤。过滤完毕后，先分开水泵或吸滤瓶的连结处，后关水泵 |
| 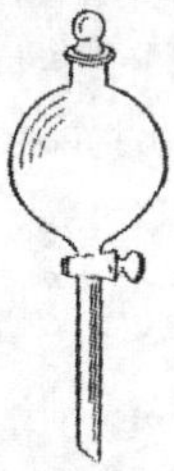 分液漏斗 | 以容积大小和形状（球形、梨形）表示 | 用于互不相溶的两种液体的分离，也可用于少量气体发生器装置中加液 | 不能用火直接加热。漏斗塞子不能互换。活塞处不能漏液 |
| 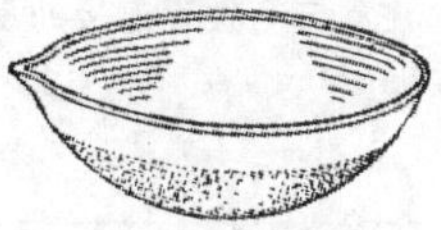 蒸发皿 | 以口径或容积大小表示。一般为玻璃制品，也有用瓷、石英、铂来制作的 | 蒸发液体用。随液体性质之不同可选用不同质的蒸发皿 | 能耐高温，但不能骤冷。蒸发溶液时，一般放在石棉网上加热 |

| 仪　器 | 规　格 | 用　途 | 注意事项 |
|---|---|---|---|
| 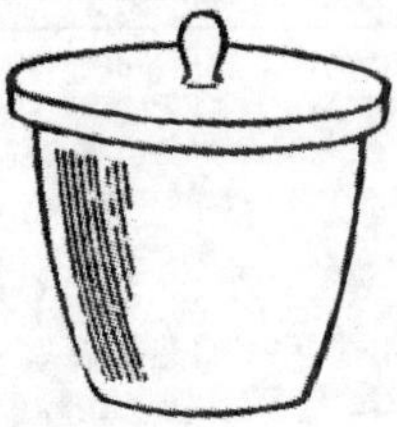 坩　埚 | 以容积大小表示，一般用瓷制作，也有用石英、铁、镍或铂来制作 | 灼烧固体用。随固体性质之不同可选用不同质的坩埚 | 可直接用火灼烧至高温。热的坩埚不要放在桌上。稍冷后，移入干燥器中存放 |
| 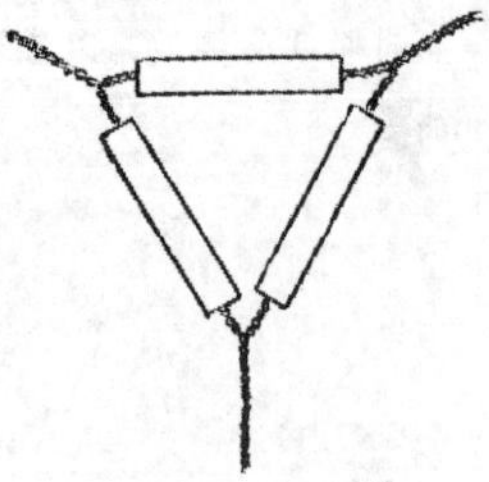 泥三角 | 由铁丝弯成，配有瓷管，有大、小之分 | 灼烧坩埚时放置坩埚用 | |
| 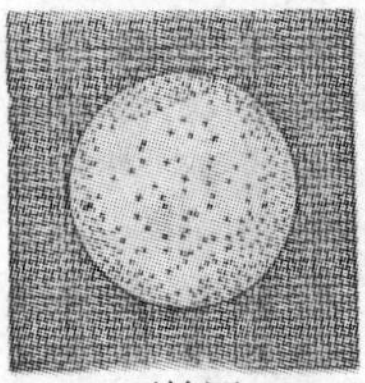 石棉网 | 由铁丝编成，中间涂有石棉，有大、小之分 | 石棉是一种不良导体，它能使受热物体均匀受热，不致造成局部高温 | 不能与水接触，以免石棉脱落或铁丝锈蚀 |
| 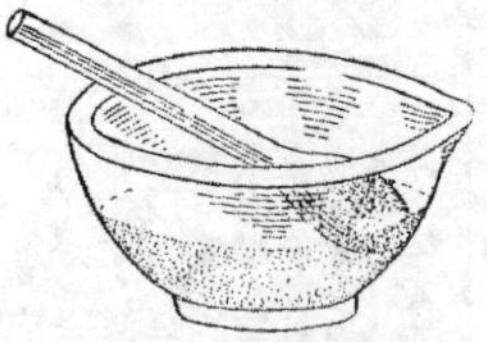 研　钵 | 以口径大小表示。一般用玻璃制作，也有用瓷、玻璃、玛瑙或铁来制作的 | 用于研磨固体物质。按固体的性质和硬度选用不同的研钵 | 不能用火直接加热 |
| 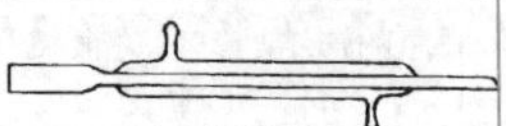 直形冷凝管 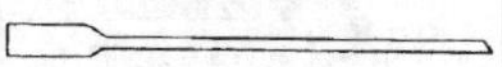　空气冷凝管 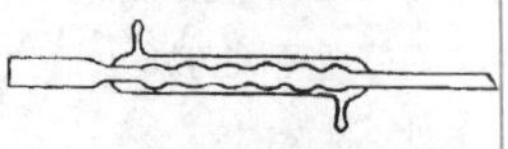　球形冷凝管 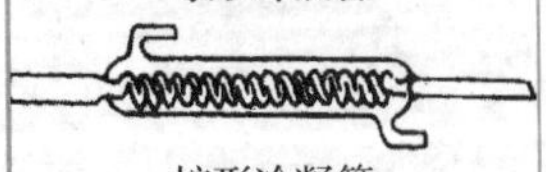　蛇形冷凝管 | 以接口口径不同和长度表示 | 分别在沸点不同的液态物质蒸馏时冷凝用，在回流操作作用时，也用作冷凝回流 | 安装时要夹稳，用水冷凝时，下方接口为进水管，上方接口为出水管 |
| 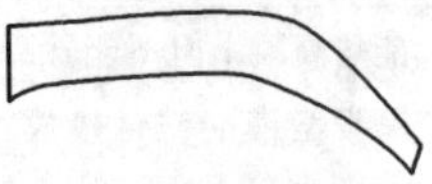 接液管 | 以接口口径不同表示 | 蒸馏时接在冷凝管的下部，将蒸馏液接入锥形瓶中 | 注意与冷凝管连接处易脱落 |

# 第十八章 | 学 生 实 验

## 实验一　溶液的配制和稀释

[3 学时]

【实验目的】

1. 掌握台秤、量筒、容量瓶和比重计等常用仪器的使用方法。
2. 掌握溶液浓度的表示方法和医院一些常用试剂的配制方法。

【实验原理】

配制一定浓度的溶液，应先根据所需配制溶液的浓度、所需配制溶液的量和溶质的摩尔质量三者的关系，计算出所需溶质的质量。这样计算出来的是纯溶质的质量，如果溶质是含有结晶水的，则应把结晶水计算进去。如果溶质是浓溶液，则应用浓溶液的浓度和相对密度算出所需浓溶液的量。因量取液体体积比称取质量的操作方便，所以常把浓溶液的量换算成体积，再量取该体积的浓溶液，稀释至所需的体积。

**1. 质量分数溶液的配制**

根据所需配制溶液的质量乘以质量分数计算出溶质和溶剂的质量。称取所需量的溶质溶于所需量的溶剂中即成。

**2. 质量浓度溶液的配制**

将所需配制溶液的体积乘以质量浓度计算出所需溶质的质量。再用台秤称取所需溶质的质量，加水溶解，再加蒸馏水至所需体积即成。

**3. 物质的量浓度溶液的配制**

配制物质的量浓度溶液时，应先计算出所需溶质的物质的量，再将物质的量换算成质量。称取所需的溶质的质量，在烧杯中加少量蒸馏水溶解，然后倾入欲配体积的容量瓶中，小心加蒸馏水至刻度，摇匀即成。若用已知相对密度的浓溶液稀释来配制一定物质的量浓度的稀溶液，则可根据浓溶液的相对密度和质量分数计算出浓溶液的物质的量浓度。根据稀释前后溶液中溶质的量不变的原则，利用稀释公式 $c_1V_1 = c_2V_2$ 计算出所需浓溶液的体积，量取所需体积的浓溶液，在容量瓶中加水稀释成欲配体积，摇匀即可。

注意稀释浓硫酸时，应将浓硫酸慢慢注入盛有蒸馏水的烧杯中，并用玻棒不断搅拌，冷却后再倒入容量瓶中，加蒸馏水配成一定体积，切不可将水注入浓硫酸中，也不能直接在容量瓶中稀释。

**【仪器与药品】**

台秤，10ml、50ml、500ml 量筒，比重计，100ml 容量瓶。

氯化钠（晶体）、氢氧化钠（晶体）、已知浓度的浓硫酸（98％）、浓盐酸、葡萄糖（晶体）、95％乙醇、未知浓度的浓盐酸。

**【实验步骤】**

**（一）台秤的用法**

**1. 台秤的构造**

台秤的构造如图 18 - 1 所示。

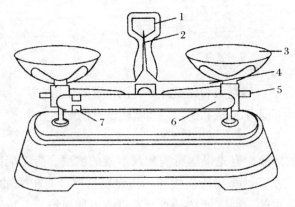

图 18 - 1　台秤

1. 标尺　2. 指针　3. 托盘　4. 横梁　5. 平衡调节螺丝

6. 游码标尺　7. 游码（每一大格为 1g，每一小格为 0.1g）

**2. 台秤的使用方法**

（1）零点调节　台秤称量的精确程度是 0.1g，台秤的托盘上未放物体时，先将游码拨至刻度尺左端的零处，观察指针的摆动情况。若指针对标尺中线的左右摆动的弧度几乎相等或静止时指针指在标尺的中线上（即零点），即表示台秤可以使用；如果指针在标尺中线左右的摆弧相差较大，则应通过调零点调节螺丝，使指针指正零点或左右摆弧相等。

（2）称量　称量时应将被称的物品放在左盘，砝码放在右盘。称量药品时，药品不能直接放在托盘上，可放在纸片或表面皿上，在右盘上应放等重的纸片或表面皿。右盘放砝码时，应先加大砝码，再加小砝码，10g 以内用游码调节，至指针左右摆弧相等为止。称量完毕后，记录砝码的质量，把砝码定位放回砝码盒中，将游码退到刻度零处，取下盘上的药品，注意保持台秤清洁，如果不小心把药品洒在台秤上，必须立刻清除。实验结束时，将一托盘取下，或将两盘叠放在一端，再收藏。

**（二）容量瓶的用法**

容量瓶是单一刻度的容量仪器，常用来配制体积浓度（物质的量浓度、质量分数）的溶液。先称取一定质量的溶质，在烧杯中用少量蒸馏水溶解，然后移入容量瓶中[1]，用少量的蒸馏水洗涤烧杯和玻棒 2～3 次，洗液一并倒入容量瓶中，再慢慢加水至刻度

（视线与液体弯月面的下线相切）。为避免加水过量，当液面接近刻度时，改用吸管逐滴加入。最后塞紧瓶塞，用右手握紧瓶颈，示指（食指）按住瓶塞，左手托住瓶底，将容量瓶反复颠倒及摇动多次，使瓶内溶液浓度均匀，即得一定体积浓度的溶液，倾入贴有标签的试剂瓶中保存[2]。

（三）比重计的用法

比重计是一种用来测定溶液相对密度的仪器。测定溶液的相对密度时，先把被测的溶液倒入大量筒中，再将比重计小心放入液体中，为了避免比重计与量筒接触，在放入时要用手指夹住比重计的上端等到它完全稳定时为止[3]。液体的相对密度不同，比重计悬浮在溶液中的深度也不同。从液体凹面最低处的水平方向，读出比重计上的读数。先试用比重计测定水和有关实验溶液的相对密度。

（四）试剂的配制

**1. 生理盐水的配制**

0.9%（g/ml）的氯化钠溶液称为生理盐水。欲配制 100ml 生理盐水，则先计算出配制 100ml 生理盐水所需 NaCl 的克数，并将在台秤上称得的 NaCl 放入 100ml 烧杯内，用少量蒸馏水溶解后倒入 100ml 容量瓶中，用蒸馏水洗烧杯和玻棒 2~3 次，洗液一并倒入容量瓶，再慢慢加蒸馏水至刻度，摇匀。将配好的生理盐水倒入指定的试剂瓶中。

**2. 5%（g/ml）葡萄糖溶液的配制**

医院常用的葡萄糖滴注液为 5%（g/ml⁻¹）葡萄糖注射液，有的标签上为 5%（*W/V*）葡萄糖注射液。用葡萄糖（晶体）配制 5%（g/ml）葡萄糖溶液 100ml。

**3. 75%外用消毒乙醇的配制**

医院外用消毒乙醇 75%，试用 95% 的浓乙醇配制外用消毒乙醇 50ml。

**4. 0.2mol/L NaOH 溶液 100ml 的配制**

计算出配制 0.2mol/L NaOH 溶液 100ml 所需固体 NaOH 的克数。取一个干燥的 100ml 烧杯，用台秤称其重量后，加入固体 NaOH，迅速称出所需 NaOH 的克数。用 50ml 水使称得的固体 NaOH 溶解，冷却后，倒入干净的 100ml 容量瓶中，照以上方法，配成 100ml 0.2mol/L NaOH 溶液，倒入指定的试剂瓶中。

**5. 0.1mol/L HCl 溶液 100ml 的配制**

用比重计量出所准备的浓盐酸的相对密度，从溶液的相对密度与浓度对照表查出浓盐酸的质量分数，再计算出配制 0.1mol/L HCl 溶液 100ml 所需的浓盐酸的体积。用小量筒量取所需体积的浓盐酸，倒入 100ml 干净的容量瓶中，按上述方法配制成 100ml 0.1mol/L HCl 溶液，倒入指定的试剂瓶中。

【注释】

[1] 用容量瓶配制溶液时，先要在烧杯中将溶质溶解，冷却后再倒入容量瓶，不能在容量瓶中溶解，因物质溶解时有放热或吸热现象。

[2] 用容量瓶配好所需浓度的相对溶液，摇匀后倒入试剂瓶中，洗容量瓶的水不能倒入试剂瓶中。

[3] 用比重计测定溶液相对密度时，待测溶液必须有足够的深度，一定要使比重计全部浮在液

体中,不能与容器底部接触,比重计不可突然放入液体里,以免撞击容器底部而被损坏。

**【思考题】**

1. 使用台秤称量,应注意些什么?怎样调节台秤的零点?

2. 为什么配制稀硫酸和氢氧化钠溶液时,不能在量筒或容量瓶中将浓硫酸稀释或将固体氢氧化钠溶解?

3. 在用容量瓶配制溶液时,洗溶解溶质时用的烧杯的洗液一并倒入容量瓶。而将容量瓶中配好的溶液倒入试剂瓶中,洗容量瓶的水不要倒入试剂瓶,这是为什么?

# 实验二　水的纯化和水质检测

[2 学时]

**【实验目的】**

1. 学习用离子交换法纯化水的原理和方法。

2. 学习水质检测的原理和方法。

**【实验原理】**

离子交换法是纯化水的有效方法。通过离子交换树脂与水中所含的有害离子发生离子交换,而使水纯化。离子交换树脂是带有交换活性基团的多孔网状结构的高分子化合物。根据所含活性基团的不同,分为阳离子交换树脂和阴离子交换树脂两大类。

**1. 阳离子交换树脂**

这类离子交换树脂含有的交换活性基团多为 $Na^+$ 或 $H^+$。它通过与水中的 $Ca^{2+}$、$Mg^{2+}$ 等发生离子交换,使水的硬度降低,纯度提高。

**2. 阴离子交换树脂**

这类离子交换树脂含有的交换活性基团多为 $OH^-$。通过与水中的 $Cl^-$、$SO_4^{2-}$、$HCO_3^-$ 等阴离子发生离子交换,而将有害阴离子除去,使水纯化。

用离子交换法纯化水,一般都通过阳离子交换、阴离子交换和阴阳离子混合交换三个步骤。有时还通过多组阴、阳离子交换柱(或阴阳离子交换树脂混合柱)使水的纯度提高。通过这种方法纯化的水,通常叫做高纯水或去离子水,可供医药卫生、科学实验、化学化工和电子工业等对水的纯度要求高的部门使用。这里所说的高纯水,不是绝对的纯水,一般把 1L 水中剩余含盐量在 0.1mg 以下的水称为高纯水。

水质检测是通过化学方法或物理方法,测定水样中有害离子的含量、pH 和电导率,确定水的质量。

**【仪器与药品】**

离子交换器、阳离子交换树脂、阴离子交换树脂。

$NH_3 - NH_4Cl$ 缓冲液、铬黑 T 指示剂[1]、0.1mol/L $AgNO_3$溶液、0.5mol/L $BaSO_4$溶液、0.1% 甲基红指示剂、0.1% 酚酞指示剂。

**【实验步骤】**

**（一）水的纯化**

**1. 自制离子交换器**

取 3 根口径 30mm 左右，长约 400mm 的玻璃管，两端各配一个能插一支细玻璃管（口径约为 8mm）和一个能插两根细玻璃管的橡胶塞。第一根大玻璃管的上端配两孔橡胶塞，插两支短细玻璃管，一支为进水口，一支为放气口，下端插一支，露出橡胶塞，伸入大玻璃管 3mm 左右，并用泡沫塑料或尼龙纱布包住管口的细玻璃管。第二支和第三支大玻璃管上端配一个插有一支短细玻璃管的单孔橡胶塞作放气孔，下端的两孔塞分别插伸入管内 350mm 和 3mm 的两支细玻璃管，伸入大玻璃管的管口用泡沫塑料包住。再用乳胶管将第一根大玻璃管的下端与第二根伸入管内 350mm 的细玻璃管相连接，第二根大玻璃管下端的另一支细玻璃管与第三根大玻璃管伸入管内 350mm 的细玻璃管相连接。第三支大玻璃管的另一支细玻璃管为出水口。装配好后通水看三支大玻璃管的下端是否漏水，若不漏水，则取下大玻璃管上端的橡胶塞向第一根大管内装入阳离子交换树脂，第二根大管内装入阴离子交换树脂，第三根大管内装入混合的阴阳离子交换树脂，每种树脂装入的高度约 320mm，让伸入管内的长细玻璃管的上端露出约 20mm，而此细玻璃管与大玻璃管上端的橡胶塞隔开约 10mm。注意：在装离子交换剂时，不可进入细玻璃管，通水时，防止大小玻璃管内产生气泡，以免造成树脂层紊乱、水流断路或水流阻力过大而不畅通。

**2. 纯水的制备**

将自来水（或经沉降过滤的河水或井水）从第一支大玻璃管上端的进水细玻璃管流入，依次通过阳离子交换柱、阴离子交换柱和混合阴阳离子交换柱，弃去最初流出的 20ml 后，取流出的纯水做水质检测，直至合格为止。

**（二）水质检测**

**1. 化学检测**

（1）用两支试管分别取经纯化的水和未经纯化的水各 10ml，各加入 $NH_3 - NH_4Cl$ 缓冲溶液 0.5ml 及 1 滴铬黑 T 指示剂。观察试管内液体的颜色，若纯化水呈蓝色，表示已基本不含 $Ca^{2+}$ 和 $Mg^{2+}$。

（2）用两支试管，分别取纯化水和未经纯化的水 10ml，各加一滴 0.1mol/L $AgNO_3$ 溶液或 0.5mol/L $BaSO_4$ 溶液。至纯化水不出现白色沉淀，表示已基本不含 $Cl^-$。

（3）用 6 支试管分别取 8ml 纯化水，未经纯化的水和标准纯净水（蒸馏水）各两份，并分成两组。第一组各加 1 滴 0.1% 甲基红指示剂。第二组各加 1 滴 0.1% 的酚酞指示剂。各组进行比较，若纯化水与标准纯净水（或蒸馏水）滴加指示剂后的颜色基本相同，表示已近中性。

通过上述检测，若纯化水已达到实验要求，表示此时制备的纯化水，已达高纯水的标准。

**2. 物理检测**[2]

水的纯度越高，其中所含离子越少，电导率也就越小，因此从电导率的大小可看出水的纯度。水的电导率可用电导仪测定。一般用电阻率（电导率的倒数）表示水的纯度。

电阻率在 25℃ 时为 $18 \times 10^6 \Omega \cdot cm$ 的水为理想的纯净水。一般化学实验用水的电阻率在 $1 \times 10^5 \Omega \cdot cm$ 即可。

### （三）离子交换树脂的再生

离子交换树脂具有一定的交换量，超过交换量则已失效，但可用再生处理的方法恢复其交换能力。再生处理过程是交换反应的逆过程。处理时，将 3 根交换柱下端的连接乳胶管拆开，第一根交换柱中的 $H^+$ 型阴离子交换树脂，可用 7% ~ 10% 的盐酸淋洗，从下部放出，再用高纯水洗去树脂的酸性。第二支交换柱中的 $OH^-$ 型阴离子交换树脂，可用 3% ~ 5% 氢氧化钠溶液淋洗，再用高纯水洗去碱性。混合柱中阴阳离子交换树脂的混合物，则用 5% NaCl 溶液浸泡，因二者密度不同而在盐水中分层，将二者分离后，再按上述方法分别处理，冲洗净后，再按原比例混合装柱。

按上述过程再生处理后，再将交换柱下端的乳胶管按原有方式连接，又可继续制备高纯水。

### 【注释】

[1] 铬黑 T 试剂的配制：将 0.3g 铬黑 T 和 3g 盐酸羟胺溶解于 50ml 乙醇中即成。

[2] 纯净水的检测一般用化学检测，如实验室有电导仪，也可用物理检测。

### 【思考题】

1. 普通水中所含的有害离子主要有哪些？用离子交换法如何除去它们？

2. 怎样用化学方法检测水的纯度？

3. 失效的离子交换树脂怎样再生处理？

# 实验三  熔点的测定

## ［3 学时］

### 【实验目的】

1. 熟悉用毛细管测定固态化合物熔点的原理。

2. 掌握用毛细管测定固态化合物熔点的方法。

### 【实验原理】

固体化合物当受热达到一定温度时，即由固态转变成液态，这时的温度就是该化合物的熔点。严格地说，物质的熔点是该物质在大气压下，固液两态达到平衡状态时的温度。由于大多数有机化合物的熔点都在 400℃ 以下，较易测定，所以在科学研究、有机化学实验中都把熔点的测定作为检验固态有机化合物纯度的方法之一。

每种纯有机化合物都有自己独特的晶形结构和分子间的作用力，要熔化它，需要一定的能量，所以纯粹的固体有机化合物都有一定的熔点，即在一定压力下，固液两态之间的变化非常敏锐，从开始熔化（始熔）至完全熔化（全熔）的温度范围（称为熔点范围、熔点距或熔程）很小，一般不超过 0.5 ~ 1℃，因此，在其熔解温度时若维持一段时间，则可以观察到由固态转变成液态的全过程。所以，利用熔化时温度的恒定与否就可以鉴定物质的纯度；在准确测定熔点时，当温度接近熔点时加热升温速度一定要慢，温度升高每分钟不能超过 1 ~ 2℃。不纯品即当有少量杂质存在时，则熔点往往下降，熔点距拉长。这对于鉴定固态有机化合物的纯度有很大价值。

熔点测定的方法有多种，如毛细管法、电热熔点测定法和放大镜式微量熔点测定法等。但仪器简单、操作简便者为毛细管法，尽管它有结果偏高和不能观察到熔化过程中晶体变化的缺点，却仍可作为纯度的鉴定方法，所以我们这里介绍毛细管法。

【仪器与药品】

温度计、自制的毛细管、梯利管（即 b 型管）、表面皿。

液状石蜡[1]、苯甲酸[2]、冰、水杨酸。

【实验步骤】

1. 酒精灯的使用

酒精灯和酒精喷灯是实验室常用的加热器具。用酒精灯加热可达 400 ~ 500℃，酒精喷灯加热可达 700 ~ 1000℃。

酒精灯为玻璃制品，其灯罩带有磨口，点燃灯芯时要用火柴，绝不能与另一盏燃着的酒精灯倾斜接火，否则一旦灯内乙醇溢出，则引起燃烧而发生火灾。用毕后，盖上灯罩，使火熄灭，不能用口吹。不用时，必须将灯罩罩上，以免乙醇挥发而下次不能点燃。当灯内乙醇少于总容量的 1/4 时，应先熄灯再通过小漏斗将乙醇加入，最多加至总容量的 2/3，不能加得太满。

2. 毛细管（熔点管）的制备

将自拉的毛细管截取约 4.5cm 长，口径约 1mm 均匀部分，一端在酒精灯上烧结封口即成熔点管。

3. 样品的填装

取 0.2g 干燥的样品，放在洁净的表面皿或玻片上，用玻璃棒研成粉末后聚成小堆。将熔点管开口的一端倒插入样品堆中，反复插取多次，即有样品进入毛细管口，再将熔点管封口端向下，通过一根长约 40cm 垂直于一玻片上玻管自由落下，使药品下沉至熔点管的底部，反复多次，让样品紧密填装到毛细管的底部。再将熔点管口在样品堆中插取和通过玻璃管自由落下，如此反复操作 3 ~ 4 次，直到装入 3 ~ 4mm 高的紧密样品为止。

4. 仪器的装配

将装有试样的熔点管下端用少许液状石蜡润湿后黏附在温度计上，使装试样部分正靠在温度计水银球的中部，用橡胶管剪成小橡皮圈将熔点管和温度计固定。温度计用一个刻有沟槽的单孔塞固定在试管中，再将试管固定在一个盛有约 1/2 液状石蜡的250ml 长颈圆底烧瓶上（试管和烧瓶固定处要有空隙通气），组成双浴式熔点测定装置，这种装置效果较好。或将套有熔点管的温度计悬吊在铁架台上，下部浸入盛热浴的烧杯中，组成热浴式熔点测定装置。也可将套有熔点管的温度计通过刻有沟槽的单孔塞固定于盛有液状石蜡的梯利管中，组成梯利式熔点测定装置。这种装置受热快，操作方便，但管内温度分布不均匀，测得的熔点不够准确。

3 种熔点测定装置如图 18 - 2 所示。注意温度计和橡皮圈等的位置，温度计不应接触管底，橡皮圈不应浸入液状石蜡中。

**5. 熔点的测定**

给圆底烧瓶、梯利管或烧杯加热。为了准确地测定熔点，加热时，特别是加热到接近试样熔点时，必须使温度上升的速度缓慢而均匀。对于每一试样，至少要测定两次。第一次可升温稍快，每分钟上升 5℃ 左右，得到一个近似的熔点，然后把热浴冷却下来，换一根装有同样试样的熔点管，进行第二次测定。开始加热时，升温可稍快，待温度达到比近似熔点低约 10℃ 时，调小火焰，使温度缓慢而均匀地上升（每分钟上升 1℃），注意观察熔点管中试样的变化，记录下熔点管中刚有小滴液体出现和试样恰好完全熔融这两个温度的读数，绝不可仅记录这两个温度的平均数值。真实的熔点是熔完时的温度。

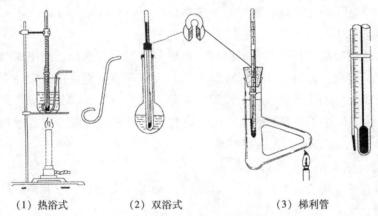

（1）热浴式　　　（2）双浴式　　　（3）梯利管

图 18 - 2　3 种熔点测定装置

**【注释】**

［1］用于测定熔点的热浴有多种，最常用的是液状石蜡和浓硫酸。液状石蜡使用安全，可加热到 220～230℃，但易变黄，最好在 170℃ 以下使用。浓硫酸价格便宜，易传热，但腐蚀性强，危险性大，可在 200℃ 以下使用，超过 250℃ 时，浓硫酸发生白烟，妨碍读取温度。此外，硅油（可达 350℃）、植物油（如茶油可达 220～230℃）也可作热浴。

［2］常用于测定熔点的试样可选用乙酰苯胺（熔点 114℃）、苯甲酸（熔点 122℃）、己二酸（熔点 153℃）、水杨酸（熔点 150℃）等。

**【思考题】**

1. 熔点与熔点距有何区别？真实的熔点如何确定？

2. 测熔点时，遇到下列情况，将产生什么结果：①熔点管壁太厚；②熔点管不洁净；③样品研得不细；④样品未完全干燥；⑤加热太快；⑥浴液循环不好；⑦熔点管底部未完全封闭；⑧样品混有无机盐。

3. 为什么每支毛细管只能进行一次熔点的测定，不能重复使用？

# 实验四　常压蒸馏及沸点的测定

## ［3 学时］

【实验目的】

1. 熟悉测定液态化合物沸点的原理。
2. 掌握测定液态有机化合物沸点的方法和纯化液态有机化合物的方法。

【实验原理】

给液态物质加热，随着温度的升高，液态物质的蒸气压逐渐增大，当液体蒸气压与外界气压相等时，气态和液态达到动态平衡，液体开始沸腾，此时的温度称为该液态物质在此压力下的沸点。将液体加热至沸变成蒸气，又将其蒸气冷凝为液体的这两个过程的联合操作称为蒸馏。通过蒸馏可以把沸点差别较大的两种或多种液体的混合物分离，也可将易挥发物质与难挥发物质分开，从而达到分离和提纯的目的。同时，利用蒸馏的方法可测定液态有机化合物的沸点范围（即沸程）。纯粹液态有机化合物在一定压力下具有一定的沸点，沸程很小（0.5～1℃），若沸程较大，则不纯。所以蒸馏可用来测定沸点，还可根据沸程的大小鉴定有机化合物的纯度。但是有些物质之间，可组成共沸混合物，此混合物具有固定的沸点，但不是纯粹的化合物。蒸馏时，必须注意以下几个问题。

（1）蒸馏系统必须连通大气，绝不能用密闭的磨口尾接管配磨口锥形瓶，造成封闭体系，否则将会爆炸。

（2）加热之前，应在蒸馏烧瓶内加入几粒沸石或素烧瓷片等作止爆剂。因大多数液体在加热时会产生局部过热现象，液体在此温度时的蒸气压已远远超过大气压，但液体还未沸腾。过热的液体往往突然猛烈沸腾，大量蒸气带着液体向上冲，发生"爆沸"。加入止爆剂，它可在受热后产生细小的空气泡，成为液体分子的气化中心，从而避免蒸馏过程中的跳动爆沸现象，保持蒸馏过程的平稳状态。在持续沸腾时，沸石可继续有效，若中途停止蒸馏，在重新进行蒸馏前应补加新的沸石。若在加热蒸馏后忘记加沸石，绝不能在液体近沸腾时加入沸石。应先停止加热，待液体冷至沸点以下20℃之后才加沸石，否则将会引起剧烈爆沸，使液体冲出瓶外，有时还会发生着火事故。

（3）在蒸馏瓶中只有少量液体时，应停止加热，不能蒸干，否则蒸馏烧瓶会破裂而发生事故。

【仪器与药品】

蒸馏烧瓶、温度计、冷凝管[1]、锥形瓶、尾接管、漏斗、水浴锅。

纯四氯化碳和不纯四氯化碳。

**【实验步骤】**

**1. 常压蒸馏法测沸点**

按图18-3装配好仪器。注意装配蒸馏装置的顺序是从热源开始，"由下而上，由左到右"依次安装。装好后，冷凝管应与蒸馏烧瓶的支管同轴，各处铁夹不应夹得太紧或太松，以夹住后稍用力尚能转动为宜。

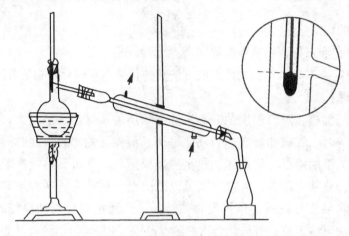

图18-3　　常压蒸馏装置

取下蒸馏烧瓶塞和温度计，将待测沸点的纯四氯化碳20ml，加入到蒸馏烧瓶中，注意不要让液体沿支管流出，再加入2~3粒沸石，盖上塞子，温度计的水银球中部应与支管的下沿相平。检查整套装置不漏气后，通入冷却水，开始加热蒸馏[2]。随着温度的升高，可见液体逐渐沸腾，蒸气逐渐上升，当蒸气上升到温度计水银球周围时，温度计水银柱就急剧上升。这时应调小火焰，调节蒸馏速度，使每秒钟蒸出1~2滴[3]。记下第1滴蒸馏液落入吸收器时的温度，当温度计读数恒定时，记录此温度，此恒定温度即为该物质的沸点。当蒸馏烧瓶中只剩少量液体时，停止蒸馏，并记录下温度。这两个温度之差应在1~2℃范围内。蒸馏完毕，应先停火，后停冷却水。

按以上同样操作，将40ml不纯的四氯化碳进行蒸馏，并收集75~78℃馏分，量出它的体积，倒入指定的回收瓶中，温度高于78℃时，停止蒸馏。

实验完毕，按与装配时相反的顺序，拆下仪器，洗净仪器。

**2. 微量法测沸点**

用玻璃管拉成内径约3mm的细管，截取约8cm长直而均匀的一段，将其一端封闭作装试料的外管。另拉一根直径约为1mm、长8cm的毛细管，一端封闭，作为内管。

把外管稍加热，迅速把开口一端插入试料中，便有少量试料吸入管内。将外管直立，让液体流到管底，试料高度应约为7mm（也可用细吸管把试料装入外管）。然后把内管开口的一端插入外管内，用橡胶管剪成的小橡皮圈或细铜丝将外管固定在温度计上，试料位置与温度计水银球齐平，与前面熔点测定实验一样，把沸点管和温度计放入盛有液状石蜡的梯利管（或圆底烧瓶）中，用刻有沟槽的单孔塞固定。

给热浴慢慢加热，使温度均匀上升。当温度比试料的沸点稍高时，可看到内管中有一连串的小气泡不断地逸出。停止加热，让热浴慢慢冷却。注意当液体开始不冒气泡和气泡将要缩入内管时的温度，此温度即为该试料的沸点。

**【注释】**

［1］蒸馏沸点在130℃以上的液体可用空气冷凝管，蒸馏沸点在130℃以下的液体，用水冷凝管。

［2］蒸馏沸点在80℃以下的液体时，用热水浴作热源，蒸馏沸点较高的液体时，可将蒸馏烧瓶放在石棉网或铁丝网上直接用火焰加热，石棉网可使其受热均匀，扩大受热面，但不能把蒸馏烧瓶直接在火焰上加热。

# 实验五 苯甲酸的提纯

## ［3 学时］

**【实验目的】**

1. 熟悉重结晶提纯晶态物质的方法。

2. 掌握过滤、结晶、萃取等基本操作及离心机的使用。

**【实验原理】**

利用被提纯化合物与杂质在某种溶剂中不同温度时溶解度的不同，以达到分离提纯的方法，叫重结晶。重结晶是纯化固体有机化合物的重要方法之一，其步骤如下。

（1）选择适当的溶剂。

（2）将粗产品溶于选定的热溶剂中制成饱和溶液。

（3）趁热过滤，除去不溶性杂质。若溶液颜色较深，则先脱色再过滤。

（4）将此饱和溶液冷却，或蒸发溶剂，使结晶慢慢析出，而杂质则留在母液中；或者杂质析出，而欲提纯的化合物留在溶液中。

（5）抽滤分离母液，洗涤并分出结晶或杂质，进行干燥。

（6）测定熔点。

（7）回收溶剂。

重结晶一般只适用于含杂质较少的固体有机物。若含杂质较多，必须根据不同情况，采用其他方法进行初步提纯（如水蒸气蒸馏、减压蒸馏、萃取等），然后再进行重结晶。

重结晶选用的溶剂必须符合以下条件：

（1）不与被提纯物起化学反应。

（2）在升降温度时，与被提纯化合物的溶解度应有较大的差别。

（3）被提纯的物质能生成较整齐的晶体。

（4）溶剂的沸点不宜太高或太低。因过低时，溶解度改变不大，操作不易；过高时，附着在晶体表面的溶剂不易除去。

常用的溶剂有水、乙醇、丙酮、苯、乙醚、三氯甲烷、石油醚、醋酸和乙酸乙酯等。

**【仪器与药品】**

漏斗和滤纸、分液漏斗、锥形瓶、表面皿、天平、酒精灯、石棉网、玻勺、抽滤装置。

苯甲酸（粗品或不纯品）和乙醚。

**【实验步骤】**

**1. 重结晶提纯法**

（1）称取粗苯甲酸 2g，放入 250ml 烧杯中，加入 100ml 蒸馏水，在石棉网上加热至沸，待完全溶解后，用菊花形滤纸趁热过滤[1]。过滤时，应分多次少量倒入漏斗，以免苯甲酸在漏斗中结晶出来，其余的溶液仍放在石棉网上用小火继续加热，不让其冷却。滤液用干净的 250ml 锥形瓶接收。

（2）将滤液冷却，即有片状晶体析出。待晶体完全析出后，抽滤，将晶体与母液分离，并用母液将锥形瓶中的所剩晶体冲洗干净，倒入布氏漏斗，抽干。将布氏漏斗中的晶体和滤纸取出，放在干滤纸上压干，得到较纯净的苯甲酸，称重。

**2. 萃取提纯法**

（1）取上面抽滤瓶中的母液 15ml，放入洁净的分液漏斗中，再加入 15ml 乙醚，塞好玻璃塞，倒置并轻轻摇动分液漏斗，不时打开活塞让乙醚蒸气逸出，使内外压力达到平衡。再剧烈振摇 2~3min，将分液漏斗放在铁圈上静置。

（2）待分液漏斗的液体明显分为两层后，取下上面的玻璃塞，小心启开下面的活塞，让下层水液慢慢放出，分完后，并关上活塞。

（3）将上层（乙醚层）从漏斗上端倒出，取 1~2ml 此液放入干净的表面皿上，待乙醚挥发后，观察表面皿上有无苯甲酸。

**【注释】**

[1] 为了避免过滤时溶剂冷却使结晶析出，除使用菊药形滤纸过滤增大面积外，还可使用热水漏斗。热水漏斗是把玻璃漏斗套在一个金属制的热水漏斗套中，套的两壁间充热水。如果重结晶的溶剂是水，可加热热水漏斗的侧管。若所用溶剂是易燃性溶剂，则不能直接加热。

**【思考题】**

1. 重结晶提纯固体有机化合物的基本原理是什么？萃取提纯法的基本原理是什么？

2. 有一有机化合物极易溶于热乙醇中，而难溶于冷乙醇或水中，你如何对其进行重结晶？叙述操作过程。

3. 在萃取提纯法使用分液漏斗时，水层从漏斗下方放出，而乙醚层又必须从漏斗上口倒出，这是为什么？

# 实验六　从茶叶中提取咖啡碱

[3 学时]

**【实验目的】**

1. 学习从茶叶中提取咖啡碱的实验方法。

2. 巩固萃取、蒸馏、抽滤等基本操作。

【实验原理】

咖啡碱又称咖啡因，具有兴奋大脑皮质、利尿、刺激心脏等功能。咖啡碱是茶叶、咖啡、可可等植物所含的主要生物碱，学名为 1，3，7 - 三甲基 - 2，4 - 二氧嘌呤。咖啡碱为白色针状晶体，溶于水、乙醚和丙酮，在 178℃时升华。

利用咖啡碱能溶于水的性质，可用热水从茶叶中提取，再加入适当的溶剂（如乙醚、三氯甲烷等）抽提，然后蒸去溶剂，即得粗咖啡碱，最后利用升华将咖啡碱与其他生物碱和杂质分离而提纯。

【仪器和药品】

抽滤装置、蒸馏装置。

茶叶、三氯甲烷、10% 醋酸铅。

【实验步骤】

称取 10g 茶叶，用双层纱布包扎好，放入盛有 130ml 水的 250ml 烧杯中加热煮沸 15min。取出茶叶包并将包内的水压榨到烧杯中，加入 10% 醋酸铅溶液[1]20ml，用玻璃棒搅拌后抽滤。

将滤液加热煮沸，浓缩至 25ml，冷却后，加入等体积的三氯甲烷，充分摇荡，如有沉淀物则再抽滤 1 次；然后移到分液漏斗中，静置分层后，将下层溶液放入 50ml 蒸馏烧瓶中。上层溶液再加 15ml 三氯甲烷萃取 2 次[2]，下层溶液放入蒸馏瓶中蒸馏，将 62℃的馏出液（三氯甲烷）回收，而蒸馏瓶底部的固体物质即为粗咖啡碱产品，刮出后置于空气中干燥、称重。粗产品可再升华提纯 1 次。产品交指导教师查看后统一收存。

【注释】

［1］加入醋酸铅溶液，可将溶液中的单宁等杂质除去。

［2］为了避免乳化而难以分层，可加入少量氯化钠晶体。

【思考题】

1. 为什么从茶叶中提取咖啡碱时先用热水提取再用三氯甲烷萃取？

2. 怎样将咖啡碱粗产品升华提纯？

# 实验七　醇、酚、醛、酮的性质

［3 学时］

【实验目的】

1. 加深和巩固对醇、酚、醛、酮主要化学性质的认识。

2. 掌握醇、酚、醛、酮的鉴别方法。

【实验原理】

醇和酚分子中都含有羟基，但由于烃基对羟基的影响不同，因此醇类和酚类在性质上有很大的差异，而且伯醇、仲醇和叔醇的性质也有所不同。

醇分子中的 O—H 键较难断裂，而在酚分子中，由于羟基中的氧原子与苯环形成 p-π共轭，电子云向苯环转移，在溶液中可电离出质子，显示弱酸性。又由于羟基对苯环的影响，使苯环活化，易于发生环上亲电取代反应。

醛和酮分子中都含有羰基，化学性质有许多相似之处。它们都能与羰基试剂（如 2，4-二硝基苯肼）作用，醛类和甲基酮都能与亚硫酸氢钠发生加成反应，一端具有 3 个 α-H 的醛和酮都能发生卤仿反应等。

由于醛和酮结构不同，性质上又有较大的差异。醛比酮活泼，醛具有还原性，能被弱氧化剂如托伦试剂或斐林试剂（芳香醛不能）氧化，析出银镜或氧化亚铜沉淀，而酮则无此反应。

**【仪器与药品】**

甲醇、无水乙醇、正丙醇、正丁醇、正戊醇、醇溶性染料苏丹Ⅲ、金属钠、酚酞、席夫试剂、铜丝、仲丁醇、叔丁醇、1%三氯化铁溶液、苯酚、饱和溴水、苦味酸饱和溶液、0.5%高锰酸钾溶液、卢卡斯试剂。

浓硫酸、40%甲醛、40%乙醛、丙酮、汽油、2，4-二硝基苯肼、5%氢氧化钠溶液、10%氢氧化钠溶液、95%乙醇、异丙醇、品红醛试剂、碘-碘化钾溶液、苯甲醛、2%氨水、亚硫酸氢钠饱和溶液、2%硝酸银溶液、斐林试剂 A 和 B、重铬酸钾硫酸溶液。

**【实验步骤】**

**（一）醇的性质**

**1. 醇在水中的溶解性**

在 5 支试管中，分别加入 0.5ml 甲醇、乙醇、正丙醇、正丁醇及正戊醇，并在各试管中加入 2 滴醇溶性染料苏丹Ⅲ，使醇显红色；然后每支试管中各加入 2ml 水，振荡后，观察其溶解的情况，说明溶解的规律。

**2. 醇与水的缔合**

在一个 25ml 量筒的 20ml 刻度线之上贴一圈有色纸条（不要用红色）。先注入 10ml 水，然后沿器壁小心地加入用苏丹Ⅲ染料染色的乙醇（不要倾斜量筒），使水与醇有明显的分层而不混淆起来，将乙醇加至刻度处。看清量筒内液体的总体积和分层现象，然后摇动，使水醇混合，这时分界面消失，全部溶液均显红色，观察液面有无变化，说明什么问题？

**3. 醇钠的生成与水解**

在 1 支大试管中，加入 2ml 无水乙醇，再把切去表皮绿豆大小的金属钠加入，观察有何现象，试管是否发热，管内溶液有何变化，试管下部有无结晶析出；当金属钠溶完后，冷却，观察管内物质状态又有何变化？

在上面的试管中，小心地加入 4ml 水[1]，管内物质状态又有何变化？加 2 滴酚酞指示剂，溶液是否显色？

**4. 醇的氧化反应**

（1）方法一　将一根绕成螺旋状的粗铜导线，用镊子夹住在酒精灯上烧红，待铜线表面生成黑色的氧化铜，趁热立即插入浸在冷水浴中的盛有 3ml 甲醇[2] 的长试管中，可看到铜丝上的氧化铜立即变为光亮的铜。反复操作 4～5 次。冷却后，取此氧化液少许（用药滴管吸取），逐滴加入到盛有 2ml 席夫试剂[3] 的试管中，直至有红色出现为止。用未进行反应的甲醇与席夫试剂反应，两者进行比较，得出什么结论？

（2）方法二　在试管中加入 0.5% 高锰酸钾溶液 1ml 和乙醇 0.5ml，摇动试管，并用小火加热，观察有什么变化。

**5. 伯、仲、叔醇中羟基活泼性的比较（卢卡斯试验）**

在 3 支干燥试管中，分别加入 0.5ml 正丁醇、仲丁醇和叔丁醇，立即各加入 1ml 卢卡斯试剂[4]，剧烈振荡，观察 3 支试管中的变化，若不出现浑浊则置于 25～30℃ 水浴中，观察其变化。记下混合液变浑浊和出现分层的时间和顺序，并给以解释。

**（二）苯酚的性质**

**1. 苯酚的酸性**

（1）用玻璃棒分别蘸取苯酚和苦味酸的饱和水溶液，在蓝色石蕊试纸和刚果红试纸上检验它的酸性。

（2）在 2 支试管中分别加入苯酚 1g，正丁醇 2ml，再各加入 5% 氢氧化钠溶液 2ml，观察哪支试管中发生了反应（由不溶于水的物质反应后生成了可溶于水的物质）。

**2. 苯酚与溴的反应**

在 1 支盛有 6ml 水的试管中，加入 1 小粒（约 0.1g）苯酚，振荡至苯酚溶解；然后分成两份，在一份中滴加饱和溴水，有何反应现象？

**3. 苯酚与三氯化铁的显色反应**

在 1 支盛有上述制得的苯酚溶解的试管中，加入 2～3 滴 1% 的三氯化铁溶液，有何现象产生？

**（三）醛和酮的性质**

**1. 醛、酮与羰基试剂的反应**

在 3 支试管各加入 1ml 2，4 - 二硝基苯肼试剂[5]，再分别加入 1～2 滴 40% 甲醛、40% 乙醛和丙酮，摇动 3 支试管，观察并记录反应现象。

**2. 醛和甲基酮与亚硫酸氢钠的加成反应**

在 2 支试管中分别加入 1.0ml 新配制的饱和亚硫酸氢钠溶液[6]，再分别加入 0.5ml 丙酮或新蒸馏的苯甲醛，振荡，然后将试管放入冰水中冷却，有何现象发生[7]？

**3. 碘仿反应**

在 3 支试管中，分别加入 3ml 水和 3～4 滴甲醛溶解、乙醛溶液和丙酮，再各加入 0.5ml 碘的碘化钾溶液[8]；然后滴加 10% 氢氧化钠溶液，振荡至碘的颜色呈淡黄色[9]。观察 3 支试管中的不同现象并说明其原因。若不出现沉淀，可在温水浴中温热数分钟，冷却后再观察。再用乙醇、异丙醇重复上述实验，得出什么结果？为什么？

**4. 醛的银镜反应**

在 3 支用热重铬酸钾硫酸溶液洗涤并用蒸馏水冲洗干净的试管中，分别加入 2% 硝酸银溶液 2ml，滴加 1 滴 5% 氢氧化钠溶液，摇动试管，逐滴加入 2% 氨水至氧化银沉淀恰好完全溶解，可再滴加 1 滴 2% 硝酸银溶液。然后在 3 支试管中分别加入甲醛、乙醛和丙酮 3 滴，置水浴中温热，静置，观察试管壁上有什么现象发生。

**5. 醛与斐林溶液[10] 反应**

在大试管中，将斐林溶液 A 和 B 各 3ml 混合均匀，再平均分装到 3 支小试管中，然后分别加入 3~4 滴甲醛溶液、乙醛溶液和丙酮。振荡后，把试管放在沸水浴中加热。注意观察颜色变化以及是否有砖红色沉淀生成。

**6. 醛与品红醛试剂（席夫试剂）的反应**

在 2 支小试管中，加入品红醛试剂 2~3ml，再加入甲醛溶液（或乙醛溶液）和丙酮 4 滴，摇匀，放置 1min，观察现象。

**7. 乙醛的醇醛缩合反应**

在小试管中，加入 2ml 10% 氢氧化钠溶液和 1ml 乙醛溶液，在不断加热过程中，可以看到溶液的颜色逐渐加深，黏度增大，生成了相对分子质量较大的棕黄色黏稠缩聚产物。

**8. 几种未知物的鉴别**

在 4 个无标签的试剂瓶中，分别盛有乙醛溶液、甲醛溶液、丙醛溶液、乙醇溶液，用化学方法将它们一一鉴别出来。写出设计步骤、实验方法和观察到的现象。

**【注释】**

[1] 加水前一定要检查试管中是否有残存的钠，若有钠存在，应该用镊子先取出放入乙醇内破坏，然后加水。否则，不仅影响实验效果，而且不安全。

[2] 使用甲醇应注意安全，不要闻气味或对着眼睛看，因甲醇有毒；也可用乙醇代替，较安全。

[3] 席夫（Schiff）试剂即品红醛试剂的配制　将 0.2g 碱性品红溶于 100ml 水中，加入 2~5g 亚硫酸氢钠及 2ml 浓盐酸，搅拌，静置，若呈粉红色则加入少量活性炭振荡过滤，再稀释至于 200ml，密封于棕色瓶中。

[4] 卢卡斯（Lucas）试剂系盐酸-氯化锌溶液配制　将 200g 无水氯化锌在蒸发皿中熔融至无气泡出现为止放入干燥器中冷却。冷却后打碎，放入瓶中，加入 132ml 浓盐酸，塞好后摇动，放置让其慢慢溶解，并密封。

[5] 2,4-二硝基苯肼试剂的配制　将 3g 2,4-二硝基苯肼溶于 15ml 浓硫酸中，再将此酸性溶液慢慢加入 70ml 95% 乙醇中，然后加蒸馏水稀释到 100ml，过滤。滤液保存于棕色试剂瓶中。

[6] 饱和亚硫酸氢钠溶液的配制　在 100ml 40% 的亚硫酸氢钠溶液中加入 25ml 不含醛的乙醇，滤去析出的结晶。此试剂应在使用前配制。

[7] 芳香族甲基酮和相对分子质量小的醛，此反应现象不太明显。

[8] 碘的碘化钾溶液的配制　把 25g 碘化钾溶于 100ml 蒸馏水中，再加入 12.5g 碘，搅拌使其溶解。

[9] 碘仿反应时应注意：①滴加碱后溶液必须呈淡黄色，应有微量碘存在，若已成无色可反滴碘-碘化钾溶液；②醛、酮不能过量，否则会使碘仿溶解；③碱不可过量，否则会使碘仿水解，特别是在加热时。

[10] 斐林试液的配制　斐林试液 A——将 34.6g 硫酸铜晶体（$CuSO_4 \cdot 5H_2O$）溶解于 500ml 蒸馏水中，混合均匀。斐林试液 B——将 173g 酒石酸钾钠晶体（$KNaC_4H_4O_6 \cdot 4H_2O$）和 70g 氢氧化钠溶于 500ml 蒸馏水中。两种溶液分别保存，使用时取等体积混合。

【思考题】

1. 苯酚和乙醇分子中都含有羟基，为什么二者具有不同的性质？

2. 如何鉴别下列各组物质，说出所用试剂和实验步骤。

（1）稀盐酸、稀氨水、苯酚溶液　　（2）乙醇溶液、苯酚溶液

3. 鉴别醛和酮有哪些操作简便、现象明显的方法？

4. 哪一种丁醇能起碘仿反应？

5. 久置的甲醛会出现白色沉淀，40%的乙醛溶液会出现分层现象，这是什么原因？能否用来进行实验或经如何处理后才可用于实验？

# 实验八　阿司匹林的制备

## [3 学时]

【实验目的】

1. 学习酰化反应的基本原理和实验方法。

2. 巩固固体有机化合物的提纯方法。

【实验原理】

阿司匹林又称乙酰水杨酸，是解热镇痛的常用药。通常由水杨酸（邻羟基苯甲酸）与乙酸酐发生酰化反应来制取。为了加速反应的进行，常加入少量磷酸或浓硫酸作催化剂。

阿司匹林为白色片状晶体，熔点136℃，易溶于乙醚、苯、热乙醇。在冷水中难溶，在37℃（相当于体温）中微溶，因此口服后在肠内开始分解为水杨酸，起退热、止痛作用。

【仪器与药品】

锥形瓶、抽滤装置、水浴锅。

水杨酸（干燥）、乙酸酐（新蒸）、石油醚、85%磷酸、乙醚、乙醇、1%三氯化铁溶液、浓硫酸、苯。

【实验步骤】

在干燥的50ml锥形瓶中放入2g干燥的水杨酸，慢慢加入5ml新蒸的乙酸酐，摇匀后再滴入5滴85%的磷酸（或0.5ml浓硫酸）。将锥形瓶放入80～90℃的热水浴中加热[1]并振荡5min，取出趁热加入2ml水，分解过量的乙酸酐[2]。

冷却后再加入20ml水，将锥形瓶放在冷水中静置。用玻璃棒磨擦瓶壁，当有晶体析出时，再加入20ml冷水，并置于冰水浴中以加速晶体析出。抽滤，用少量水洗涤晶体2次，将粗制品放在滤纸上干燥。

按1∶10的比例，将干燥的粗产品（留有少量）溶于乙醚中，温热振荡后若还不澄清，则过滤去杂质；然后加入等体积的石油醚，加塞后在冰水浴中静置1h。待结晶完全，抽滤，用少量石油醚洗涤晶体，干燥后称量，计算产率，并测其熔点。

取少量粗制品和精制品分别溶于乙醇中，各加入 2 滴 1% 三氯化铁溶液，观察现象并比较纯度。

【注释】

［1］反应温度不宜过高，否则将有副反应发生，生成水杨酰水杨酸等副产物。

［2］此时反应产生的热量，可能会使瓶内液体沸腾，蒸气快速外逸，因此加水时脸部不要对着瓶口，以免发生意外。

【思考题】

1. 为什么制备阿司匹林时要用干燥的锥形瓶和新蒸的乙酸酐？

2. 阿司匹林在沸水中受热后得到的溶液，滴入三氯化铁溶液时呈紫红色，为什么？写出反应方程式。

3. 写出用乙酰氯作酰化剂制备阿司匹林的反应式。

# 附录 碱、酸和盐的溶解性（20℃）

| 氢或金属<br>原子团 | 氢 H⁺ | K⁺ | Na⁺ | Ba²⁺ | Ca²⁺ | Mg²⁺ | Al³⁺ | Mn²⁺ | Zn²⁺ | Cr³⁺ | Fe²⁺ | Fe³⁺ | Sn²⁺ | Pb²⁺ | Cu²⁺ | Hg⁺ | Hg²⁺ | Ag⁺ |
|---|---|---|---|---|---|---|---|---|---|---|---|---|---|---|---|---|---|---|
| OH⁻ | | 溶 | 溶 | 溶 | 微 | 不 | 不 | 不 | 不 | 不 | 不 | 不 | 不 | 不 | 不 | — | — | — |
| NO₃⁻ | 溶、挥 | 溶 | 溶 | 溶 | 溶 | 溶 | 溶 | 溶 | 溶 | 溶 | 溶 | 溶 | 溶 | 溶 | 溶 | 溶 | 溶 | 溶 |
| Cl⁻ | 溶、挥 | 溶 | 溶 | 溶 | 溶 | 溶 | 溶 | 溶 | 溶 | 溶 | 溶 | 溶 | 溶 | 微 | 溶 | 不 | 溶 | 不 |
| SO₄²⁻ | 溶 | 溶 | 溶 | 不 | 微 | 溶 | 溶 | 溶 | 溶 | 溶 | 溶 | 溶 | 溶 | 不 | 溶 | 微 | 溶 | 微 |
| S²⁻ | 溶、挥 | 溶 | 溶 | 溶 | 微 | 微 | — | 不 | 不 | — | 不 | — | 不 | 不 | 不 | 不 | 不 | 不 |
| SO₃²⁻ | 溶、挥 | 溶 | 溶 | 不 | 不 | 不 | — | 不 | 不 | — | 不 | — | — | 不 | 不 | — | — | 不 |
| CO₃²⁻ | 溶、挥 | 溶 | 溶 | 不 | 不 | 不 | — | 不 | 不 | — | 不 | — | — | 不 | 不 | — | — | 不 |
| SiO₃²⁻ | 微 | 溶 | 溶 | 不 | 不 | 不 | 不 | 不 | 不 | 不 | 不 | 不 | 不 | 不 | 不 | — | — | 不 |
| PO₄³⁻ | 溶 | 溶 | 溶 | 不 | 不 | 不 | 不 | 不 | 不 | 不 | 不 | 不 | 不 | 不 | 不 | 不 | 不 | 不 |

说明："溶"表示物质可溶于水，"不"表示不溶于水，"微"表示微溶于水，"挥"表示挥发性酸，"—"表示物质不存在或碰到水即分解。

从上表可以看出：① 钠盐、钾盐、硝酸盐都溶解于水（铵盐也均溶于水，表中未列出）；② 盐酸盐除氯化银、氯化亚汞不溶于水，氯化铅微溶于水外，一般都溶解于水；③ 硫酸盐除硫酸钡、硫酸铅不溶于水，硫酸钙、硫酸亚汞、硫酸银微溶于水外，一般都溶解于水；④ 碳酸盐除碳酸钾、碳酸钠、碳酸铵溶于水外，一般都不溶于水。

# 期 表

| | 0 18 | 电子层 | 0 族 电子数 |
|---|---|---|---|
| | 2 He 氦 1s² 4.003 | K | 2 |

| 金属 | 稀有气体 |
|---|---|
| 金属 | 过渡元素 |

| ⅢA 13 | ⅣA 14 | ⅤA 15 | ⅥA 16 | ⅦA 17 | 2 He 氦 1s² 4.003 | K | 2 |
|---|---|---|---|---|---|---|---|
| 5 B 硼 2s²2p¹ 10.81 | 6 C 碳 2s²2p² 12.01 | 7 N 氮 2s²2p³ 14.01 | 8 O 氧 2s²2p⁴ 16.00 | 9 F 氟 2s²2p⁵ 19.00 | 10 Ne 氖 2s²2p⁶ 20.18 | L K | 8 2 |
| 13 Al 铝 3s²3p¹ 26.98 | 14 Si 硅 3s²3p² 28.09 | 15 P 磷 3s²3p³ 30.96 | 16 S 硫 3s²3p⁴ 32.06 | 17 Cl 氯 3s²3p⁵ 35.45 | 18 Ar 氩 3s²3p⁶ 39.95 | M L K | 8 8 2 |

| 10 | ⅠB 11 | ⅡB 12 | | | | | |
|---|---|---|---|---|---|---|---|
| Ni 镍 3d⁸4s² .69 | 29 Cu 铜 3d¹⁰4s¹ 63.55 | 30 Zn 锌 3d¹⁰4s² 65.39 | 31 Ga 镓 4s²4p¹ 69.72 | 32 Ge 锗 4s²4p² 72.64 | 33 As 砷 4s²4p³ 74.92 | 34 Se 硒 4s²4p⁴ 78.96 | 35 Br 溴 4s²4p⁵ 79.90 |

| 36 Kr 氪 4s²4p⁶ 83.80 | N M L K | 8 18 8 2 |
|---|---|---|

| Pd 钯 4d¹⁰ 5.4 | 47 Ag 银 4d¹⁰5s¹ 107.9 | 48 Cd 镉 4d¹⁰5s² 112.4 | 49 In 铟 5s²5p¹ 114.8 | 50 Sn 锡 5s²5p² 118.7 | 51 Sb 锑 5s²5p³ 121.8 | 52 Te 碲 5s²5p⁴ 127.6 | 53 I 碘 5s²5p⁵ 126.9 | 54 Xe 氙 5s²5p⁶ 131.3 | O N M L K | 8 18 18 8 2 |

| Pt 铂 5d⁹6s¹ 5.1 | 79 Au 金 5d¹⁰6s¹ 197.0 | 80 Hg 汞 5d¹⁰6s² 200.6 | 81 Tl 铊 6s²6p¹ 204.4 | 82 Pb 铅 6s²6p² 207.2 | 83 Bi 铋 6s²6p³ 209.0 | 84 Po 钋 6s²6p⁴ 〔209〕 | 85 At 砹 6s²6p⁵ 〔210〕 | 86 Rn 氡 6s²6p⁶ 〔222〕 | P O N M L K | 8 18 32 18 8 2 |

| Uun * 〔269〕 | 111 Uuu * 〔272〕 | 112 Uub * 〔277〕 |
|---|---|---|

| Tb 铽 4f⁹6s² .9 | 66 Dy 镝 4f¹⁰6s² 162.5 | 67 Ho 钬 4f¹¹6s² 164.9 | 68 Er 铒 4f¹²6s² 167.3 | 69 Tm 铥 4f¹³6s² 168.9 | 70 Yb 镱 4f¹⁴6s² 173.0 | 71 Lu 镥 4f¹⁴5d¹6s² 175.0 |
|---|---|---|---|---|---|---|
| Bk 锫* 5f⁹7s² 47〕 | 98 Cf 锎* 5f¹⁰7s² 〔251〕 | 99 Es 锿* 5f¹¹7s² 〔252〕 | 100 Fm 镄* 5f¹²7s² 〔257〕 | 101 Md 钔* 5f¹³7s² 〔258〕 | 102 No 锘* 5f¹⁴7s² 〔259〕 | 103 Lr 铹* 5f¹⁴6d¹7s² 〔262〕 |

**注**: 相对原子质量录自 1999 年国际原子量表，并 全部取 4 位有效数字。

# 元　素　周

<table>
<tr>
<td>族<br>周期</td>
<td colspan="2">I A<br>1</td>
</tr>
</table>

| 族 周期 | I A 1 |
|---|---|

元素符号，红色指放射性元素

原子序数 —— 92 U

元素名称 注*的是 人造元素

铀

外围电了层排布，括号指可能的电子层排布

5f³6d¹7s²

相对原子质量（加括号的数据为该放射性元素半衰期最长同位素的质量数）

238.0

金 ...

非金 ...

| 族／周期 | I A 1 | II A 2 | III B 3 | IV B 4 | V B 5 | VI B 6 | VII B 7 | VIII 8 | VIII 9 |
|---|---|---|---|---|---|---|---|---|---|
| 1 | 1 H 氢 1s¹ 1.008 | | | | | | | | |
| 2 | 3 Li 锂 2s¹ 6.941 | 4 Be 铍 2s² 9.012 | | | | | | | |
| 3 | 11 Na 钠 3s¹ 22.99 | 12 Mg 镁 3s² 24.31 | | | | | | | |
| 4 | 19 K 钾 4s¹ 39.10 | 20 Ca 钙 4s² 40.08 | 21 Sc 钪 3d¹4s² 44.96 | 22 Ti 钛 3d²4s² 47.87 | 23 V 钒 3d³4s² 50.94 | 24 Cr 铬 3d⁵4s¹ 52.00 | 25 Mn 锰 3d⁵4s² 54.94 | 26 Fe 铁 3d⁶4s² 55.85 | 27 Co 钴 3d⁷4s² 58.93 |
| 5 | 37 Rb 铷 5s¹ 85.47 | 38 Sr 锶 5s² 87.62 | 39 Y 钇 4d¹5s² 88.91 | 40 Zr 锆 4d²5s² 91.22 | 41 Nb 铌 4d⁴5s¹ 92.91 | 42 Mo 钼 4d⁵5s¹ 95.94 | 43 Tc 锝 4d⁵5s² 〔98〕 | 44 Ru 钌 4d⁷5s¹ 101.1 | 45 Rh 铑 4d⁸5s¹ 102.9 |
| 6 | 55 Cs 铯 6s¹ 132.9 | 56 Ba 钡 6s² 137.3 | 57~71 La~Lu 镧系 | 72 Hf 铪 5d²6s² 178.5 | 73 Ta 钽 5d³6s² 180.9 | 74 W 钨 5d⁴6s² 183.8 | 75 Re 铼 5d⁵6s² 186.2 | 76 Os 锇 5d⁶6s² 190.2 | 77 Ir 铱 5d⁷6s² 192.2 |
| 7 | 87 Fr 钫 7s¹ 〔223〕 | 88 Ra 镭 7s² 〔226〕 | 89~103 Ac~Lr 锕系 | 104 Rf 𬬻* (6d²7s²) 〔261〕 | 105 Db 𬭊* (6d³7s²) 〔262〕 | 106 Sg 𬭳* (6d⁴7s²) 〔263〕 | 107 Bh 𬭛* (6d⁵7s²) 〔264〕 | 108 Hs 𬭶* (6d⁶7s²) 〔265〕 | 109 Mt 鿏* (6d⁷7s²) 〔268〕 |

| 镧系 | 57 La 镧 5d¹6s² 138.9 | 58 Ce 铈 4f¹5d¹6s² 140.1 | 59 Pr 镨 4f³6s² 140.9 | 60 Nd 钕 4f⁴6s² 144.2 | 61 Pm 钷 4f⁵6s² 〔145〕 | 62 Sm 钐 4f⁶6s² 150.4 | 63 Eu 铕 4f⁷6s² 152.0 | 64 Gd 钆 4f⁷5d¹6s² 157.3 | 65 |
|---|---|---|---|---|---|---|---|---|---|
| 锕系 | 89 Ac 锕 6d¹7s² 〔227〕 | 90 Th 钍 6d²7s² 232.0 | 91 Pa 镤 5f²6d¹7s² 231.0 | 92 U 铀 5f³6d¹7s² 238.0 | 93 Np 镎 5f⁴6d¹7s² 〔237〕 | 94 Pu 钚 5f⁶7s² 〔244〕 | 95 Am 镅* 5f⁷7s² 〔243〕 | 96 Cm 锔* 5f⁷6d¹7s² 〔247〕 | 97 |